Thomas Buchholz

Basale Stimulation in der Betreuung

Wegbegleiter für Menschen mit Demenz

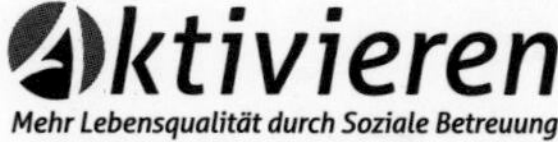

Bibliografische Information der Deutschen Nationalbibliothek

Die Deutsche Bibliothek verzeichnet diese Publikation in der Deutschen Nationalbibliografie; detaillierte bibliografische Daten sind im Internet über http://dnb.d-nb.de abrufbar.

Besuchen Sie uns im Internet: www.altenpflege-online.net

Titelfoto: AdobeStock, Robert Kneschke

Druck: UnitedPress SIA, Riga/Lettland

ISBN 978-3-7486-0345-0

Thomas Buchholz

Basale Stimulation in der Betreuung

Wegbegleiter für Menschen mit Demenz

Inhaltsverzeichnis

Vorwort

Dieses Buch ist entstanden nach dem Lockdown durch die Corona Pandemie. Alle waren voller Angst, sich mit dem Virus anzustecken. Das öffentliche Leben ruhte. Die Arbeit in den Bildungseinrichtungen der Pflege war eingestellt. Die Heime für Außenkontakte geschlossen. Der Autor selbst durfte seiner Seminartätigkeit in Heimen nicht mehr nachgehen. Der Verlust von Einkommen hielt vielerorts Einzug. Bei manchen Menschen entstand ein Gefühl von innerer Leere. Lähmung machte sich breit. So muss es sich anfühlen, arbeiten zu wollen, aber arbeitslos zu sein, empfand selbst der Autor. Gefühlt eine sehr lange Zeit passierte nichts. Allmählich, mit den zunehmenden Lockerungen und der Rückkehr in eine andere Normalität, mit Maske und Abstand, wichen die Sorgen. Mancherorts machten sich Sorglosigkeit und Nachlässigkeit breit. Ein erneuter Lockdown folgte. Was alle wissen, wurde allzu deutlich: Menschliches Leben braucht menschliche Begegnungen! Was viele Theorien über das Menschsein behaupten, hat man nun selbst erfahren. Vor allem Mitarbeitende der Alten- und Behindertenhilfe bekamen das zu spüren. Sie fühlten dieses menschliche Bedürfnis am eigenen Leib, in der täglichen Arbeit und bei Begegnungen mit Bewohnern. Bewohnende sehnten sich nach ihren Kindern und Enkelkindern. Begegnungen mit anderen Bewohnern fehlten. Aktivitäten der Betreuungen waren eingestellt. Das Leben fühlte sich schlimmer an, als der 2te Zweite Weltkrieg. So sagte das zumindest der 91-jährige Schwiegervater des Autors. Bei all diesen Irrungen und Wirrungen stellte sich die Frage:

- Braucht die Fachöffentlichkeit jetzt überhaupt noch ein weiteres Buch zum Thema Basale Stimulation?
- Ist nicht schon alles gesagt und geschrieben?
- Ist das Konzept unter den herrschenden Bedingungen überhaupt noch anwendbar?
- Helfen die zahlreichen Veröffentlichungen zum Thema in Zeiten von Abstand und Kontaktverboten?
- Was brauchen Menschen mit Demenz gerade jetzt, da sie auf Besuche verzichten mussten und zusätzliche Angebote der Betreuung eingestellt wurden?

Dieses Buch richtet sich an Betreuungskräfte. Der Deutsche Bundestag hatte im Rahmen des Pflege-Weiterentwicklungs-Gesetzes, im Jahr 2008 die Einführung zusätzlicher Betreuungskräfte beschlossen. Eine neue Berufsgruppe, mit 160 Stunden

Ausbildung, wurde geschaffen. Ein Schritt, der sich aus heutiger Sicht „gelohnt" hat. Für die Pflegebedürftigen und ihre Angehörigen, die Pflegenden und für die neue Berufsgruppe der Betreuungskräfte selbst. Eine Studie bestätigt diese Aussage. Der Spitzenverband der Krankenkasse zeigte bereits 2011, dass die Betreuungskräfte darüber hinaus Methoden wie die Zehn-Minuten-Aktivierung, Gedächtnistraining oder Basale Stimulation umsetzen" (GKV, 2011,67). Geht man der Umsetzung der Basalen Stimulation auf den Grund, findet man in der Praxis wenig davon. Woran liegt das? Die Basale Stimulation richtet sich vor allem an sehr schwer beeinträchtigte Menschen. Diese brauchen Erfahrung mit und für den eigenen Körper. Die Aufgaben der zusätzlichen Betreuungskräfte, wie der Gesetzgeber sie nennt, kommen für diese Menschen wenig infrage. Menschen mit weit fortgeschrittener Demenz sind nicht in der Lage, zu malen, zu basteln oder Brett- und Kartenspiele zu spielen. Diese Menschen benötigen Einzelbetreuung. Vorlesen und Musikhören kann da passen. Das ist in Ordnung und in gewisser Weise auch Bestandteil der Basalen Stimulation. Aber, was sind die tieferen Absichten von dem Konzept? Das Lernen mit und über den Körper gehört im Wesentlichen dazu! Wie können Betreuungskräfte im Rahmen der Einzelbetreuung Erfahrungen mit dem Körper anbieten? Dieser Frage geht der Autor nach. Das Buch bietet keine Rezepte. Es möchte Möglichkeiten aufzeigen zum Verständnis der Beziehungsgestaltung und zur körpernahen Einzelbetreuung von Menschen mit fortgeschrittener Demenz. Das geht nicht ohne über sich selbst, das eigene Tun und die eigenen Werte nachzudenken. Meine Überlegungen dazu möchten sie unterstützen, dem beeinträchtigten, einzigartigen Menschen in seiner Besonderheit zu begegnen.

Sie, liebe Leserinnen, liebe Leser, werden letztendlich entscheiden, ob die Fachwelt eine derartige Veröffentlichung zum Konzept der „Basale Stimulation nach Andreas Fröhlich" überhaupt noch braucht. Ihre Berichte und unterschiedlichen Erfahrungen sind dafür ausschlaggebend. Rückmeldungen der Angehörigen und der Bewohner auf basal stimulierende Angebote der Einzelbetreuung werden das zeigen. Teilen Sie uns das bitte mit.

Hinweise zur Nutzung der Buchinhalte

Dieses Buch ist nach bestem Wissen und Erfahrungen sowie auf der Grundlage wissenschaftlicher Erkenntnisse verfasst worden. Das Lesen von einem Buch ersetzt niemals die eigene Erfahrung und das Lernen in der Praxis. Als Betreuungskräfte sind Sie auf fachliche Anweisungen von Pflegefachkräften angewiesen und diesen unterstellt. Bitte erkundigen Sie sich bei Fachpersonen, ob Ihr geplantes Angebot der Einzelbetreuung mit diesem Bewohner/Bewohnerin möglich ist. Alle körpernahen Angebote, die Sie in diesem Buch finden, stimmen Sie bitte zuvor mit einer kompetenten und Verantwortung tragenden Person Ihrer Einrichtung ab. Nicht alles, was Sie hier lesen, ist in der beschriebenen Art und Weise bei jedem Menschen anwendbar. Schädigungen von sich selbst und Bewohnenden, die aus fehlerhaftem Gebrauch oder missverstandener Anwendung entstehen, sind von jeder Haftung ausgeschlossen.

Anmerkungen zum Lesen

Ein Buch zu schreiben ist eine Herausforderung. Wer schreibt, will Leser anregen, Neues zu lernen. Auch Altes neu verpackt zu lesen ist zuweilen unterhaltsam oder vertiefend. Manche Menschen lesen wenig. Auch weil die deutsche Sprache eine schwer zu verstehende Sprache ist, fällt das Lesen schwer. Das Lesen soll jedem Leser, jeder Leserin leichtfallen. Dann macht Lesen vielleicht auch Spaß. Aus diesem Grund versuche ich das, was ich sagen möchte, einfach zu schreiben. Vielleicht fällt es Ihnen dann leichter zu verstehen, was das Konzept möchte. Das ist mein Wunsch!

Der Inhalt dieses Buches beschäftigt sich mit Menschen, die an Demenz erkrankt sind. Das ist eine Erkrankung, die meist im Alter auftritt. Die Erkrankung kann alle Menschen treffen, gleich ob sie jung oder alt, körperlich oder geistig behindert sind. Diese Menschen sind vergesslich. Sie sind nicht dumm. Sie spüren sehr schnell, wer es gut mit ihnen meint. Ebenso, ob jemand aufmerksam bei der Sache ist. Damit Sie bei der Sache sind, soll das Lesen leicht sein. Aus diesem Grund erkläre ich die unterschiedlichen Worte, die ich für den Mensch oder diese Menschen wähle. Das Wort Betroffener oder Betroffene beschreibt, dass dieser Mensch an Demenz erkrankt ist. Auch ist die Rede vom „Mensch mit Demenz“ oder Demenzkranken. Mal lesen Sie Bewohner, da ist ein Mann gemeint. Lesen Sie Betroffene, spreche ich von einer Frau oder mehreren Menschen von jedem Geschlecht. Ebenso Betreute oder zu Betreuende finden Sie. Hin und wieder lesen Sie das Wort Person. Jeder Mensch ist zugleich Person. Person zu sein, bedeutet ein einmaliger Mensch zu sein. Ein Mensch mit Eigenarten, gleich ob diese dem Menschen selbst bekannt oder unbekannt sind, unabhängig davon, ob die Person ein Mann oder eine Frau ist. Jeder Mensch, jede Person ist außergewöhnlich – ein Individuum. Damit ist ein unverwechselbarer, einzigartiger Mensch gemeint.

Wenn Sie beeinträchtigter Mensch oder Beeinträchtigte lesen, ist ebenfalls die Gruppe der demenzkranken Menschen angesprochen. Mit diesen Begriffen für Menschen möchte ich niemanden in eine Ecke stellen oder abstempeln. Das sagen Menschen, wenn sie einem anderen Menschen eine Eigenschaft zuweisen, ihn bewerten (z. B. Depp, Assi …). In diesem Buch ist die Rede von Menschen, die genauso liebenswert und berechtigt sind wie wir alle. Daher stellen die unterschiedlichen Bezeichnungen für diese Personengruppe keine Bewertung dar. Kranke oder behinderte Menschen sind genauso wertvolle Menschen wie Sie und ich. Alle Menschen sind gleich wichtig und gleich wertvoll, unabhängig von ihrem körperlichen oder geistigen Zustand, ihrem Geschlecht, ihrer Haut- oder Haarfarbe und so weiter.

I. Kapitel

Aufgaben der Betreuungskräfte nach § 43/ 53c SGB XI

Als Betreuungskräfte arbeiten Sie in stationären oder teilstationären Einrichtungen der Altenpflege. Ihre wesentliche Aufgabe besteht darin, sich um die Lebensqualität alter Menschen zu sorgen. Die Bandbreite der Menschen, denen Sie begegnen, umfasst gesunde alte Menschen, gebrechliche Menschen mit körperlichen, aber auch geistigen Beeinträchtigungen, bis hin zu solchen, die das Wesen verändern. Allen steht die Leistung der Betreuung und Aktivierung gesetzlich zu. Nicht jede Bewohnende nimmt diese Leistung an. Das ist deren persönliches Recht und gegen niemanden gerichtet. Vielleicht begründen frühere Erfahrungen in Gruppen diese Entscheidung. Insgesamt dienen die Aktivitäten der Betreuungskraft dem Wohlbefinden. Die Lebensqualität zu verbessern, ist ein weiteres wichtiges Ziel. Betreuungskräfte sind also aufgerufen, den körperlichen und seelischen Zustand der Bewohnenden positiv zu beeinflussen. Das bedarf einer engen Zusammenarbeit mit den Pflegefachkräften. Diese kennen die seelischen Einschränkungen und körperlichen Gebrechen. Pflegefachkräfte informieren und beraten die Betreuungskräfte in dem, was sie mit den Bewohnenden machen dürfen. Der Gesetzgeber sieht Angebote vor, zu denen Betreuende motivieren und begleiten. Das steht in § 2 (2) der Richtlinie nach § 53 c SGB XI zur Qualifikation und den zusätzlichen Aufgaben von Betreuungskräften in stationären Pflegeeinrichtungen (Betreuungskräfte - RL) vom 19. August 2008 in der Fassung vom 23. November 2016. Diese Richtlinie finden Sie im Internet. Darin steht auch geschrieben, was Betreuungskräfte nicht dürfen. Im Wesentlichen sieht die Richtlinie vor,

- für Gespräche über Alltägliches und Sorgen zur Verfügung zu stehen,
- durch Anwesenheit Ängste zu nehmen sowie
- Sicherheit und Orientierung zu geben.

Betreuungs- und Aktivierungsangebote berücksichtigen,

- was die Person wünscht,
- was sie erwartet,
- was sie kann,
- wie sie sich fühlt,
- ob sie männlichen, weiblichen Geschlechts ist oder sich jenseits eines dieser Geschlechter fühlt,
- die jeweilige Situation,
- die Lebensgeschichte und
- den Lebenshintergrund aus dem Land, aus dem die Person kommt.

Diese Anforderungen sind vielfältig und verlangen von den Betreuenden, sich eingehend mit den Bewohnern zu beschäftigen.

Gestalten von Betreuungsangeboten

Die Zusammensetzung von Gruppen orientiert sich am besten an den Interessen und Fähigkeiten der Bewohnenden. Da gibt es Leute, die gerne Bingo spielen. Andere lieben Kreuzworträtsel oder spielen Gedächtnisspiele wie Stadt, Land, Fluss. Derartige Aktivitäten erfordern mehr an Denkleistung und die Fähigkeit, sich zu erinnern und das mit Worten auszudrücken. Menschen mit Demenz sind da schnell überfordert. Ebenso ist es, wenn sie Aufgaben übernehmen, die auf Leistung und ein erwartetes Ergebnis hin ausgerichtet sind. Auf die Sinne bezogene Gruppenangebote sind durchaus möglich und machen vielen Bewohnern Freude. Wenn die Bewohnenden dabei auch noch körperlich angeregt werden, ist das sinnvoll. Solche Angebote gehören jedoch nicht zur ursprünglichen Absicht der Basalen Stimulation. Im weitesten Sinn kann man diese Gruppenangebote auch als basal stimulierend bezeichnen. Im Mittelpunkt der Basalen Stimulation steht mehr die einzelne Person und ihre Lebenssituation. Basal stimulierende Angebote sind daher in der Einzelbetreuung einsetzbar. Der Gesetzgeber hat festgelegt, dass die besondere Situation, wie zum Beispiel viel Zeit im Bett zu verbringen, eine Einzelbetreuung erfordert. Ebenso braucht jemand Einzelbetreuung, der Schwierigkeiten mit seinem

Gefühls- und Seelenleben hat. Eine Person, die zum Beispiel immer alleine gelebt hat und mit anderen Menschen nicht umgehen kann, benötigt eher Angebote der Einzelbetreuung als jemand, der viele Menschen um sich herum mag. Er fühlt sich womöglich in der Gruppe wohler. Betreuungskräfte entscheiden in der Regel selbst, welche Form der Betreuung sie anbieten. Findet diese in direktem Austausch und unmittelbar spürbarem Kontakt mit dem Betroffenen statt, kann man das als Angebot im Sinne der Basalen Stimulation bezeichnen. Selbst wenn Sie nur ein Lied singen und die Hand der Bewohnerin an ihren Kehlkopf halten, spüren Sie einander. Anwesenheit und menschliche Nähe werden vermittelt. Selbst wenn Sie irgendeine Schutzkleidung dabei tragen müssen, Sie werden für die Betroffene körperlich spürbar sein. Wie Sie das machen und worauf Sie dabei achten, möchte das Buch Ihnen nahebringen. Sie werden jedoch nicht alles, was mit der Basalen Stimulation gemacht werden kann, erfahren. Der Schwerpunkt ist, dass Sie verstehen, was das Konzept möchte, wie damit gearbeitet wird und was Sie tun können.

II. Kapitel

Das Konzept Basale Stimulation® nach Andreas Fröhlich

Vorüberlegungen zum Konzept

Ursprünglich wollte das Konzept schwer behinderte Kinder fördern. Ein Konzept ist ein Entwurf oder Plan, wie etwas gemacht werden kann. Andreas Fröhlich ist der Begründer der „Basale Stimulation“. Etwa 1974 hat er dieses Konzept auf den Weg gebracht. Die Basale Stimulation veränderte die Lebenswelt für behinderte Kinder nachhaltig. Fröhlich hat dem Leben der behinderten Menschen einen Wert an sich gegeben. Seine Ideen, sein Verständnis von Pädagogik, seine Haltung gegenüber beeinträchtigten Menschen sind immer noch gültig. Trotz Covid-19 und gerade wegen der Corona Krise! Fröhlich zeigte uns, wie Menschen stark beeinträchtigten Menschen ein erfülltes Leben ermöglichen. Ein lebenswertes und abwechslungsreiches Leben, trotz Behinderung. Christel Bienstein, eine Krankenschwester und ebenfalls Pädagogin, hat die Bedeutung der Basalen Stimulation früh erkannt. Sie hat die Ideen von Fröhlich für die Arbeit in der Pflege angepasst. Ihrem Weitblick ist zu verdanken, dass Schlagworte der Pflegeausbildung der 1970er- und 1980er-Jahre mit Inhalt gefüllt wurden. Als Auszubildender der Krankenpflege musste der Autor sich mit Begriffen auseinandersetzen wie ganzheitliche und umfassende Pflege. Wir Auszubildenden sollten immer den Menschen sehen, den wir pflegen. Man ermutigte uns, den Menschen, nicht seine Krankheitszeichen zu pflegen. Wie diese Art zu pflegen genau gehen sollte, sagte uns damals niemand. Hinweise fehlten, was bei einer umfassenden Pflege mit dem Pflegebedürftigen passieren soll. Wie kann man die Einzigartigkeit von pflegebedürftigen Menschen in seinem Tun berücksichtigen? All dieses war Neuland. Heute, mehr als 40 Jahre später, finden Sie die Denk-

und Handlungsweisen der Basalen Stimulation in den Lehrplänen der Pflegeausbildung. Dennoch sind die Inhalte dieses Konzepts in der Pflegepraxis nur vereinzelt anzutreffen. Eine Studie der Hochschule Fulda (Dammert, 2016) zeigte dieses. Woran scheitert die Umsetzung? Sachzwänge werden angegeben: „Zu wenig Unterstützung durch die Leitungsebene; schlechte Rahmenbedingungen in der Pflege; fehlende Zeit; zu wenig Personal; zu hohe Belastung und zu viel an Dokumentation."

Sind das die wahren Gründe?

Die langjährige, internationale Erfahrung des Autors im Bereich der Pflege lässt auch andere Gründe vermuten. Das Konzept wird nur hier und da in den Ausbildungen der Pflege gelehrt. In vielen Heimen oder Krankenhäusern wird das Wissen an drei Fortbildungstagen vermittelt. Danach bleiben die Mitarbeitenden alleine gelassen. Da bleibt einiges auf der Strecke an Wissen und Möglichkeiten, das Konzept anzuwenden. Meist lernen Auszubildende einzelne „Techniken", also wie man was genau macht. Die Ideen hinter dem Konzept fehlen ganz. Was beeinträchtigte Menschen brauchen, ist sehr unterschiedlich und vielfältig. Das bedeutet, man muss vieles über die Persönlichkeit der Menschen erfahren.

Dazu kommt: Neues einzuführen braucht Mut und den Willen zur Veränderung! Eigenes Denken und Handeln muss infrage gestellt werden. Verhält man sich zugewandt und auf den Bewohner bezogen, wird man bei Kolleginnen vielleicht unbeliebt. Wer aus dem „Stationstrott" herausfällt, wird zur Gefahr für die anderen. Er behindert die Routineabläufe. Arbeitet jemand gegen den Zeitgeist der Station, wird Druck aufgebaut. „Zeit-Geist" ist, was alle meinen, was gut ist und wie es sein soll. Erwartet wird, so zu arbeiten wie alle. Man soll im Trott der Abteilung mitmachen. Wer Neues oder anderes ausprobiert, wird nicht ernst genommen. Regeln müssen eingehalten werden! Selbst wenn diese Regeln der Station nirgendwo aufgeschrieben sind. Festgelegte Abläufe einer Station oder gar einer Einrichtung müssen erfüllt werden. Das ist eine stille Übereinkunft. Im Alltag ist es die Hauptsache, die Arbeit zu machen! Arbeit in Pflege und Betreuung bedeutet jedoch immer Umgang mit einzigartigen Menschen. Deren Leben zu pflegen ist die eigentliche Aufgabe. Und das in allen bunten Farben, die das Leben mit sich bringt. Wenn man das Beste will für den Bewohner, sind verschiedene Sichtweisen und Standpunkte nötig. Das löst Diskussionen aus. Diskussionen sind Gespräche mit unterschiedlichen Meinungen. Die kosten Zeit. Da werden unterschiedliche Vorstellungen ausgetauscht und nichts „geschafft". Die Zeit zum Reden und Zuhören gehört zur guten Pflege, Betreuung und Lebensbegleitung dazu. Viele Krankenhäuser und Heime teilen mit, wie sie Patienten und Bewohner behandeln möchten. Die Heime schreiben das in einem Leitbild auf. Da wird beschrieben, wie man miteinander umgeht. In Leitbildern steht oft zu lesen, dass der Mensch im Mittelpunkt steht. In manchen Einrichtungen ist davon nichts zu merken. Die Stimmung wirkt oft angespannt. Zeit und Mitarbeitende fehlen. Insbesondere in der Pflege wirken die Menschen gehetzt. Sie fühlen sich unter Druck. Wahrnehmen und achten auf sich selbst und den anderen fallen dann schwer. Der alte Mensch mit seinen Bedürfnissen kommt zu kurz. Jemand, der Menschen mit Demenz begleitet und mit ihnen etwas unternimmt, ist nötig. Die Bedürfnisse der Demenzkranken und die Rahmenbedingungen der Pflege sind Gründe genug, dass Sie als Betreuungskraft das Konzept in der Einzelbetreuung einsetzen

Ausgangslage

Begründet hat dieses Konzept „Basale Stimulation" der Heilpädagoge und heilpädagogische Psychologe Professor Doktor Dr. h.c. Andreas Fröhlich. Ein Konzept ist ein Entwurf. Also ein Versuch der Annäherung an ein Thema und dessen Probleme. Ein Konzept macht Vorschläge. Es ist offen für die betroffenen Menschen, um die es geht. Für Sie als Leser gibt das Konzept Hinweise und Hilfestellungen für ein Leben voller sinnlicher Erfahrungen. Dieses Konzept entstand im Reha Zentrum Westpfalz in Landstuhl. Andreas Fröhlich stellte sich die Frage, wie schwer behinderte Kinder lernen. Es gab keine Schulen für die besonderen Bedürfnisse dieser Kinder. Deren Behinderung war zu schwer, als dass sie mit anderen Kindern in dieselbe Schule hätten gehen können. Manche dieser Kinder sind blind oder taub geworden, oder taub und blind zur Welt gekommen. Viele konnten sich nicht bewegen. Die Kinder galten als nicht bildungsfähig. Das bedeutet, die Kinder lernen in ihrem Leben weder das Rechnen, Schreiben, Sprechen noch Lesen. Noch können sie andere Sachen lernen, wie ein Handwerk oder einen anderen Beruf. Die Kinder durften deshalb nicht in die Schule, obwohl jeder Mensch ein Recht auf Bildung hat. Das sagt das Grundgesetz von Deutschland. Die Eltern der Kinder erhielten kaum Hilfen. Sie mussten Pflege, Betreuung und Erziehung alleine schaffen. Manche Kinder lebten als Dauerpflegefälle zu Hause oder in Einrichtungen (Kinderkliniken, Heimen). Sie mussten gewaschen, gefüttert und gedreht werden. Andreas Fröhlich hat überlegt, wie man bestmöglich Kinder in ihrer Entwicklung fördert, die schwer- und mehrfach behindert sind. Damals erzog man die Kinder durch Loben oder Bestrafen. Bei diesen Kindern halfen weder Loben und Belohnung noch Bestrafung, wie deren Eltern berichteten. Fröhlich meinte hierzu: „Das Leben an der Grenze, das diese Kinder lebten, das Leben auf der Grenze, die viele Kinder durch ihren

Tod überschritten, stellt eine ganz besondere Herausforderung an pädagogisches Denken" (Fröhlich, 2004, 147). Damals gab es erste neue Erkenntnisse der medizinischen und psychologischen Forschung (Pechstein, Spitz, Piaget – so hießen die Forscher) und der Physiotherapie (Bobath). Die haben gezeigt, dass das Gehirn der Kinder sich besser entwickelt, wenn die Sinne angeregt werden.

Körper und Sinne

Unser ganzer Körper verfügt über viele Sinne. Unsere Sinne nehmen Dinge wahr. Das bedeutet, wir richten unsere Aufmerksamkeit auf das, was im Körper oder außerhalb vom Körper stattfindet. Dinge, welche die Sinne wahrnehmen, sind wie Nahrung für das Gehirn. So lernen wir, behalten oder vergessen Sachen. Das menschliche Gehirn besteht aus unendlich vielen Nervenzellen. Diese Bauteile vom Gehirn sind wie ein Spinnennetz miteinander verbunden. Sie bilden sich ständig um. Kinder und Erwachsene bauen dieses Spinnennetz von Verbindungen im Gehirn jeden Tag neu auf. Das passiert durch das, was wir im Alltag tun. Erfahrungen mit der Außenwelt und dem eigenen Körper tragen dazu bei. Das Gehirn kann sich nämlich lebenslang verändern und immer wieder neue Verbindungen aufbauen.

Die Kinder, die damals in Landstuhl lebten, hatten oft vor der Geburt eine Hirnschädigung bekommen. Ihre Sinne funktionierten nicht so, wie sie funktionieren sollten. Manche Kinder mit Behinderung bewegen sich aus eigener Kraft nicht von alleine. Wahrnehmungen wie das Greifen zum Beispiel, den eigenen Fuß in die Hand zu nehmen oder sich umzudrehen, sind unmöglich für solche Kinder. Sie nehmen kaum Kontakt mit der Umwelt auf. Sie sagen nicht, was sie wollen. Solche Kinder haben schlechte Bedingungen, wenn ihr Leben beginnt. Nicht behinderte Säuglinge kommen mit funktionierenden Sinnen auf die Welt. Sie bewegen sich aktiv. Gesunde Kinder erkunden die Umwelt von sich aus. Sie sehen und hören die Welt, die sie umgibt. Sie riechen die Umwelt und machen andere Erfahrungen mit allen ihren Sinnen. Gleichzeitig merken sie, wenn sie sich unwohl fühlen. Das teilen uns Menschen die Sinne mit, die im Inneren vom Körper, den Eingeweiden, Muskeln und Faszien ohne unsere bewusste Aufmerksamkeit funktionieren. Erst wenn da drin irgendetwas nicht stimmt, zum Beispiel das Gefühl von Hunger, Durst, Juckreiz oder Luftnot entsteht, spüren wir ein unklares Gefühl im Bauch, der Haut oder der Brust. Wir lernen mit diesen Signalen vom eigenen Körper umzugehen. Säuglinge sagen noch nicht, was mit ihnen los ist. Sie schreien, ohne zu wissen, warum sie schreien. Demenzkranken im fortgeschrittenen Stadium geht das ebenso. Sie

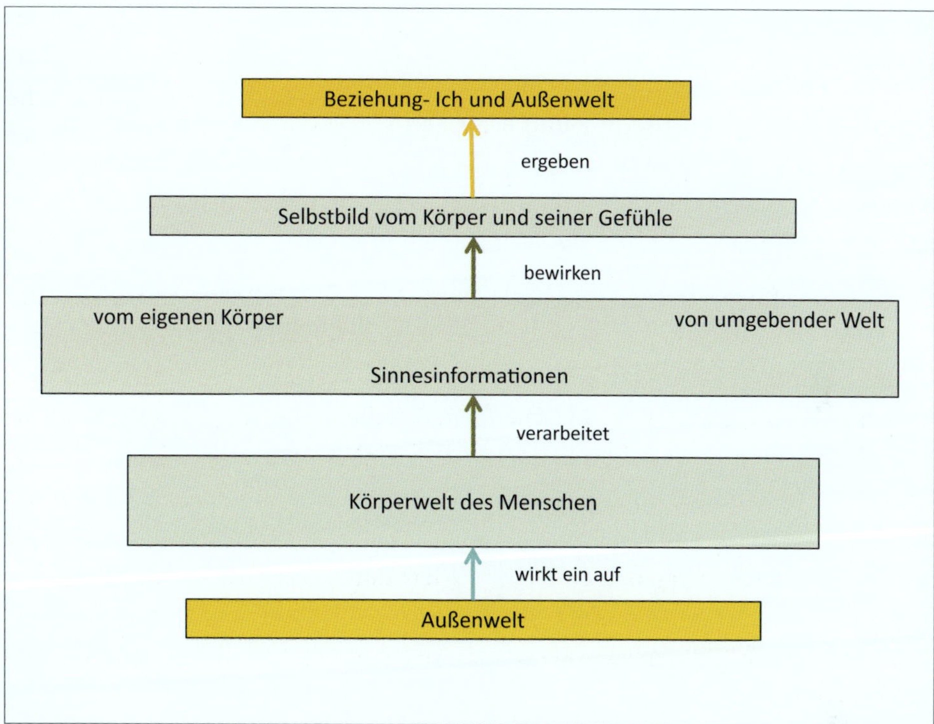

Abbildung 1: Beziehung zwischen Umweltwelt und Körperwelt

spüren ein inneres Gefühl von Unbehagen. Diese Information vom Körper nehmen sie wahr, sind aber nicht in der Lage, sich mitzuteilen. Sie sagen das auf ihre Weise, indem sie zum Beispiel ständig laufen oder unruhig sind. Durch Erfahrungen mit dem Körper und der Außenwelt entstehen Vorstellungen vom eigenen Körper und persönlichen Eigenschaften eines Menschen.

Menschen machen Erfahrungen mit Dingen, dem eigenen Körper und mit anderen Menschen. Sie nehmen Sachen in die Hand, halten sie fest, sehen anderen Menschen in die Augen, berühren sie und sprechen mit ihnen in verständlicher Art und Weise. Schwer behinderte Kinder erleben das nur sehr eingeschränkt, je nach Ausmaß ihrer Behinderung. Oft gar nicht oder auf eine Weise, die für andere Menschen schwer verständlich ist. Das verbindet beide Gruppen, Säuglinge und demenzkranke Menschen. Daher sind sie auf andere Personen angewiesen, die ihnen helfen Erfahrungen zu machen. Erfahrungen mit dem eigenen Körper und der Umwelt.

Wortbedeutung Basale Stimulation

Andreas Fröhlich hatte die Absicht, den behinderten Kindern Erfahrungen zu ermöglichen. Wenn ein Kind zum Beispiel blind ist, kann es nicht erfahren, was draußen vor dem Fenster zu sehen ist. Als Folge der Behinderung brauchen diese Kinder andere Menschen, um Erfahrungen zu machen. Wer nichts hört, nicht gehen und sprechen kann, kann die Welt kaum entdecken. Es fehlen Eindrücke, die notwendig sind für ein erfülltes Leben und Lernen. Wenn man etwas gelernt hat, was man vorher nicht wusste, konnte oder fühlte und man sich danach anders verhält, nennt man das „Entwicklung". Fröhlich hat überlegt, wie man Entwicklung fördert. Er ist der Meinung: Der Mensch ist vor allem ein körperliches Wesen. Er hat unterschiedliche Sinne. Als sinnliches Wesen speichert der Mensch Eindrücke in seinem Gehirn und Körper ab. Selbst wenn ein Mensch nichts sieht oder hört, hat er andere Sinne, über welche die Welt ihn erreichen kann. Selbst wenn nicht mehr alle Sinne funktionieren, besteht trotzdem die Möglichkeit, mit dem Körper zu lernen. Dazu muss die Person nichts können oder besonders klug sein. Den eigenen Körper zu spüren hilft sowohl Kindern als auch erwachsenen Menschen, ihr eigenes Leben zu spüren. Entwicklung zu fördern, heißt auch andere Menschen und Gegenstände behutsam kennenzulernen. Die Entwicklung kommt voran, wenn die Person die belebte und unbelebte Welt selbst entdecken kann.

Der Begriff „basal" bezieht sich also auf den menschlichen Körper mit all seinen Sinnen. Die Sinne nehmen sowohl Informationen aus der Außenwelt als auch Informationen aus dem eigenen Körper auf. So lange der Mensch atmet und sein Herz schlägt, bewegt sich der Körper. Alles was sich bewegt, wird wahrgenommen. Selbst wenn jemand ohne Sehsinn oder Hörsinn geboren wurde, spürt der Mensch den eigenen Körper.

Das Wort „Stimulation" heißt übersetzt in die deutsche Sprache: reizen, erregen, Nerven anregen. Manche Anwender meinten zum Beispiel, sie zeigen ein schwarz-weißes Schachbrett und damit ist der Mensch im Sehen angeregt. Der Sehsinn wird so gereizt, aber das Gesehene hat keinen Bezug zum Alltag. Das Beispiel zeigt schon, Stimulation meint mehr als nur „reizen". Die Person will angeregt werden zu Dingen, die für sie selbst von Bedeutung sind. Stimulation in diesem Konzept ist die Suche nach einer Form der Mitteilung, die der andere versteht. Das kann das gesprochene Wort sein, ein bekanntes Musikstück, eine vertraute Stimme. Eine angenehme Berührung spricht die Person ebenso an wie ein vertrauensvolles Wiegen im Arm. In jedem Fall spricht man die Person an. Man versucht sich auszutauschen auf eine Weise, die der andere versteht. Stimulation in diesem Konzept ist stets ein Angebot, das man annehmen oder ablehnen kann. Dazu ein Beispiel aus dem Heimalltag: Immer wieder hört man auf den Abteilungen die Musiksender, die Pflegende bevorzugen. Das Radio wird angestellt und trällert laut vor sich hin. Oft Stundenlang! So ein Vorgehen entspricht dem „Setzen von Reizen" und ist abzulehnen! Die Musik wird zwar gehört, hat aber nichts mit den Erfahrungen und Hörgewohnheiten der Bewohner zu tun. Wie gefällt diese Musik dem alten Menschen? Entspricht die Musik seinen Hörgewohnheiten? Möchte sie oder er diese Musik überhaupt hören? Will derjenige eher mit Beat aus den 1960er-Jahren abrocken? Will er Mozart oder Bach lauschen? Und wenn ja, wie lange am Tag? Für 10 Minuten? All dieses sollte bei der basalen Stimulation bedacht werden. Ein erkennbarer Zusammenhang für das Empfinden und Erleben der Person gehört zu allen basal stimulierenden Aktivitäten dazu. Auch wäre die Einbindung der Sinneserfahrungen in das normale, alltägliche Leben hilfreich für den Betroffenen. Also jeden Tag Erfahrungen, die für die Person interessant sind. Daher sollten sie wissen, wie wir wahrnehmen und die Sinne arbeiten.

Sinne und Wahrnehmung

Der Körper verfügt über unterschiedliche Bausteine: die Körperzellen. Sie sind so ausgestattet, dass verschiedene Informationen oder Reize aufgenommen werden. Zellen haben dafür besondere Empfänger (Rezeptoren). In den Körperzellen gibt es Empfänger für Druck, Druckwechsel, Dehnung, Spannung, Schwingungen, Wärme, Kälte, Schmerz, Bewegungen, die Stellung vom Körper im Raum und so weiter. Die Nerven leiten dann die Informationen dieser Empfänger an das Gehirn weiter. Dort werden sie verarbeitet und wieder zurück an die Körperzellen gegeben. So lernt der Körper mit diesen Informationen umzugehen. Allgemein wird in der Medizin und Psychologie zwischen zwei Quellen unterschieden, wie der Mensch Informationen aufnimmt. Er nimmt Informationen von der Außenwelt und Informationen aus dem eigenen Körper auf. Das nennt man in der Fachsprache der Medizin Exterozeption und Interozeption. Um Reize als Informationen aufzunehmen, braucht der Mensch Sinneszellen und Sinnesorgane, die intakt sind. Diese sind Augen, Ohren, Nase, Zunge und Haut. Informationen aus der Außenwelt nehmen wir auf, indem wir sehen, hören, riechen, schmecken, spüren, tasten und greifen. Da die Sinnesorgane im Kopf und damit sehr nahe am Gehirn liegen, werden uns deren Informationen schnell bewusst. So machen wir uns ein Bild von der Umgebung. Auf diese Weise wissen wir zum Beispiel, wo wir sind. Wir werden uns der Umwelt bewusst.

Informationen aus dem Inneren vom eigenen Körper (Interozeption) nehmen wir unbewusst wahr. Dazu gehören 3 Dinge: Die Vorgänge in unseren inneren Organen (medizinisch: Viszerozeption), die unbewusste Steuerung der inneren Bewegungen (medizinisch: Propriozeption) und das Spüren von Schmerzen. Diese Wahrnehmungen finden im ganzen Körper statt, der Haut, dem Bindegewebe, den Muskeln und den Eingeweiden, wie Herz, Darm, Lunge, Nieren und so weiter. Diese Organe befinden sich im Körperstamm oder Rumpf. Stimmt irgendetwas in den Abläufen der Eingeweide nicht, kommt uns das ins Bewusstsein, meist in Form von Unwohlsein oder Schmerzen. Aktivitäten der Eingeweide werden zurückgemeldet, wie Herzschlag, Blutgefäße, Luftnot, Darmbewegungen, Hunger und Durst, Juckreiz und Berührungsinformationen. Wenn da irgendetwas nicht stimmt, bekommen wir das irgendwie mit. Ansonsten nehmen wir die Eingeweide nicht wahr. Über den sogenannten 8. Sinn wirkt was man erfährt, auf die ganze Person. Das geschieht auf folgende Weise:

1. Informationen der Zellen wie Druck, Wärme, Dehnung werden erkannt und umgewandelt
2. Sie werden weitergeleitet – über die Nerven im Rückenmark an das Gehirn
3. Es folgt die Verarbeitung der Informationen im Gehirn
4. Dann erfolgt die Rückmeldung durch (körper-)sprachliche Signale und/oder Bewegungsaktivitäten

Menschen machen Erfahrungen mit dem ganzen Körper und lernen daraus. Signale von außen und innen wirken auf die Stimmung ein, das persönliche Wohlbefinden, das Wach- oder Müde-Sein, Anspannung oder Entspannung und auch auf die Gefühle. Dadurch entwickeln wir eine Vorstellung vom eigenen Körper, das sogenannte Körperschema. Das ist ein zusammenhängendes Bild von unserem Körper. Ein Beispiel: Schläft Ihnen der rechte Arm ein, weil Sie darauf gelegen haben, fühlt sich dieser an, als ob er nicht zum Körper dazugehört. Dieses Gefühl veranlasst einen, sich zu bewegen. Wir stellen wieder ein inneres Gleichgewicht her, ein gesamtes Bild vom Körper. Eine besondere Rolle spielen dabei Wahrnehmen und Bewegen.

Was sind basale Sinne?

Das Spüren der Körperoberfläche, die Körpertiefe und das Empfinden der Körpergrenze bezeichnet Andreas Fröhlich als „somatische“ Wahrnehmung. Diesen Namen hat er so gewählt, weil er den ganzen menschlichen Körper mit seinen Berührungsmeldern meint. Hinzu kommt die Lage vom Körper in Beziehung zum

Raum. Fröhlich spricht von „vestibulärer" Wahrnehmung. Sitzen, Liegen, Stehen, Drehen vom Kopf gehören dazu. Auch Schwingungen spürt der Körper. Das Auftreten beim Gehen erzeugt eine Schwingung. Diese wird vom Fuß aufgenommen und über die Knochen an den ganzen Körper weitergeleitet. Zum Beispiel, wenn Sie am Bahngleis stehen. Fährt der Zug ein, schwingt der ganze Boden. Man spürt das und kann dazu „vibratorische" Wahrnehmung sagen. Alle drei Bereiche sind untrennbar miteinander verbunden. Wir nennen sie daher„basale Sinne". Damit empfinden Menschen ihren Körper. Die Eigenwahrnehmung der Bewegung hat eine besondere Stellung im Wahrnehmungssystem vom Körper. Übersetzt heißt das Wort Propriozeption „sich selbst in Besitz nehmen". Einerseits ist dieses Sich-in-Besitz-Nehmen Bestandteil der inneren Wahrnehmung. Da finden unbewusste Vorgänge der Kontrolle der Bewegung statt. Andererseits ist diese auch Bestandteil der äußeren Wahrnehmung. Die Rezeptoren zur Eigenwahrnehmung der Bewegung nehmen Informationen von und über die Haut auf. Veränderungen im Bewegungsapparat (Muskeln, Bindegewebe, Stellung der Knochen) werden gespürt, zum Beispiel, wenn ich ein Bein anhebe. Veränderter Zug oder Druck, Spannung, Scherkräfte und Schmerzen werden dabei von besonderen Zellen vom Körper aufgenommen. Diese Strukturen sind ebenso im Bindegewebe vorhanden. Bindegewebe nennt man in der Fachsprache „Faszien". Sie sind im ganzen Körper zu finden. Sie wiegen um die 20–30 Kilogramm. Man kennt die Faszien vom Steak, das man grillt. Das Fleisch wird von weißen, festen, teils zähen, aber elastischen Fasern durchzogen. Das sind die Faszien. Wie ein Netzwerk umhüllen die Faszien die Muskeln und Organe.

Um die Wahrnehmung vom Körper besser zu unterscheiden, sprechen wir von „basalen Sinnen". Man nennt sie auch Körpersinne. Sie geben uns Informationen über den eigenen Körper. In der medizinischen Fachsprache entsprechen die basalen Sinne annähernd der Propriozeption. Im Zusammenhang mit dem Konzept benutzt der Autor ebenso das Wort „Propriozeption". Damit ist dann das Gefühl gemeint, von anderen Personen bewegt zu werden. In dem Konzept werden die Sinne zusätzlich aufgeteilt, in somatische, vibratorische und vestibuläre Wahrnehmung. Damit wird den Anwendern der basalen Stimulation klarer, was sie tun können, um den Betroffenen gezielter anzusprechen. Bestimmte Bedürfnisse werden dadurch leichter erfüllt. Hinzu kommt: Basale Sinne geben uns unmittelbar und direkte Informationen über den gesamten Körper, das eigene Erleben und die eigene Lebendigkeit. Ohne Körpersinne kann der Mensch nicht überleben. Ohne die Umweltsinne schon. Alle inneren Prozesse vom Körper werden mit den Körpersinnen wahr-

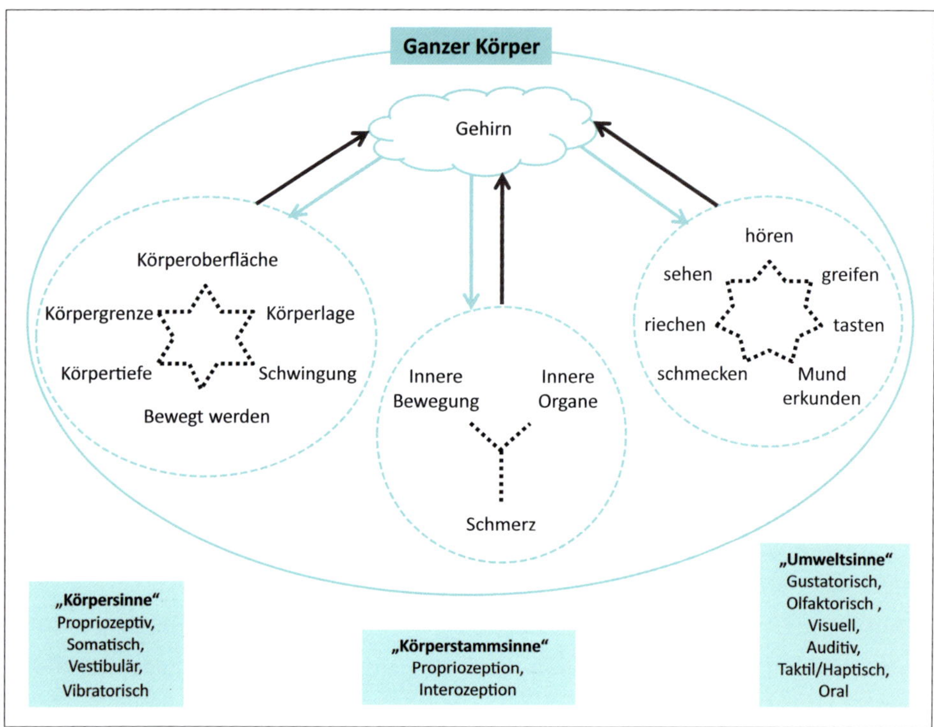

Abbildung 2: Sinne in der Basalen Stimulation

genommen. Im weiteren Verlauf lernen Sie besondere Angebote für die Körpersinne kennen. Diese nehmen Sie zur Hilfe, wenn Sie Demenzkranke einzeln betreuen.

Was bedeutet das Wort „Stimulation"?

Andreas Fröhlich hat den Begriff „Stimulation" als Name für das Konzept gewählt. Er meinte damit, das Kind zu berühren und gemeinsam mit ihm aktiv zu werden. Wenn man ein taubes und blindes Kind in die Arme nimmt, dabei schaukelt und mit tiefer Stimme eine Melodie brummt, spürt das Kind die Nähe. Es hört die Stimme nicht, kann diese aber fühlen. Menschliche Nähe ist eine Sprache, die jeder Mensch versteht. Es braucht dann kaum noch Worte. Das Spüren vom Körper ersetzt die Sprache. Basale Stimulation sucht nach einer körperlichen Anregung, die der Mensch mit Demenz mag. Worte werden wenige gesprochen, aber vieles gemeinsam miteinander gemacht. Auf angenehme Weise soll die Person die Welt kennenlernen. Unterschiede in der Welt werden entdeckt. Zum Beispiel Wärme und

Kälte, zusammen und alleine sein, ruhen und aktiv sein. Die vielen Unterschiede vom menschlichen Leben sind erfahrbar und spürbar. Wenn der betroffene Mensch das alleine nicht kann, unterstützen andere Menschen diese Person dabei. Sie als Begleiter oder Betreuende müssen keine Ziele erreichen. Der beeinträchtigte Mensch entscheidet selbst darüber, was ihm gefällt oder missfällt. Sie machen ein Angebot. Ein Angebot kann angenommen oder abgelehnt werden. Gleichzeitig versuchen Sie herauszufinden, was dem anderen gefällt. Wenn unser Tun nicht angenehm ist, teilt er oder sie uns das mit. Auch ohne Worte. Vielleicht verzieht sie das Gesicht, als ob Schmerzen da wären. Die Atmung verändert sich. Der Herzschlag wird schneller. Schwitzen setzt ein, ja sogar Erbrechen kommt vor. Der Betroffene spannt sich an oder entspannt seinen Körper, der zuvor angespannt war. Dann will die Person uns etwas mitteilen. Das heißt, die Stimulation ist nicht angenehm.

Worauf zielt die Basale Stimulation?

Alle Anregungen wirken auf die Selbstwahrnehmung von Betroffenen. Die Wahrnehmung vom Selbst ist das, was der eigene Körper spürt und die Person mit sich in Verbindung bringt. Wir wissen im Vorhinein nicht, wie die Anregungen genau erlebt werden, noch wie sie genau wirken. Meist kann die angeregte, schwer beeinträchtigte Person ja nicht sagen, wie sie all das empfindet, was wir mit ihr machen. Dennoch: Alles, was mit unserem Körper geschieht, wird zum Bestandteil vom inneren Selbst. Die Selbstwahrnehmung sagt mir, wie ich mich erlebe, wie ich mich fühle, einschätze und was ich kann. Die Wahrnehmung der eigenen Befindlichkeit, aber auch die Erlebnisse der eigenen Lebensgeschichte prägen diese Wahrnehmung von sich selbst. Das macht uns als Person unverwechselbar. Alles hängt damit zusammen, dass unser Gehirn Eindrücke der Sinne, Denken, Fühlen und Handeln eng miteinander verknüpft. Basal stimulierende Anregungen werden aufgenommen in ein Netzwerk. Alles was mit dem Körper geschieht, wird umfassend erlebt (vgl. S. 115). Ein Netzwerk entsteht aus einzelnen Fäden. Diese stehen direkt miteinander in Verbindung. Spinnen bauen zum Beispiel solche Netzwerke. Jeder Faden vom Spinnennetz ist mit jedem anderen Faden vom Netz verbunden. Wird nur eine einzige Stelle von dem gesamten Netz von einer Fliege leicht berührt, spürt die Spinne diese Erschütterung und wird ihr Opfer einwickeln. So ist das auch mit dem körperlich sinnlichen Erleben vom Menschen. Alle Erfahrungen werden im Gehirn und Körper eingewickelt. Sie sind miteinander vernetzt. Alles, was mit und am Körper geschieht, wird zum Bestandteil der eigenen Wahrnehmung. Es erreicht den Menschen als Ganzes und macht seine Person aus. Daher verstehen wir das Wort

„Stimulation“ als Anregung im Austausch mit einem anderen Menschen. Nicht das Setzen von Reizen oder das Vermitteln von Informationen ist gemeint. Vielmehr steht die Begegnung mit einem Menschen im Vordergrund. Ein Mensch, der einem andern beeinträchtigten Menschen einfühlsam den eigenen Körper und die Welt näherbringt, ihm Erfahrungen mit sich selbst und der Umwelt anbietet. Ein Mensch, der nach einer Art Sprache sucht, wie zum Beispiel, berühren, singen summen, schaukeln, die dieser betroffene Mensch versteht. Diese Art Stimulation ist vor allem bei Personen wichtig, die sich nicht mehr bewegen, eingeschränkt wahrnehmen oder sich kaum mehr mitteilen.

Das Konzept und die Pflege

Mitte der 1980er-Jahre kam das Konzept durch Christel Bienstein in die Pflege. Bienstein hatte Menschen gepflegt mit Hirnblutungen, im Wachkoma oder mit Schlaganfall. Das sind Erkrankungen, welche zu sehr starken körperlichen und geistigen Beeinträchtigungen führen. Sterbende und Menschen mit Demenz sind genauso schlecht dran wie die oben angeführten Menschen. Bienstein selbst begegnete das Konzept beim Besuch einer Einrichtung für behinderte Kinder. Sie beobachtete, welche unterschiedlichen Formen der Anregung diese Kinder erlebten. Beeindruckt war sie vom Umgang mit den Kindern, ihren Reaktionen und dem einfachen Vorgehen der Mitarbeitenden. Beide hatten im gemeinsamen Tun sichtbar Spaß, die Kinder und die Heilpädagogen. Die beobachtete Begeisterung führte zu einem ersten Gespräch mit Andreas Fröhlich. Christel Bienstein suchte nach einem Konzept, das die Pflege persönlicher machen sollte. Das Konzept im Alltag im Krankenhaus oder Pflegeheim einzusetzen, war ihr Ziel. Die individuelle Pflege ist ihr wichtig. Pflegende versuchen im Rahmen der Körperpflege, beim An- und Auskleiden, Essen und Trinken und so weiter die Person auf angenehme Weise zu versorgen. Diese Aktivitäten des täglichen Lebens zu unterstützen, hilft den Betroffenen zu genesen. Das Vorgehen sollte so verständlich und nachvollziehbar wie möglich sein. So lernt der Betroffene erneut, was er vor der Erkrankung bereits konnte. Vielleicht werden ganz neue Dinge dazugelernt. Was bei der Pflege mit der Betroffenen passiert, sollte interessant, bekannt und vertraut sein. Ein Mensch fühlt sich wohl, wenn er Bekanntes und Vertrautes wieder erlebt. Selbst neue Erlebnisse tragen zum Wohbefinden bei. Wenn er dabei noch merkt, der andere meint es gut mit ihm, ist die Pflege gelungen.

Basal stimulierende Angebote wurden in den Anfängen der Basalen Stimulation losgelöst vom alltäglichen Handeln in der Pflege betrachtet. Wenn man einmal

Zeit hatte, so das damalige Verständnis, kann man „basal stimulieren". Diese Vorstellung verhindert heute immer noch die Umsetzung basaler Angebote im Pflegealltag. Bienstein brachte Pflegenden bei, stärker auf die Person zu achten. Nicht nur sauber und satt zu pflegen, sondern mehr drauf zu achten, was die gepflegte Person will und kann. Die Lebenssituation der Person bestimmt das basal stimulierende Arbeiten. Biensteins Vorgehensweisen und kreativen Anregungen haben aufgezeigt, wie umfassende oder ganzheitliche Pflege eines Menschen gehen kann. Sie als Betreuungskraft machen dabei mit und spielen eine wichtige Rolle. Denn Sie sind diejenigen, welche die pflegefreie Zeit gestalten. Sie erfüllen diese Zeit mit Leben.

Menschen mit Demenz

Menschen mit Demenz haben von der Basalen Stimulation möglicherweise einen großen Nutzen. Diese Menschen verlieren mit fortschreitender Erkrankung ihre geistigen Fähigkeiten (lateinisch: „Dementia", heißt übersetzt ohne Geist). Die Aktivitäten des Lebens selbstständig auszuführen, geht zunehmend verloren. Alters- oder krankheitsbedingt kommen Veränderungen im Sehen, Hören, Riechen, Schmecken, Tasten, Sich-Bewegen und Gleichgewichtsempfinden hinzu. Der Bedarf an Pflege steigt stetig. Die Veränderungen im Gehirn bewirken ein verändertes Wahrnehmen der Umwelt. Der Verlust an Eigenaktivität kommt hinzu. Anfangs ist die Vergesslichkeit für den Betroffenen feststellbar. Kunstfertig „vertuscht" die Person ihre erkannten Verluste. Da werden zum Beispiel Zettel geschrieben und überall aufgehängt. Worte, die nicht mehr einfallen, werden im Gespräch umschrieben. Zunehmend fällt dieses Geschick jedoch weg. Dinge geraten in Vergessenheit. Die eigene Wohnung wird zum Beispiel nicht mehr gefunden. Nahestehende Menschen werden nicht mehr erkannt. Der Ehepartner wird fremd. Einfachste Handgriffe misslingen, wie rasieren, Haare kämmen, sich waschen oder Kleidung anziehen. Sich selbst zu pflegen wird unwichtig oder sogar ganz verlernt. Der Erinnerung und den Fähigkeiten wird hinterhergelaufen, ohne bei diesen anzukommen. Die Suche nach vertrauten Dingen und Abläufen beginnt. Unter Umständen sind das die Gründe für ständiges Umhergehen. Vielleicht rennt der Mensch mit Demenz seiner Vergangenheit hinterher, vor der Zukunft davon und lebt verstärkt im Hier und Jetzt. Nur die Gegenwart zählt. Verstehen und Verständigung fallen schwer. Die Menschen und die Welt verlieren ihre Verlässlichkeit. Alles wird sinnlos. Gehen Fertigkeiten verloren, wie Brot schneiden, Klavier spielen oder Schuhe binden, verunsichert das die Person. Sie traut sich nichts mehr zu. Verstärkt zieht sie sich in sich selbst zurück. Spielräume und Aktivitäten werden kleiner.

Das Leben wird immer mehr eingeengt. Nur das wird interessant, was unmittelbar gespürt wird. Der lebendige Körper wird zum Nullpunkt der Orientierung. Nur noch das zählt, was mit dem Körper erfahren wird, weil das Denken nicht mehr so funktioniert. Menschen mit Demenz teilen in gewisser Weise das Schicksal von Kindern mit besonders schweren Formen der Behinderung. Sie sind beeinträchtigt in ihren Wahrnehmungs-, Kommunikations- und Bewegungsmöglichkeiten. Worte zu finden fällt schwer. Die Sprache geht zunehmend verloren. Sinneseindrücke gehen verloren oder werden verändert wahrgenommen. Sogar als bedrohlich erlebt, zum Beispiel, wenn die Zimmertür offen ist, das Radio läuft, aus dem Nachbarzimmer ein Fernseher scheppert, Bewohner miteinander sprechen und die Spülmaschine rattert. Zu viele Sinneseindrücke auf einmal! Unter Umständen sind Menschen mit Demenz dann nicht in der Lage ihre Aufmerksamkeit zu steuern. Sie werden unruhig, wirken außer sich, sind ganz aufgebracht. Manche ziehen sich zurück. In solchen Situationen entsteht zusätzliche Verwirrung. Demenzkranke sind zur Erfüllung ihrer Grundbedürfnisse von anderen Menschen abhängig. Die eigene Lebendigkeit zu spüren, vor Hunger, Durst, Kälte und Schmerzen bewahrt zu werden, braucht Hilfe. Dazu gehört im Leben begleitet, nicht allein gelassen zu werden. Als Betreuende begleiten sie. Sie versuchen zu erkennen, was der Mensch mit Demenz mit seinem Verhalten ausdrückt. Begreifen Sie den Demenzkranken als eigenständige Person mit Bedürfnissen. Diese Bedürfnisse kann er nur nicht eindeutig mitteilen. Menschen mit Demenz sollten durch die Betreuenden

- bei Veränderungen Sicherheit erleben,
- bei Verwirrung Verständlichkeit erfahren,
- bei Einsamkeit andere spüren,
- bei Angst Vertrauen empfinden,
- bei Trauer Begleitung erleben.

Wird die Person in solchen Situationen unterstützt, entsteht die Chance auf Entwicklung. Eine Entwicklung, die beim Menschen letztendlich und hoffentlich im friedlichen Sterben endet, jedoch über ein gutes Sterben hinaus auf die begleitenden Menschen zurückwirkt. Sie lernen mit ihnen und von den Menschen, die Sie begleiten. Erfahrungen, die Pflegende, Therapeuten, Pädagogen oder Betreuende mit Menschen mit Demenz machen, werden zum Bestandteil ihrer eigenen Entwicklung. Beruflich wie persönlich.

Weil jeder Mensch sich anders entwickelt, suchen wir nach unterschiedlichen Zugangswegen zu diesen Menschen. Es gibt verschiedene Wege, um mit Menschen in Kontakt zu kommen. Das Konzept begleitet Sie auf diesem Weg. Sie können etwas tun, wenn Sie herausfinden, was Ihr Gegenüber möglicherweise braucht. Um einzuschätzen, was ein anderer Mensch braucht, sind Hilfsmittel nötig. Die Modelle der Basalen Stimulation sind solche Hilfsmittel. Sie dienen zum Erkennen von Bedürfnissen. Sie sind einsetzbar wie „Werkzeuge" auf der Suche nach passenden Lösungen für diesen Menschen.

III. Kapitel

Modelle der Basalen Stimulation

Was ist ein Modell?

In der Geschichte der Sprache hieß „Modell" früher „Model". Ein Model oder Modell ist etwas Bildhaftes, nur ein gedachtes Abbild von irgendetwas. Sie kennen vermutlich das Weihnachtsgebäck „Springerle". Um dieses Gebäck herzustellen, benutzt der Bäcker eine Form aus Holz, das sogenannte Model. Dieses Model hilft die Form und Figur dr Backware „Springerle" zu gestalten. Das Model ist aber nicht das wirklich essbare Gebäck. Wie Sie sehen, sehen Model und hergestelltes Gebäck nicht gleich aus. Das Model ist also nur ein Abbild des Gebäcks, nicht das Gebäck selbst! Ein Model sagt nichts über das gebackene „Springerle" aus. So sind Modelle immer nur Abbilder der Wirklichkeit, niemals die Wirklichkeit selbst. Das gebackene „Springerle", die Wirklichkeit, hängt von der Backkunst der Bäckerin ab, ihren Erfahrungen, den Zutaten, den eingesetzten Gerätschaften, der Trocken- und Backzeit vom Teig, der Raum- und Backofentemperatur und so weiter.

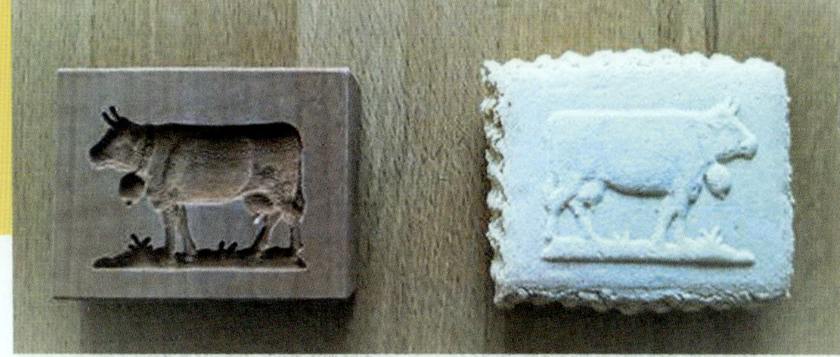

Abbildung 3: Springerle-Model und wirkliches Springerle

Die Modelle der Basalen Stimulation sind der gedankliche Versuch, sich der Lebenswelt beeinträchtigter Menschen anzunähern. Sie sollen helfen, Verhaltensweisen zu klären. Die Modelle werden als Hilfsmittel genutzt, um individuelle Antworten auf die

Lebenssituation vom beeinträchtigten Menschen zu suchen. Wir überlegen, warum verhält sich die Person so, wie sie sich verhält? Was weiß man über diese Person? Wie kann man sich ihr Verhalten erklären? Das Verhalten ist nicht alleine auf die Demenz zurück zu führen. Es sind 6 Modelle beschrieben.

1. Lebensthemen sind Dinge, die Menschen im Leben beschäftigen.
2. Lebenskräfte sind hemmende oder stärkende Motive, die in der oder auf die Person wirken.
3. Sensobiografie ist der Versuch, die im Laufe vom Leben entwickelten sinnlichen Gewohnheiten und Rituale eines Menschen zu erfassen und in Pflege und Betreuung einzubinden.
4. Orientierungsräume sind die „Wahrnehmungs- und Aktivitätsradien" um den betroffenen Menschen herum.
5. Das Hexagon beschreibt die Ganzheitlichkeit der Entwicklung. All das, was zur gleichen Zeit passiert.
6. Elementare Wahrnehmung ist die Möglichkeit, über die basalen und aufbauenden Sinne sich seiner selbst bewusst zu werden.

Modelle sind Überlegungen, was den Menschen und sein Leben ausmachen. Die Modelle helfen uns, das Verhalten von beeinträchtigen Menschen zu erklären. Wir suchen nach individuellen Antworten und Lösungen für Verhaltensweisen. Die Demenzkranken können uns diese nicht mehr sagen. Den Menschen mit Demenz durch spürbare Angebote ganz persönlich zu erreichen, ist die Absicht der Modelle. Wenn Sie zum Beispiel aus der Sensobiografie von Herrn Meier wissen, dass er gerne Schokoladeneis gegessen hat, gehen Sie mit ihm ins Eiscafé. Bieten Sie ihm ein Schokoladeeis an, vielleicht wird er es mögen. Vor allem, genießen Sie gemeinsam das Eis!

Modelle als Zugangswege der Basalen Stimulation

Menschen leben ganz unterschiedlich. Was für den einen normal ist, ist dem anderen ganz fremd, zum Beispiel, nur mit Unterhemd und Unterhose bekleidet am Frühstückstisch zu sitzen. Jedes Leben ist anders. Menschen haben unterschiedliche Bedürfnisse. Sie verhalten sich verschieden. Eines haben Menschen gemeinsam, sie brauchen Kontakt und Begegnung im Leben. Manche brauchen die körperliche Nähe anderer Menschen. Wiederum andere sind mit wenigen Kontakten zufrieden und wollen keine körperliche Nähe. Buchholz/Schürenberg (2013, 21 ff) beschreiben auf der Grundlage von Fröhlichs Ideen mögliche Zugangswege zum Menschen.

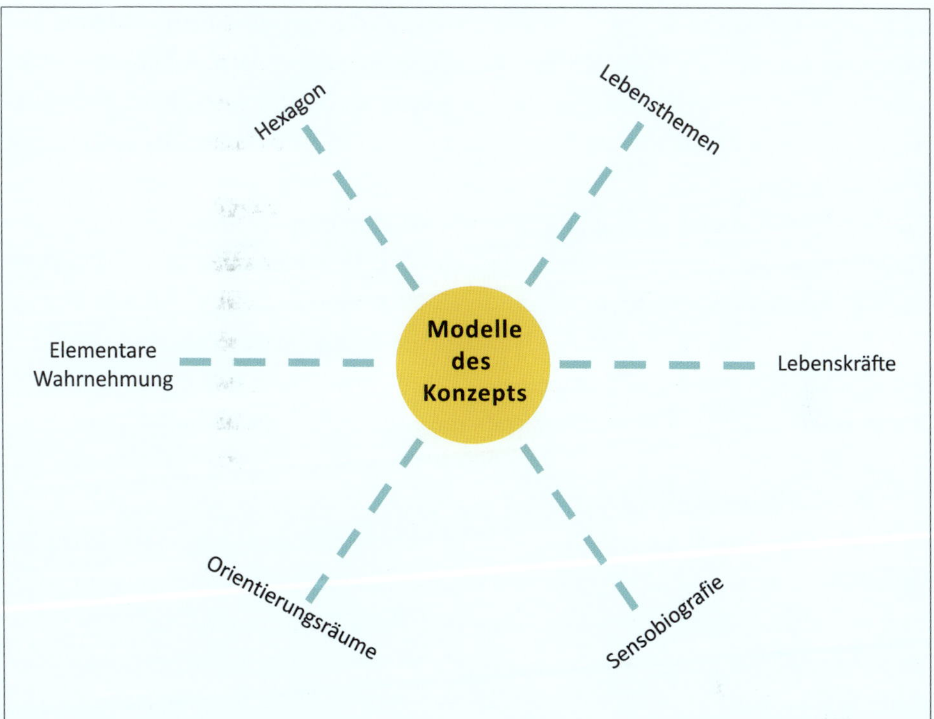

Abbildung 4: Modelle der Basalen Stimulation

Diese Zugangswege sind modellhafte Vorstellungen, was Menschen in ihrem Leben bewegt, was sie aktuell beschäftigt oder auf was sie zurückgreifen.

Die Modelle nutzen Sie als Hilfsmittel, wie „Werkzeuge". Der Dachdecker nimmt einen Hammer, wenn er einen Nagel ins Holz schlägt. Eine Säge dafür zu benutzen, wäre Unsinn. Er hat auch verschiedene Hammerformen, schwere, leichte, gekrümmte und so weiter. Je nach Nagel, den er einschlagen muss, wählt er den richtigen Hammer aus. Auf vergleichbare Weise machen Sie das mit den Modellen. Je nachdem, welche Situation Sie vor sich haben, benutzen Sie ein anderes Werkzeug. Denken Sie über das Verhalten vom Bewohner nach! Suchen Sie nach möglichen Gründen für sein Verhalten. Auf diese Weise finden Sie möglicherweise einen Zugang zu der Person. Einen Zugang finden heißt herauszufinden, wie es ihm geht, wie er sich fühlt, was er möchte oder momentan nicht will. Tauchen Sie ein in die fremde Welt der Gedanken und Gefühle vom beeinträchtigten Menschen. Versuchen Sie sich zu interessieren für das, was der Mensch mit Demenz ausdrückt.

Nähern Sie sich seiner Sichtweise von der Welt, den Dingen und dem Leben an. Der Betroffene kann Ihnen nicht mehr sagen, ob Sie ihn richtig verstanden haben. Vermitteln Sie der Person, dass Sie an ihr interessiert sind. Dann entscheiden Sie sich, was Sie tun. Sie wählen aus und legen fest, was er oder sie braucht. Danach machen Sie ein Angebot. Gehen Sie behutsam vor, aber werden Sie aktiv, trotz Ihrer Unsicherheit. Ob Sie damit richtig liegen, wird sich erweisen. Denken Sie mithilfe der Modelle über den Betroffenen nach. Tauschen Sie Ihre Ideen und Einschätzungen mit Kolleginnen aus. Dadurch bekommen Sie eine durchdachte Grundlage für Ihr Tun. Das ist die Idee der Modelle. Ganz gleich, wie gut Sie das Verhalten beobachten, es wird stets eine Unsicherheit beim Tun bleiben. Beantworten Sie sich selbst Fragen wie: Weshalb bin ich mir so sicher, die Gründe für sein Verhalten zu kennen?

Mit Unsicherheiten umgehen
Weil viel Ungewissheit bleiben wird, wäre es wichtig, auf noch so kleine Zeichen der Mitteilung zu achten. Erst dann finden Sie mit diesem Menschen einen gemeinsamen Weg sich auszutauschen. Das nennt man dann Kommunikation. Dazu gehören nicht nur Sprache und Wörter. Menschen teilen sich durch Bewegungen im Gesicht mit. Da spricht man von Mimik. Benutzen Menschen ihren ganzen Körper, Arme, Beine und die Körperhaltung zur Mitteilung, sprechen wir von Gestik. Aber auch Lautäußerungen wie brummen, mit den Zähnen knirschen und der Klang der Stimme sind Formen der Kommunikation. Die Beobachtung der Reaktionen der Betroffenen auf das, was sie machen, ist wichtig. Das Wahrnehmen ihrer eigenen Reaktionen ebenso. Eine Reaktion ist eine Handlung nach einem Ereignis. Ein Beispiel: Sie ziehen einer Dame einen Schal an. Die Person hält dabei die Luft an. Ihr stockt der Atem. Was will die Person Ihnen damit sagen? Das ist so ein Fall. Sie waren miteinander im Austausch. Ihr Tun hat eine Handlung Ihres Gegenübers bewirkt. Vielleicht haben sie zu schnell gehandelt oder sie haben den Schal zu fest angezogen. Beobachten Sie beeinträchtigte Menschen, wie sie sich verhalten, wie sie auf dieses oder jenes reagieren. Reaktionen sind Mitteilungen, die Ihnen die Person gibt. Die Person will ihnen damit sagen, dass für sie irgendetwas stimmt oder nicht passend ist. Dann haben Sie die Chance, darauf zu reagieren. Vernachlässigen Sie beides, machen Sie den Menschen zum Gegenstand einer Aktivität. Nicht alleine das Tun an sich ist wichtig, sondern die Antwort vom Gegenüber auf ihr Tun und wie sie wiederum darauf antworten. Das bedeutet, bevor wir aktiv werden, schauen wir die betroffene Person an:

- Was drücken ihre Mimik, ihre Gestik und Körperhaltung aus?
- Wie fühlen sich diese aus Sicht der Betroffenen vermutlich an?
- Wie wirkt das Umfeld auf die Betroffene?
- Was lösen andere Personen bei ihr aus?
- Wie wirkt all das zusammengenommen auf mich selbst als Betreuende?

Wenn eine Person antworten kann, fragen wir nach. Fehlt diese Möglichkeit, verschaffen wir uns selbst einen Eindruck. Versuchen wir doch, dessen Sichtweise einzunehmen, uns selbst seine Welt zu erklären! Danach nehmen Sie die Inhalte der Modelle zur Hilfe. Sie wählen eines der Modelle aus oder setzen mehrere miteinander in Beziehung. Bei Kolleginnen oder Angehörigen nachzufragen, hilft sich zu vergewissern: Liege ich mit meiner Einschätzung richtig? Eigene Beobachtungen auszutauschen und mit denen anderer Personen zu vergleichen, unterstützt bei Entscheidungen. In der Situation der Einzelbetreuung schließlich entscheidet man selbst, was man sinnvollerweise tut. Hauptsache, Sie machen ein Angebot so weit als möglich gemeinsam mit der Bewohnerin!

Sich auf die eigenen Einschätzungen zu verlassen, braucht Zutrauen zu sich selbst. Begegnen Sie dem Gegenüber bei Ihrem Tun mit Achtung, Wärme und Rücksichtnahme, liegen Sie richtig. Achtung heißt, wir sind wachsam für Mitteilungen vom Gegenüber. Wärme bedeutet, sich dem anderen aufmerksam zuwenden. Rücksichtnahme meint, nichts zu tun, was den anderen überfordert. Kommen diese drei Dinge zusammen, sind die Modelle hilfreiche Werkzeuge, die Ihr Handeln leiten. Sie erleichtern sich damit Ihre Arbeit. Sie sind mit Ihrem Tun näher am Bewohner dran.

Das Modell der Lebensthemen

Frau Liders ist erst vor Kurzem ins Heim eingezogen. Sie geht auf alle Leute zu und spricht sie fragend an. Immer wieder zieht sie ihre Kleidungsstücke aus. Am Ende steht sie nur noch mit der Inkontinenzeinlage bekleidet im Flur. In diesem Modell erfahren Sie etwas darüber, warum Frau Liders das möglicherweise macht. Dieses Modell hilft Ihnen in der Praxis, das Verhalten der Bewohnenden zu erklären.

Die Begründer vom Konzept beschreiben mithilfe der Lebensthemen, was Menschen in ihrem Leben beschäftigt. Sie nehmen an, dass wir Menschen bestrebt sind, unser Leben aus eigener Kraft und in Verbindung mit anderen Menschen zu leben. Im Leben machen wir Erfahrungen. Mit zunehmendem Alter wissen wir, was hilft oder früher schon einmal geholfen hat, wenn das Leben schwierig war. Bei Krankheit besteht der Wille, wieder gesund zu werden. Kräfte zur Selbstheilung werden in Gang gesetzt. Zusätzlich will jeder Mensch über sich selbst bestimmen. Niemand will sich bevormunden lassen. Bestimmen andere über einen, versuchen wir dennoch eigene Spielräume zu finden. Menschen wollen aus ihrer Sicht das Beste aus ihrer Situation und ihrem Leben machen. Manchmal brauchen sie dazu Hilfe von anderen. Das Leben stellt uns Menschen immer wieder vor Aufgaben, mit denen wir uns auseinandersetzen müssen. Ob wir wollen oder nicht! Spätestens durch die Sars-CoV2-Pandemie ist das uns allen klar geworden. Lebensthemen sind daher Situationen oder Beweggründe, die uns im Alltag begleiten. Auslöser von Themen die uns beschäftigen sind Krankheit, Verlust vom Arbeitsplatz, Trennung vom Partner, Tod eines nahen Angehörigen und so weiter. Da finden Sie selbst sicher zahlreiche andere Beispiele.

Die Lebensthemen

- Leben erhalten, Entwicklung erfahren
- das eigene Leben spüren
- Sicherheit erleben und Vertrauen aufbauen
- den eigenen Rhythmus entwickeln
- das Leben selbst gestalten
- die Außenwelt erfahren
- Beziehungen aufnehmen & Begegnungen gestalten
- Sinn und Bedeutung geben & erfahren
- Selbstbestimmung & Verantwortung leben
- Die Welt entdecken und sich entwickeln

Diese Themen versuchen wir selbst, meist alleine, zu bewältigen. Oft sind sie uns nicht so klar. Es wird nachgedacht, mit anderen geredet oder das eigene Verhalten überprüft. Auf jeden Fall nehmen die Lebensthemen Einfluss darauf, wie wir uns verhalten. Sie werden zum Bestandteil der Lebensgeschichte. In unserem Verhalten, wie wir etwas tun, werden die Themen für andere sichtbar. Manche Themen sind aktuell und bestimmen gerade das Leben. Andere Themen sind mehr im Hintergrund. Wiederum andere sind als Dauerthema erkennbar. Nicht die Betreuungs- oder Pflegepersonen legen das Thema fest. Im Betroffenen selbst entsteht das eine oder andere Thema. Sein Verhalten lässt Rückschlüsse auf das momentan aktuelle Lebensthema zu. Alle Mitarbeitenden im Heim versuchen das Verhalten von

Menschen mit Demenz zu erklären, weil dieses kaum verständlich für sie ist. Sie wehren Betreuende ab, schlagen sie oder kratzen sich selbst. Damit kehren Demenzkranke ihre innersten Gefühle nach außen. Angehörige, Betreuende und Pflegende versuchen herauszufinden, welches Thema oder welche Lebensthemen diese Person gerade beschäftigen. Hat man gemeinsam erkannt, welchem Thema das aktuelle Verhalten am wahrscheinlichsten zugeordnet werden kann, fällt es allen Beteiligten leichter, basal stimulierende Angebote auszuwählen. Diese Angebote werden dann für den Betroffenen körperlich spürbar. Sie sprechen ihn in positiver Weise an. Pflegende machen das Angebot im Rahmen der Körperpflege spürbar. Betreuende ergänzen und vertiefen diese Erfahrungen durch fühlbare Angebote bei der Einzelbetreuung (weitere, vertiefende Informationen finden sie bei Bienstein/Fröhlich, 2021 oder Buchholz/Schürenberg, 2013). Alle Beteiligten sind dann nahe bei dem sogenannten „Expertenstandard Beziehungsgestaltung in der Pflege von Menschen mit Demenz“ (DNQP, 2018).

Reflexion: Fragen zu den Lebensthemen

Nachfolgende Fragen benutzen Sie, um sich der aktuellen Bedeutung der Lebensthemen für den Betroffenen bewusst zu werden:

Leben erhalten, Entwicklung erfahren:

- Wie atmet die Person? Von alleine oder mit Beatmungshilfe?
- Was drückt die Atembewegung aus?
- Ist sie in der Lage, Essen und Trinken alleine einzunehmen? Wie kann sie schlucken? Wie viel an Unterstützung braucht sie dabei?
- Erfolgt die Ausscheidung alleine oder über Hilfsmittel?
- Kann die Person ihre Körpertemperatur alleine regulieren, z. B. eine Jacke anziehen, sich zu- oder aufdecken, das Fenster öffnen oder schließen …?
- Wie fähig ist sie, sich zu bewegen? Braucht sie dabei Hilfe?
- Was unternimmt die Person, um ihr Leben aktiv zu erhalten?
- Welche Veränderungen am Zustand der Person sind heute erkennbar?
- Wie drückt sie ihren Lebenswillen aus? Wie das Bedürfnis zu sterben?

Das eigene Leben spüren:

- Was tut die Person, um sich ihrer Lebendigkeit zu vergewissern?
- Auf welche Weise holt sie sich Informationen über den eigenen Körper?

- Bewegt sie Teile vom Körper, um in Kontakt mit dem eigenen Körper zu kommen? Bewegt sie sich, um die Umwelt zu entdecken?
- „Endlagert“ sie sich im Bett? Versucht sie vom Stuhl aufzustehen? Läuft sie ständig hin und her?
- Reibt ihre Kleidung lose am Körper oder engt diese sie ein?
- Erlebt sie den Unterschied zwischen alleine und im Austausch mit anderen sein?
- Kratzt, schlägt oder beißt sich die Person? In welchen Situationen? Macht sie das auch mit anderen Personen?
- Unternimmt sie andere Aktivitäten, die gegen den eigenen Körper gerichtet sind?

Sicherheit erleben und Vertrauen aufbauen:

- Was wissen Sie über die Person? Was über ihre Vorlieben? Was über ihre Suche nach Sicherheit im Leben? Wie war das vor der Demenz?
- Wie reagiert die Person darauf, angesprochen zu werden? Wie auf Berührung?
- Welche Verhaltensweisen zeigt die Person bei Kontakt mit unterschiedlichen Menschen? Sind Abwehr, Rückzug, Trauer, Angst oder Freude zu beobachten?
- Wie verhält sie sich bei bekannten Angeboten? Welche Wirkung haben „fremde Menschen“, neue Aktivitäten, Dinge und Menschen?
- Wie reagiert sie auf bekannte Dinge oder Menschen? Wie auf neue oder fremde Aktivitäten?

Den eigenen Rhythmus entwickeln:

- Welcher Rhythmus von Wachen und Schlafen ist beobachtbar? Welche Zeiten von Essen und Trinken ist die Person gewohnt?
- Wann am Tag steht sie auf? Wann legt sie sich hin?
- Wie lange kann die Person Aufmerksamkeit aufbringen? Wie schnell ist sie abgelenkt?
- Wann will sie Kontakt? Wann alleine sein?
- Welche Rhythmen werden von außen vorgegeben, zum Beispiel Essen, Trinken, Aufstehen, Schlafengehen? Mit welcher Wirkung auf die Person?
- Wie wechseln Aktivität und Ruhe im Verlauf des Tages und der Nacht?
- Sind Schwankungen der Stimmung zu beobachten? Wann treten diese auf?

Das Leben selbst gestalten:

- Wie ist die Person bei der Ausstattung und beim Aufräumen ihres Zimmers eingebunden?
- Wie viel Zeit braucht und bekommt die Person, um Aktivitäten des Alltags selbst zu gestalten?
- Welche Wahlmöglichkeiten, Dinge zu tun oder eben nicht zu tun, werden ihr angeboten?
- Welches Verhalten zeigt sie, wenn sie selbst mitbestimmen kann?
- Wie wechseln die Zeiten von alleine sein und mit anderen zusammen sein?
- Welche Kontakte zu anderen Menschen werden ermöglicht?
  Wie drückt die Person aus, ob sie diese möchte oder nicht möchte?

Die Außenwelt erfahren:

- Welche Hinweise gibt die Person, dass sie ihre Umwelt wahrnimmt?
- Was alles umgibt diese Person? (Dinge wie Bilder, Radio, Fernseher, Tablet, Computer, Bettwäsche, Kissen, Kleidung, Lampe …, andere Menschen)
- Ist sie in der Lage, aktiv nach Dingen zu greifen und diese zu erreichen?
- Wie bringen andere Menschen der Person ihren eigenen Körper und/oder Gegenstände nahe, z. B. nasser Waschhandschuh, Tasse …? Auf welche Weise kann und darf die Person dabei mithelfen?
- Welche Chancen bestehen auf die Erkundung der Umgebung außerhalb des Zimmers?
- Welche Wahlmöglichkeiten fürs Wechseln der Räume bestehen? (Aufenthaltsraum, Wohnzimmer, Schlafraum)
- Wann spürt die Person frische Luft und Sonne im Freien?

Beziehungen aufnehmen und Begegnungen gestalten:

- Wie reagiert die Person auf andere Menschen?
- Woran erkennt sie bekannte oder vertraute Menschen?
- Durch welche Verhaltensweisen sucht sie nach Kontakt und Begegnung?
- Gibt sie wahrnehmbare Hinweise auf ein Bedürfnis nach Beziehung?
  Durch welche Mitteilungen drückt sie dieses aus (rufen, brummen, singen, schreien, stöhnen, schauen, anfassen …)?
- Wie reagiert sie auf Begegnung mit anderen Menschen im
- Aufenthaltsraum/Wohnzimmer?

- Sucht sie Kontakt zu Gegenständen, zum Beispiel Puppe, Küchengeräte, Werkzeug, Rosenkranz und so weiter?
- Wie reagiert sie auf Besucher? Möchte die Person von anderen Menschen besucht werden?
- Welche Verhaltensweisen setzt sie ein, unerwünschte Begegnungen zu vermeiden, zum Beispiel Augen schließen, sich schlafend stellen, ausrufen?

Sinn und Bedeutung geben:
- Versteht die Person die momentane Lebenssituation, in welcher sie sich befindet?
- Wie erfährt die Person den Sinn ihrer Aktivitäten? Kann sie Handlungen verstehen?
- Wie findet sie sinnerfülltes Handeln für sich selbst? Was unternimmt sie dazu?
- Welchen Sinn sucht sie möglicherweise in wiederkehrenden Handlungen?
- Durch welche Aktivitäten erfährt die Person ihre Bedeutung für andere Menschen?

Selbstbestimmung und Verantwortung leben:
- Welche selbst gewählten Regeln gelten für das Leben der Person?
- Welche Bestimmung hat sie über ihr Lebensende getroffen?
- Welche Aktivitäten sind ihr wichtig, z. B. Gebet vor dem Essen?
- Lebt sie Rituale, die stets den gleichen Ablauf haben?
- Welche Bedeutung hatten selbst getroffene Entscheidungen für sie bisher in ihrem Leben?
- Wie hat sie Verantwortung für andere Menschen übernommen? Wie für sich selbst?

Die Welt entdecken und sich entwickeln:
- Wie hat die Person über ihr weiteres Leben verfügt (Patientenverfügung, Vorsorgevollmacht)?
- Welche Entdeckungsreisen unternimmt sie in der Einrichtung oder ihrem Zimmer?
- Will sie gerne noch einmal eine richtige Reise machen?
- Was sind ihre Vorstellung, wohin die Reise nach dem Leben geht?

Zurück zu Frau Liders. Sie ist schwer demenziell erkrankt und neu ins Heim eingezogen. Sie läuft den ganzen Tag durch die Abteilung. Es ist ihr unmöglich die geschlossene Station zu verlassen. Immer wieder zieht sie ihre Kleidung aus. Sieht sie einen anderen Menschen, fragt sie: Was soll ich machen? Sie wirkt sehr hilflos und findet sich nicht zurecht. Ihr Zimmer aufzufinden ist unmöglich: „Wo soll ich hin?", sagt sie. Frau Liders fühlt sich anscheinend in dieser neuen, für sie fremden Umwelt „Pflegeheim" verunsichert. Jede kann sich gut vorstellen, wie das ist, wenn man plötzlich aus seiner Wohnung ausziehen muss. Nichts ist mehr vertraut. Die Umgebung ist fremd. Die anderen Menschen sind fremd. Andere haben diesen Umzug entschieden. Nicht sie selbst. Sie fühlt sich bloßgestellt. Das verunsichert und verwirrt einen Menschen. So ein Erlebnis ist sehr einschneidend. Wir nehmen an, dass das Fragen und Ausziehen der Kleidung Symbole sind. Ein Symbol ist ein Zeichen für etwas. Man sagt auch Sinnbild dazu. Das Ausziehen geschieht nicht, weil ihr warm ist. Es hat vielleicht eher die Bedeutung, dass die Situation „zum aus der Haut fahren" ist. Sie zieht die Kleider aus, weil sie völlig verunsichert ist. Vermutlich steht hinter diesem Verhalten das Lebensthema „Sicherheit erleben und Vertrauen aufbauen".

Umgang mit den Lebensthemen

Die Fragen helfen, in die innere Welt vom Menschen mit Demenz einzutauchen. Nicht immer werden Antworten möglich sein. Versuchen Sie sich der Wahrnehmung der Betreuten anzunähern. Das ist die entscheidende Absicht! Was steht möglicherweise hinter dem Verhalten der Person für ein Thema? Was beschäftigt oder bewegt diesen Menschen, das zu tun, was er oder sie gerade tut? Die stets zutreffende Wahrheit auf diese Fragen zu finden, wird wohl schwer möglich sein. Vielleicht sogar unmöglich, wenn die Person selbst nichts dazu sagen kann! Wesentlich dabei ist der Versuch, diesen Menschen als Person wahrzunehmen. Sich einzulassen auf sein Empfinden, Erleben, Sehnen, Hoffen und Sorgen. So nimmt man Anteil am Leben der Demenzkranken. Entscheidend ist, sich zu interessieren für die Person und ihr Verhalten. Wirklich verstehen können Sie das Verhalten schwer. Erklären aus Ihrer Sicht hingegen schon. Wozu Sie in der Lage sind, ist, sich dem Gegenüber zuzuwenden und den Menschen zu beachten. Vielleicht ergeben sich daraus mögliche Erklärungen für deren Tun. Wenn Sie sich Zeit nehmen, die Person zu beobachten, bevor Sie aktiv werden, finden Sie sicher passende Erklärungen und basal stimulierende Angebote. Betrachten Sie die Verhaltensweise aus der Sicht der betroffenen Person. Für Betreute macht ihr Verhalten Sinn. Überlegen Sie, welche

Interessen die Person damit verfolgt. Tauschen Sie sich mit anderen Kolleginnen über Ihre Beobachtungen aus. Fragen Sie gemeinsam nach, welches aktuelle Lebensthema den Betroffenen scheinbar beschäftigt. Die Vielzahl verschiedener Antworten darauf wird Ihnen helfen, die wahren Bedürfnisse der Person zu erkunden. Erst danach überlegen Sie, welches basal stimulierende Angebot zur Begleitung der Person und ihres Lebensthemas angebracht oder angemessen ist.

Das Modell der Lebenskräfte

Herr Zwecker, ein Hüne von einem Mann, 1,90 Meter groß, geht ständig auf dem Flur auf und ab. Sein Gehen sieht merkwürdig aus. Der Oberkörper ist gekrümmt. Sieht er ein mit Flüssigkeit gefülltes Gefäß, will er dieses austrinken. Er unterscheidet nicht zwischen Desinfektionsmitteln oder Mineralwasser. Will man ihm die Flüssigkeit wegnehmen, hält er das Gefäß fest in der Hand und lässt es nicht mehr los. Er wirkt dabei sehr angespannt und aufgebracht. Das Lesen dieses Modells hilft ihnen einzuschätzen, was mögliche Beweggründe für das Handeln von Menschen sind. Im Alltag nutzen Sie diese Kräfte, um Menschen zu aktivieren, aber auch zu entspannen.

Menschliches Leben ist voller Energien. Das Wort Energie kommt aus dem Griechischen und heißt so viel wie „wirkende Kraft". Menschliches Leben wäre ohne Energiezufuhr nicht möglich. Dem Körper führen wir Energie zu, indem wir essen und trinken. Wir nehmen Nährstoffe wie Eiweiß, Fett, Kohlehydrate, Vitamine und Spurenelemente zur Energieversorgung auf. Der Körper erzeugt Energie in Form von Wärme. Das merkt jeder, wenn er schwitzt. Die meiste Energie jedoch braucht das Gehirn. Wenn wir nur dasitzen und denken, verbrennt das Gehirn schon einiges an Energie. Gedanken und Gefühle brauchen Energie und erzeugen Energie. Wenn wir den Arm anheben möchten, muss der Körper ebenfalls Energie aufbringen. Bis die Bewegung ausgeführt wird, laufen viele verschiedene Vorgänge im Innern vom Körper ab. Das geschieht durch elektrische und chemische Energie. Zwischen dem Körper und dem Gehirn entsteht dabei ein reger Austausch. All dieses geschieht über die Fähigkeit der Sinne. Innere und äußere Wahrnehmung vom Körper werden ständig verarbeitet. Daher braucht das Gehirn auch so viel Energie. So werden alle Dinge gesteuert, die wir machen wollen (vergleiche Abb. 2: Sinne und Wahrnehmung). Wir folgen inneren Antrieben. Antriebe sind innere Kräfte, wie Gefühle und Gedanken, die ein bestimmtes Verhalten hervorrufen. Sie sind Beweggründe, etwas zu tun. Gefühle können Antriebe sein, z. B., wenn man verliebt ist, macht man alles, um der geliebten Person nahe zu sein. Antriebe sind aber auch bedrohlich, z. B. wenn wir uns fürchten oder in Zorn geraten oder Angst vor etwas oder jemandem haben. Menschen reagieren ebenso auf Antriebe, die von außen ausgelöst werden, z. B. wenn einem jemand droht oder einen absichtlich verletzt. Dann schützt oder wehrt man sich. Antriebe sind ganz normal. Wir setzen sie ein, um Grundbedürfnisse zu erfüllen. Der Psychologe Maslow hat diese Grundbedürfnisse beschrieben. Die wichtigsten Grundbedürfnisse sind Hunger, Durst und Schlaf. Diese erfüllen wir ganz selbstverständlich. Dann haben wir noch andere Bedürfnisse. Diese sind:

- Bedürfnis nach Sicherheit,
- Beziehungen zu anderen Menschen,
- Anerkennung als Person und
- Selbstverwirklichung.

Diese Bedürfnisse bauen aufeinander auf oder bestehen zur gleichen Zeit. In jedem Fall wirken die Bedürfnisse wie Antriebe, etwas zu tun. Sie sind wie Treibstoff für das Leben. Menschen erleben diese durch Gefühle, wie zum Beispiel, Schmerz, Angst, Ekel, Trauer, Ärger, Wut, Freude, Liebe, Humor, Wille, Überraschung oder Vertrauen. Diese Antriebe sind Kräfte, die in uns in Bewegung bringen. Sie treiben uns und unser Handeln an. Teils hindern diese Antriebe menschliches Tun, teils bestärken sie unsere Aktivitäten. Wir nennen diese Antriebe oder Motive „Lebenskräfte“ (vgl. Buchholz 2013, 23).

Hemmende Lebenskräfte

Lebenskräfte werden durch Energie raubende Ereignisse beeinträchtigt, wie Krankheit oder schlechte Erlebnisse im menschlichen Miteinander. Unzufriedenheit am Arbeitsplatz, Trennung von einem geliebten Lebewesen oder geschlagen zu werden hemmen unsere Lebenskraft. Unangenehme Gefühle sind schlechte Lebenskräfte, zum Beispiel die Sorge, sich mit dem Coronavirus anzustecken oder wütend zu sein, weil einen niemand versteht. Sie hemmen die Entwicklung und Entfaltung im Leben. Hemmende Lebenskräfte verunsichern den Menschen. Das kann weit gehen. Die Verunsicherung wird so groß, dass genau das eintritt, was wir erwarten oder wovor wir uns fürchten. Man nennt das in der Psychologie eine sich selbst erfüllende Vorhersage. Verunsichert jemand einen anderen Menschen, wirkt sich das auf das Gefühl der eigenen Sicherheit aus. Wenn ich jemandem sage, dass er sie nichts kann oder ihn so behandle, als wäre dies so, wird derjenige möglicherweise so verunsichert, dass die Fähigkeiten wirklich verloren gehen. Traut man dem Demenzkranken nichts zu, verliert er immer mehr an Zutrauen zu sich selbst.

Eigenerfahrung „fremde Welt“

Erfahrung:

Stellen Sie sich bitte die nachfolgenden „dramatischen“ Bilder eines „Krimis“ vor! Überlegen Sie, welche hemmende Lebenskraft in einer solchen Situation auf Sie wirken:
Sie fahren in den Urlaub nach Mexico. Sie lassen Ihre gebrechliche Mutter alleine zu Hause zurück. Ihre Mutter stürzt in Ihrer Abwesenheit. Sie wird erst einen Tag später aufgefunden und muss ins Krankenhaus.

In Mexiko werden Sie auf Ihrer Spazierfahrt von bewaffneten, maskierten Räubern gestoppt. Diese entführen Sie in eine völlig unbekannte Gegend, wo Sie zuvor noch nie waren. Die maskierten Entführer rauben Ihre gesamte Kleidung und lassen Sie nackt in ihrem Wagen zurück. Sie werden sitzend an beiden Händen und Füßen mit einschneidenden Kabelbindern gefesselt. Nunmehr sind Sie ausgeliefert. Andere Menschen bestimmen über Sie und Ihr Schicksal.

Diese haben Ihr Geld, Ihren Pass und Ihre gesamten Reisunterlagen gestohlen. Sie befreien sich und treffen auf Polizisten. Sie erzählen, was passiert ist. Die Polizisten verstehen Sie nicht. Sie sprechen kein Deutsch oder Englisch.

Endlich sind Sie sicher und schlafen völlig erschöpft im Hotelzimmer ein. Plötzlich und unvermittelt werden Sie im Traum von quietschenden Reifen geweckt. Sie sehen Bilder im Traum von den bewaffneten Räubern. Sie erfahren, dass Ihre Mutter im Krankenhaus gestorben ist.

Ihr Herz beginnt zu jagen und Sie erleben das Gefühl von Enge in der Brust. Zurück von der Reise erzählen Sie Ihre Geschichte. Niemand glaubt, was Ihnen passiert ist. Ihre Freunde wenden sich von Ihnen ab. Sie bleiben in Ihrer Not alleine und ungehört.

Vielleicht erlebt ein Mensch mit Demenz den Umzug ins Heim wie einen solchen „Krimi“. Möglicherweise hat Frau Liders diese Situation ähnlich erlebt. Die Gefühle, die hier wirken, sind äußerst belastend. Schlechte Gefühle sind Kräfte, welche die Normalität vom Leben beeinflussen. Situationen, die mit starken negativen Gefühlen einhergehen, erzeugen Stress. Stress ist eine natürliche Antwort vom Körper auf Anspannung, seelische oder körperliche Belastungen. In Stresssituationen werden körpereigene chemische Botenstoffe ausgeschüttet (Hormone), die den eigenen

Körper schädigen. Tritt Stress immer wieder auf, hinterlässt das Spuren im Körper und macht krank. Daher wirkt dauerhafter Stress als die am stärksten wirkende, aber hemmende Lebenskraft. Dauerhafte Anspannung oder andauernder Stress ist zu vermeiden! Sogar Krankheitssymptome werden dadurch verstärkt. Es gibt noch andere Lebenskräfte, die hemmend sind, weil sie Stress auslösen: Sorge; Schuld; Angst; Desorientierung; Scham; physische Eingriffe; Verlust an Selbstbestimmung; Elend; Kommunikationsverlust; Trauma; Trauer; Schmerz; Ausgrenzung. Die Reihenfolge dieser Aufzählung entspricht zugleich den Antworten auf die Aussagen der Eigenerfahrung „fremde Welt".

Lösen Menschen oder Situationen solche Kräfte bei einem anderen Menschen aus, ist das Wohlbefinden gefährdet. Das Vertrauen in den anderen Menschen wird beschädigt. In solchen Fällen sucht der Mensch nach einem Plan, sich selbst zu schützen. Er setzt seine Widerstandskraft ein und stellt sich diesen hemmenden Lebenskräften entgegen. Jeder hat da seine eigene Art und Weise, das zu tun. Die eine Person zieht sich in sich zurück. Die andere wehrt sich und lehnt sich dagegen auf. Beobachtet man das bei Menschen mit Demenz, wird in der Fachsprache der Pflege von herausfordernden Verhaltensweisen gesprochen. Neuerdings sagt man dazu BPSD (behavioral psycological symptoms of dementia, auf Deutsch: Verhaltens- und psychologische Symptome bei Demenz). Jemand schlägt, schimpft oder ruft ständig. Manche Personen schlagen sich selbst, kratzen sich oder bewegen ihren Oberkörper vor und zurück. Eigentlich versucht die Person nach draußen zu bringen, sich auszudrücken, was sie in ihrem Inneren bewegt (vgl. Buchholz, 2013, 92, Selbst expressives Verhalten). Der Mensch mit Demenz versucht mit seinen Verhaltensweisen sich auf seine Weise zu schützen. Man verteidigt sich, wenn man sich angegriffen fühlt, überfordert oder verängstigt ist. Dann entsteht der innere Antrieb sich selbst zu behaupten. Das versteht man, wenn den Demenzkranken die Sprache fehlt, sie sich mit Wörtern nicht mehr wehren können. Was ihnen fehlt, welche Lebenskräfte sie hemmen, sind Menschen mit Demenz oft nicht in der Lage mitzuteilen. Dennoch will die Person einen Zustand von innerem Gleichgewicht herstellen. Man spricht vom Zustand der Homöostase. Das ist in unserem Menschsein so angelegt. Menschen streben nach einem ausgeglichenen Zustand, um Stress zu vermeiden.

Betreuungskräfte versuchen die hemmenden Lebenskräfte von Betroffenen zu erkennen. Dazu beobachten sie das Verhalten der betroffenen Person. Welche Umstände lösen die hemmende Lebenskraft aus? Wer oder was löst sie aus? Wie verhalten sich andere Personen gegenüber dem Betroffenen?

Im Fall von Herrn Zwecker war die hemmende Lebenskraft „Schmerz" wirksam. Er hatte eine Blasenentzündung, die lange unentdeckt blieb. Erst nach der Antibiotika- und Schmerzbehandlung besserte sich sein Zustand. Das Umherlaufen ließ nach, und er trank nur das, was man ihm zum Trinken angeboten hat.

Im Pflege- und Betreuungsprozess ist es das Ziel, das Entstehen hemmender Kräfte zu verhindern. Nicht immer bleibt das erspart. Die vorhandenen, stärkenden Lebenskräfte anzusprechen ist nützlich. Behutsame Kontakte und regelmäßige Begleitung sind da hilfreich. Hilfreich ist auch, wenn die beeinträchtigte Person der Betreuungsperson vertraut. Vertrauen kann entstehen durch das Wissen, jemand kümmert sich um mich. Es gibt eine Person, auf die ich mich verlassen kann. Auch wenn die begleitende Person nichts von mir möchte und einfach nur da ist, schafft das Vertrauen. Mit der Person in Kontakt zu sein und Zeit zu schenken ebenso. Das genügt manchmal und ist ganz im Sinn der basalen Stimulation

Stärkende Lebenskräfte

Die stärkenden Lebenskräfte der Person sind unterstützend bei Betreuungsangeboten:

Wie gut sind Sie informiert über das frühere Leben vor der Demenz?
Wissen Sie, wie zuversichtlich er gelebt hat?
Was sie oder ihn gestärkt hat im Leben?

Das Wissen um stärkende Lebenskräfte ist bedeutsam für eine gelingende Betreuung. Die stärkenden Lebenskräfte sind unter anderem: Vertrauen, Zusammenarbeit, Selbstbewusstsein, Erfahrung, Wille, Mut, Selbsttätigkeit, Humor, Glaube, Liebe, Hoffnung, Natur erleben. Sicher kann diese Liste noch erweitert werden. Jeder Mensch hat noch andere, ganz persönliche Kräfte, die ihn stärken. Hier sind nur die wichtigsten genannt. Diese stärkenden Lebenskräfte bewirken, dass auch schwierige Situationen im Leben bewältigt werden. Kommt dazu das Gefühl, vom anderen wahrgenommen, anerkannt und unterstützt zu werden, verstärkt das die Wirkung von diesen Kräften. Durch Aktivitäten mit dem Körper wird an diese Kräfte erinnert.

Ein Beispiel: Herr Müller hat einen Schlaganfall erlitten und eine beginnende Demenz. Immer wieder will er aufstehen und gehen, obwohl er halbseitig gelähmt ist. Man sieht, sein Wille ist groß. Das zeigen seine Bemühungen. Ermutigen Sie ihn dazu, das Aufstehen zu üben. Geben Sie ihm die Möglichkeit, sich abzustützen. Stellen Sie einen Stuhl zum Abstützen vor ihn hin. Loben Sie ihn, selbst wenn das Aufstehen nicht ganz geklappt hat. Stehen Sie gemeinsam mit ihm auf, so weit wie Sie und er das miteinander schaffen. Geben Sie einen Rhythmus vor. Nehmen Sie seinen Rhythmus der Bewegung auf. Singen Sie zum Beispiel mit ihm gemeinsam das Faschingslied: „Auf und nieder immer wieder, so haben wir es gestern gemacht, so machen wir es heut!“ Setzen Sie Humor ein, um schwierige Situationen zu meistern. Stärken Sie ihn in seinem Tun!

Selbst etwas aktiv zu tun, löst Gefühle von Zufriedenheit und Glück aus. Auch wenn das Aufstehen wie bei Herrn Müller nicht sofort klappt. Ist jemand anwesend und macht mit, erlebt Herr Müller diese stärkende Kraft. Sie wird ihm Zuversicht und Vertrauen in seine eigenen Fähigkeiten geben.

Gleich welche Angebote der Betreuung Sie verfolgen, berücksichtigen Sie die stärkenden Lebenskräfte.

Fragen zu Lebenskräften

Fragen Sie sich bei Einzel- oder Gruppenangeboten:

- Wie motiviert bin ich selbst bei meiner Arbeit? Und wie strahle ich das aus?
- Was unternehme ich, dass die betreute Person mir vertrauen kann?
- Wie gestalte ich die Zusammenarbeit? Bestimme ich die Situation oder eröffne ich Möglichkeiten, gemeinsam etwas zu tun?
- Wie bekräftige ich die Person in ihrem Zutrauen zu sich selbst?
- Welche Betreuungsangebote berücksichtigen schöne Erfahrungen aus dem früheren Leben der Betreuten?
- Wie fördere ich den Willen der Person und stärke sie, diesen auszudrücken?
- Ermutigen meine Aktivitäten, weil der Demenzkranke Aufgaben einfach lösen kann?
- Welche meiner Aktivitäten regen dazu an, selbst aktiv zu werden?
- Biete ich Dinge an die Mut machen?
- Wie gelingt Ihnen das Auffangen misslungener Situationen durch Humor?
- Was bringt die Person zum Lachen?
- Wie strahle ich Zufriedenheit aus mit dem, was die Person tut?
- Wie eröffne ich die Chance auf Hoffnung, dass alles gut ausgehen wird?
- Wodurch sprechen meine Angebote, unabhängig von meiner persönlichen Haltung, Glaube und Spiritualität an?
- Wie gelingt es mir das Gefühl zu vermitteln: „Was du machst, ist in Ordnung“?

Die Suche nach Antworten auf diese Fragen: Damit richten Sie Ihre Angebote der Betreuung stärker an den Lebenskräften der Bewohner aus. Wenn Menschen sich als wertvoll und geachtet fühlen, endet die Gruppenstunde oder Einzelbegleitung zur Zufriedenheit aller. Dann sind ihre eigenen Lebenskräfte gestärkt.

Lebenskraft: Stimmigkeit der Betreuungsperson

Durchschauen Sie die Hintergründe Ihrer Aufgabe als Betreuungskraft? Haben Sie das Gefühl die Anforderungen zu schaffen, die der Arbeitsalltag mit sich bringt? Gehen Sie mit Freude zur Arbeit, weil Sie den Sinn in Ihrer Arbeit entdecken? Wenn Sie alle drei Fragen mit „ja" beantworten, erleben Sie Zufriedenheit mit dem, was Sie tun. Lassen Sie sich durch andere nicht gleich aus der Balance bringen? Werden Sie durch andere nicht gleich gestresst? Dann erleben Sie Ihre Arbeit als stimmig! Ihre Einstellung gegenüber Ihrer Arbeit wäre damit gut für Ihre Gesundheit. Der Gesundheitswissenschaftler Antonovsky hat dieses Gefühl erforscht und den Begriff Kohärenz (engl.: sense of coherence) geprägt. Man übersetzt das am besten mit „Gefühl von Stimmigkeit". Stimmigkeit ist eine wichtige Kraft im Leben. Sie fördert die Gesundheit. Denken, Handeln und Fühlen sind beim Gefühl von Stimmigkeit eng miteinander verbunden. Zum Erleben von Stimmigkeit gehören dreierlei Dinge:

1. Das Leben und die Dinge verstehen.
2. Damit umgehen und darauf Einfluss nehmen.
3. Erkennen: Die Welt und das Leben ergeben einen Sinn.

Zum Verstehen gehört, dass ich mir die Dinge in meinem Leben erklären kann. Ich erlebe meine innere Welt als geordnet. Ebenso das, was in der äußeren Welt passiert. Wenn mein Leben für mich erklärbar und vorhersehbar ist, trägt das zum Erleben von Stimmigkeit bei. Mein Leben, die Dinge und Vorgänge in meinem Leben einzuordnen, führen zu dem Motto: „Alles klar, ich nehme es, wie es kommt!" Auf eigene Erfahrungen wird vertraut. Schwierigkeiten und Herausforderungen werden geschafft, welche das Leben mit sich bringt. Ich vertraue auf die stärkenden Lebenskräfte, wie zum Beispiel Mut, Wille, Vertrauen. Gleich ob diese Lebenskräfte von mir selbst kommen, durch andere oder das Anrufen einer „höheren Macht". Gott, Allah, Brahman oder Buddha zu vertrauen, gehören zum Beispiel dazu. Aber auch sich selbst zu vertrauen! Das Motto ist: „Damit kann ich umgehen. Ich schaffe das schon!" Oder „Ich fühle mich getragen. Gott wird´s schon richten!" Dann kann man mit den Anforderungen umgehen, die das Leben bringt. Man kommt damit klar! Der letzte Punkt, der zum Gefühl von Stimmigkeit gehört, ist: „Ich finde das Leben schön, interessant oder lebenswert!“ Egal wie die Dinge sich entwickeln, sie ergeben für mich einen Sinn. Das Leben bedeutet mir und ich bedeute anderen etwas. Der Aufwand lohnt sich, die Anforderungen zu lösen, die das Leben, mit sich bringt! Das Leben, eigenes Tun und die eigene Lebensgeschichte werden von der Person als sinnvoll erlebt. Das Motto hier: „Alles ist zu etwas gut und alles wird gut!“ Menschen haben eine sehr hohe Wahrscheinlichkeit, gesund zu bleiben, wenn die drei Anteile Verstehen, Handhaben, Sinn ergeben zusammenpassen. Diese drei gehören alle zum „Kohärenzgefühl“, dem Erleben von „Stimmigkeit“, dazu.

Demenz und Stimmigkeit

Ob Menschen mit Demenz ihr bisheriges Leben als stimmig erlebt haben, ist schwer zu beurteilen. Am besten man fragt sie danach. Oft finden sie keine Antwort. Vielleicht muss man sie auch gar nicht fragen. Manchmal drückt ihre Persönlichkeit das schon aus. Ihr Lachen wirkt zufrieden. Ihr Auftreten entspannt. Selbst ihr Verhalten im Umgang mit anderen drückt dieses Kohärenzgefühl aus. Unter Umständen berichten Angehörige, dass die Person aus allen Lebenslagen das Beste gemacht hat. Nach dem Motto: „Gab ihr das Leben eine Zitrone, machte sie sich eine Limonade daraus!“ Betreuende versuchen, ihre Angebote möglichst „stimmig“ für die Betroffenen zu gestalten. Das bedeutet, Angebote sollten für die Betreuten verstehbar sein. Haben Angebote Bezug zu bisherigen Erfahrungen, werden sie eher als stimmig erlebt. Alles, was Sie mit den Betroffenen machen, muss einfach und verständlich sein. Weder überfordern Angebote, noch unterfordern diese. Wie zum Beispiel, wenn Sie sagen: „Ich möchte Sie basal stimulieren!“ Das wäre völlig unverständlich. Man wüsste nicht, was auf einen zukommt. Besser wäre zu sagen: „Ich würde Ihnen gerne etwas Gutes tun und Ihren Arm massieren.“ Dann versteht die Person eher, was geschehen wird. Hat sie dann noch die Möglichkeit „nein“ zu sagen oder „ich will mehr davon“, kann sie mit dem Angebot umgehen. Fühlt sie sich hinterher wohl oder entspannt, hatte das Angebot für die Betroffene einen Sinn. Sie werden dieses Gefühl von Stimmigkeit am Gesichtsausdruck erkennen. Machen Sie alles so, dass der Menschen mit Demenz in der Lage ist, dieses einzuordnen und nachzuvollziehen. Dann ergibt die Aktivität für die Betreute einen Sinn. Dieser Mensch erlebt sich dann als wertvoll. Er fühlt sich von Ihnen wahrgenommen. Achten Sie bei Ihrem Tun auf Ihr Gegenüber. Tun Sie nichts, was Sie selbst als unstimmig erleben. Damit machen Sie diesem Menschen seine Würde erfahrbar!

Lebenskraft: Widerstandskraft und Demenz

Bei vielen Praxisbegleitungen in unterschiedlichen Einrichtungen der Langzeitpflege hat der Autor immer wieder Bewohner mit erstaunlicher Kraft gesehen. Sie widerstehen allen unangenehmen Situationen, zum Beispiel dem Tod vom Ehepartner und so weiter. In manchen Heimen trifft man auf Menschen, die kaum mehr das Bett verlassen. Sie leben über zehn Jahre in einem Zimmer. Sie sind vollständig abhängig von der Pflege. Sie sprechen nicht. Sie merken nicht, wann sie Wasser lassen müssen, noch kontrollieren sie den Stuhlgang. Auch selbstständig essen oder trinken ist nicht möglich. Ihre Kreislaufsituation verhindert das Sitzen im Rollstuhl. Weder sind sie in der Lage, sich zu bewegen, noch äußern sie deutlich, was sie wollen oder verabscheuen. Treten Infektionen auf, wie zum Beispiel ein Norovirus im Heim oder eine Lungenentzündung, trotzen sie diesen Erkrankungen. Selbst die angespannte Personalsituation mit nur wenigen auf die Pflege begrenzten Kontakten „stecken sie weg". Es scheint, sie widersetzen sich allen Widerständen, welche das Leben mit sich bringt. Nichts scheint sie körperlich, seelisch oder sozial so zu stressen, dass sie schnell sterben. Antonovsky spricht von „generalisierten Widerstandsressourcen". Damit meint er: Im Körper sind Kräfte vorhanden, die wie Quellen fließen. Allen allgemeinen Herausforderungen zum Trotz erzeugt die Person selbst eigene Kräfte. Sie stellt sich allem entgegen, was ihr widerfährt. Immer wieder hört man dafür auch das Fachwort „Resilienz". Das heißt Widerstandskraft! Nicht nur körpereigene Abwehrkräfte sind damit gemeint. Auch die Möglichkeiten und Fähigkeiten der Person, Probleme in den Griff zu bekommen. Egal, ob es persönliche Probleme sind oder Probleme im Zusammenleben mit anderen Menschen. Resiliente Menschen, so nennt man diejenigen, die diese Widerstandskraft aufbringen, widerstehen allen Situationen des alltäglichen Lebens. Diese Quellen der Kraft lernen Menschen vor allem in der Kindheit und Jugend. Man nennt solche Kraftquellen auch Ressourcen. Diese Ressourcen sind:

- von den Eltern vererbt
- ein guter körperlicher Zustand
- ausreichend Sicherheit durch Geld
- Klugheit
- Ich-Stärke, das heißt, die eigene Person fühlt sich stark
- praktisches Geschick, die alltäglichen Anforderungen zu bewältigen

Weisen Menschen mit Demenz solche Widerstandskräfte auf, brauchen sich Betreuende keine Sorgen zu machen. Die Person wird ihnen zeigen, welche Angebote der Betreuung ihr zusagen. Nicht immer werden basal stimulierende Angebote als „Wohlfühlangebote" erlebt. Lehnt die Person gut gemeinte Angebote der Betreuungsperson ab, war das Angebot unpassend. Der Mensch mit Demenz wird dieses auf irgendeine Art und Weise mitteilen. Sich abwenden, schimpfen oder wegstoßen der Betreuungsperson sind zum Beispiel klar verständliche Mitteilungen. Abwehr ist eine Form der Widerstandskraft. Die Person drückt ihre Ich-Stärke aus. Das ist ihre Art, Dinge zu bewältigen. Man selbst ist vielleicht enttäuscht, anstatt sich über diese deutliche Abwehr zu freuen. Zeigt Abwehr doch, dass der beeinträchtigte Mensch eine Lebenskraft ausdrückt! Ein positives Zeichen! Eine Einladung zugleich, ein anderes Mal einen anderen Zugangsweg zu suchen. Wenn der Mensch mit Demenz sein Leben bisher als in sich schlüssig und stimmig erlebt hat, ist er gut gerüstet. Das Leben in einer Einrichtung und die damit verbundenen besonderen Herausforderungen machen ihm nicht viel zu schaffen. Die Person kommt mit dem Heimalltag zurecht. Sie lässt sich nicht unterkriegen und sucht nach ihrem eigenen Weg, zu sein. Diesen zu unterstützen, ist Aufgabe der Mitarbeitenden einer Langzeiteinrichtung.

Das Modell der Sensobiografie

In diesem Modell erfahren Sie etwas darüber, wie bedeutend Sinneserfahrungen für das Leben sind. Das hilft Ihnen Bewohnende und ihre Eigenarten besser zu verstehen.

Fallbeispiel Frau von Linden und Herr Stähle:
Frau von Linden geht gerne spazieren. Für das Aufstehen aus dem Bett braucht sie Unterstützung durch die Pflegenden. Die Mobilisation fällt jedoch sehr schwer. Ihr Bett steht an der Wand. Zum Aufsetzen muss sie sich über ihre linke Seite drehen. Kaum schafft sie diese Bewegung. Tagsüber legt sie sich immer wieder auf ihr Bett. Meist liegt sie dann mit dem Kopf am Fußende vom Bett. Dabei hängen die Beine über die Bettkante nach unten und werden ganz blau. Das kommt von ihrer Lage und vom Bettgitter, das in ihre Kniekehlen drückt. Wenn Betreuende sie zur Gruppe abholen, steht sie fast von alleine auf. Warum macht sie das?

Herr Stähle mag Suppe. Alleine essen wäre normal. Er tut das aber nicht. Wenn er den Suppenlöffel in die Hand bekommt, weiß er nichts damit anzufangen. Den Löffel führt er nicht zum Mund. Ordentlich legt er den Suppenlöffel neben den

Teller. Meist bleibt die Suppe unberührt stehen und wird abgeräumt. Weshalb isst er die Suppe nicht, obwohl er Suppe gerne mag?

Im Leben bilden Menschen Gewohnheiten, Vorlieben und gleiche Abläufe aus. Die Reihenfolge beim Anziehen der Kleider ist gleich. Das Aufstehen aus dem Bett erfolgt über eine gewohnte Seite. Das Frühstück ist oft dasselbe. Die Person geht um die gleiche Uhrzeit aus dem Haus. Sie fährt die gleiche Strecke zur Arbeit, um nur ein paar Beispiele zu nennen. Menschen gehen nach einer selbst festgelegten Ordnung vor. Das nennt man Ritual. Rituale entwickeln sich. Sie entstehen meisten weniger bewusst. Sie schleichen sich ein. Rituale können aber auch bewusste Entscheidungen sein, zum Beispiel sich ohne Fleisch zu ernähren. Jede Person hat andere Gewohnheiten. Nach eigenen Gewohnheiten und Vorlieben zu leben, ist ein unverwechselbarer Teil der Persönlichkeit. Durch Erfahrungen mit den Sinnen und regelmäßiges Einüben entwickeln wir Vorlieben. Im Gehirn entstehen dadurch eng miteinander verbundene Vernetzungen. Dann denken wir nicht mehr über die Abläufe nach. Sie geschehen einfach und kosten uns nicht viel Energie. Im Konzept der Basalen Stimulation nennen wir das „Sensobiografie“ (vgl. Buchholz/Schürenberg, 2013, Fragen zur Sensobiografie, 391). Es sind Verhaltensweisen, die im Leben allmählich entstanden sind. In allen Sinnesbereichen entstehen solche Gewohnheiten. Manche hat man ein Leben lang, andere verändern sich mit der Zeit. Rituale und Gewohnheiten betreffen die „basalen Sinne“, beginnend mit dem Bewegungssinn, über das Gleichgewichtsempfinden, Schwingungswahrnehmung bis hin zum Spüren vom gesamten Körper und seiner Grenzen. Auch mit den anderen, den Umweltsinnen, entwickeln wir Vorlieben und Rituale. Insbesondere geschmackliche Vorlieben, zum Beispiel eine Scheibe Toastbrot am Morgen oder am Freitag Kartoffelsalat und Fisch zu essen. Für viele Menschen sind Gerüche von großer Bedeutung. Zum Beispiel erinnert Zimt an Weihnachten. Beim Geruch von Motorenöl kommt sofort der Vater in den Sinn, der direkt aus seiner Autowerkstatt zum Mittagessen auftauchte. Das seit Jahrzehnten im Wohnzimmer hängende Bild einer Schwarzwaldlandschaft vermittelt das Gefühl, zu Hause zu sein; der Abend strukturiert sich durch das Einschalten der Tagesschau. Das Hören eines bestimmten Musikstücks löst Gefühle aus, die an das erste Verliebtsein erinnern. Sie selbst finden sicher viele Beispiele. Erfahrungen mit den Sinnen sind besondere Quellen die helfen, sich zu erinnern. In Gruppen und Angeboten der Einzelbetreuung planen Sie solche Sinneserfahrungen ein. Das wäre eine besondere Form der Biografiearbeit. Eine Arbeit mit der Lebensgeschichte, die an sinnlichen Erfahrungen und Gewohnheiten ausgerichtet ist.

Sammeln sensobiografischer Informationen

Die Lebenspartner berichten hin und wieder solche Vorlieben. Oft in einem Nebensatz. Da sind gutes Zuhören und Dokumentieren gefragt. Kinder, die schon lange erwachsen sind, haben kaum aktuelles sensobiografisches Wissen über die Eltern, außer sie leben mit ihnen in einem Haushalt. Da weiß man mehr über deren Gewohnheiten. Am besten erzählen uns die Betroffenen selbst ihre eigenen Vorlieben, Gewohnheiten oder Rituale. Biografisches Wissen wird bereits beim Eintritt ins Heim erfasst. Wenn die Person selbst noch Auskunft geben kann, hilft das. Meistens erzählen Menschen mit Demenz ihre Vorlieben nicht mehr. Fehlen diese Informationen, ist das gesamte Team auf die Beobachtungen angewiesen. Was die Person gerne mag, was sie nicht möchte oder Aktivitäten, die ihre Freude bereiten, dokumentieren Sie am besten im Biografiebogen. Betreuungskräfte arbeiten dabei mit. Gerade Betreuende erfahren bei alltäglichen Begegnungen einiges an sensobiografischem Wissen über die Bewohner. Dieses Wissen weiterzugeben ist nötig. Darüber muss im Team miteinander gesprochen werden. Jeder teilt mit, welche Vorlieben oder Verhaltensweise ihm bei den Bewohnern aufgefallen sind. Diese werden im Dokumentationssystem aufgeschrieben.

Sensobiografische Auswertung der Fallbeispiele

Kommen wir zurück auf die beiden Beispiele von Frau von Linden und Herrn Stähle. Frau von Lindens Bett stand zu Hause an der Wand. Sie war gewohnt, über die rechte Seite aus dem Bett aufzustehen. Im Heim war sie gezwungen über die linke Seite aufzustehen, weil niemand ihre Gewohnheit kannte. Das Bett in ihrem Bewohnerzimmer wurde umgestellt. Jetzt stand das Bett so, wie sie das zu Hause seit über 40 Jahren gewohnt war. Die Mobilisation war jetzt für alle einfacher.

Herr Stähle, dessen Suppe immer stehen blieb, war gewohnt, die Suppe aus einer Suppenschale zu trinken. Ohne dieses zu wissen, hatte man ihm den Suppenteller hingestellt. Mit dem gewohnten Gefäß schmeckte ihm die Suppe wieder und er trank sie genüsslich aus

Die Beispiele machen deutlich, wie wichtig sensobiografische Beobachtungen sind. Das Verhalten vom Demenzkranken macht vertraute Gewohnheiten deutlich. Vielleicht greifen sie auf frühere Vorlieben zurück. Gewohnheiten führen zu immer wiederkehrenden Bewegungen. Im Leben hat man sie so oft wiederholt, dass sie ohne nachzudenken von alleine ablaufen. Vorlieben und Gewohnheiten vermitteln: „Das gehört zu mir", „so bin ich", „das ist ein Teil meiner Persönlichkeit".

Dieses zu spüren macht zufrieden. Bei allen positiven Erfahrungen mit diesem Modell darf nicht vergessen werden, dass alte Gewohnheiten aufgegeben und neue aufgebaut werden. Man kann sich nie sicher sein, ob das, was die Person gestern mochte, heute noch passend ist. Daher ist die Beobachtung vom Verhalten so wichtig. Im Team miteinander zu sprechen, welche Gewohnheiten bei den einzelnen Bewohnern zu sehen sind, gehört zu einer guten Zusammenarbeit dazu. Vorlieben werden aufgeschrieben, gewohnte Rituale im Betreuungs- und Pflegealltag mit aufgenommen. Sensobiografische Informationen helfen den Alltag für alle Beteiligten einfacher zu gestalten.

Sensobiografisches Gruppenangebot

Ein Beispiel für Gruppenangebote zur Sensobiografie

Bei einem Gruppenangebot erarbeiten Sie einzelne Inhalte der Sensobiografie. Hier ein Beispiel für eine Gruppenaktivität zum Thema „Anziehen der Kleidung": Wie hat Mutter Ihnen das Anziehen der Kleider beigebracht? Welches Kleidungsstück ziehen Sie zuerst an? Man legt alle Kleidungsstücke, die Mann oder Frau tragen, in wahlloser Reihenfolge aus. Die Teilnehmer erzählen, in welcher Reihenfolge sie ihre Kleider anziehen. Hat man keine Kleidungsstücke zur Auswahl, setzt man zum Beispiel farbige Tafeln mit Abbildungen von Kleidungsstücken ein (ausschneiden aus einem Katalog). Die Abbilder werden dann in der eigenen Reihenfolge sortiert. Auch kann man mit Zahlentafeln von 1–8 arbeiten. Jedes Gruppenmitglied erhält eine eigene Farbe mit den einzelnen Zahlentafeln. Nun legen die Mitglieder nacheinander ihre Zahlentafel auf das Kleidungsstück, das der eigenen Reihenfolge entspricht. Bei solchen Gruppenangeboten erfahren Sie viele Dinge über die Bewohner. Geben Sie die Informationen an die Fachkräfte weiter. Die Fachkräfte nutzen dann die von Ihnen erarbeiteten Informationen zur Sensobiografie.

Modell der Orientierungsräume

Das Modell beschreibt die Aktivitäten und Wahrnehmungen um die Person herum und die Orientierung im eigenen Körper. Sie erfahren hier, welche Bedeutung unterschiedliche Räume an sich haben. Wissen Sie darüber Bescheid, regt Sie das an, den Raum zu verändern. Sie helfen damit desorientierten Menschen, sich besser im Raum zurechtzufinden.

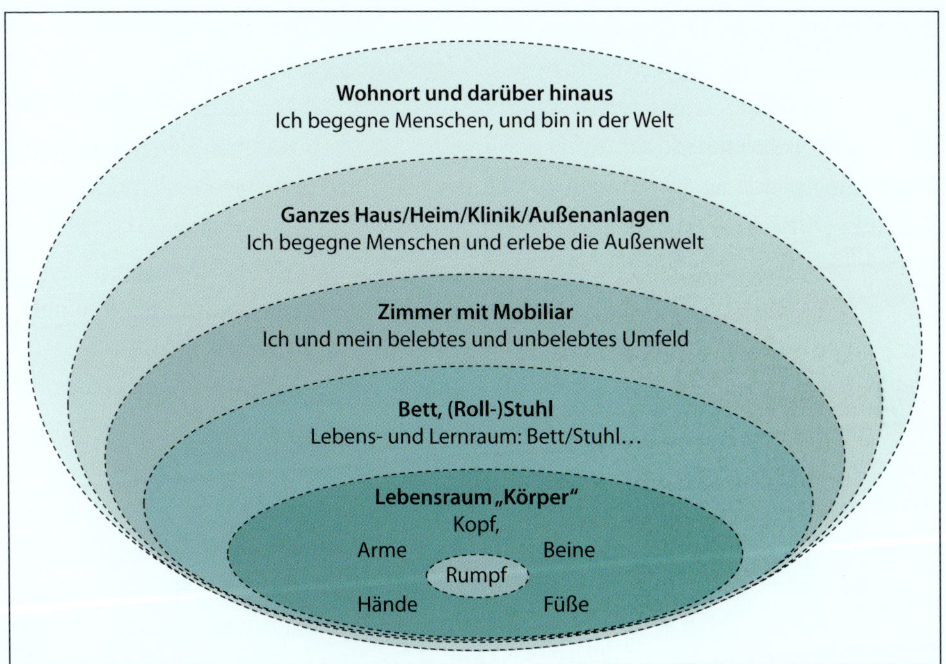

Abbildung 5: Orientierungs- und Erfahrungsräume

Räume umgeben Menschen

Menschen leben in Räumen. Sie bauen Häuser, errichten Hütten oder nutzen ein Zelt. Sie richten sich Zimmer ein, gestalten ihre Wohnung und beeinflussen das Leben der Stadt oder den Ort, in dem sie leben. Menschen werden in verschiedenen Räumen unterschiedlich aktiv, im Wald oder Fitnessraum anders als in der Küche oder im Schlafzimmer. Je nachdem, wie der Raum aussieht, wirkt er auf den Menschen ein. Wir gestalten Räume, sodass wir uns darin zurechtfinden und wohlfühlen. Über Räume wird immer wieder gestritten, ja, sogar Krieg geführt, wenn eine Nation der anderen Grenzüberschreitungen vorwirft. Da streiten sich Nachbarn über einen herüberhängenden Ast oder weil jemand ihr Grundstück betreten hat. Räume sind auch immer wieder Gegenstand von Gerichtsverfahren. Das Bundesverfassungsgericht hat zum Beispiel entschieden, dass Gefangenen in deutschen Gefängnissen eine Mindestraumgröße von 6–7 Quadratmetern zusteht. Eine kleine Zelle gehört also auch zum „Absitzen“ einer Strafe dazu. Die Zimmer alter Menschen in Heimen müssen mindestens 16 Quadratmeter groß sein. Das ist etwas weniger Fläche als ein Fußballtor. Die Größe von einem Raum beeinflusst das Wohlbefinden. Die Höhe der Decken, die Länge der Wände, die Farbe der Fußböden, die Farbe der Wände oder die Himmelsrichtung in welche die Fenster zeigen, tragen zum Erleben vom Raum bei. Wer vielleicht ein enges Kinderzimmer mit Geschwistern geteilt hat, fühlt sich in einem großen Raum ein wenig verloren. Unter Umständen ist auch das Gegenteil der Fall: Die Person sehnt sich nach mehr Raum in einem großen Zimmer.

Der Mensch als räumliches Lebewesen

Menschen sind nicht nur geistige, sondern auch räumliche Wesen. Ein Mensch von 90 Kilogramm beansprucht, bei einer Körpergröße von 180 Zentimetern circa 2 Quadratmeter Raum. Das ist so viel wie zwei nebeneinander gestellte Duschwannen. Bald gibt es so viele Menschen auf der Erde, dass der Lebensraum für den einzelnen Menschen immer weniger wird. Der Raum und der zur Verfügung stehende Platz wirken sich auf das persönliche Empfinden und Erleben aus. Ein Beispiel zur Wirkung vom Raum ist gegeben, wenn Sie alleine in einem Zugabteil sitzen. Da kann man sich ausstrecken, breitet seine Sachen aus und macht es sich gemütlich. Steigen weitere Fahrgäste ein und setzen sich mit einem ins Abteil, nimmt einem das den Raum. Man hat weniger Platz, sich zu bewegen, muss sich einschränken. Vielleicht fühlt man sich unwohl, weil das Gegenüber unangenehm riecht. Am liebsten verlässt man dann diesen Ort. Mit allen Sinnen erschließen wir aktiv Räume, die uns umgeben. Durch das Tasten, Greifen, Riechen, Sehen, Hören, Fühlen und Sich-Bewegen entdecken wir den Raum. Gleichzeitig wird durch Bewegung und Wahrnehmung vom eigenen Körper dieser selbst als Raum bewusst. Zum Beispiel im überfüllten Fahrstuhl, einem leeren Restaurant oder wenn wir den Kopf an einer niedrigen Kellerdecke anschlagen. Menschen brauchen also Platz und nutzen den Raum, zum Beispiel fürs Wohnen oder Arbeiten.

Raum und Orientierung

An vielen Orten finden Menschen sich zurecht. All das hat etwas mit dem Raum zu tun, in welchem sie leben. Menschen orientieren sich an Gegebenheiten der Natur, Sonne, Mond, Sternen und an Orts- und Straßennamen, Häusern, Spielplätzen oder im Heim an der Farbe der Wände vom jeweiligen Stockwerk. Ist man in einer fremden Umgebung unterwegs, versucht man sich an Dingen zu orientieren. Man entwickelt Vorgehensweisen und merkt sich Anhaltspunkte. Menschen mit Demenz verlieren diese Fähigkeit, sich an fremden Orten zurechtzufinden. Sie sind desorientiert. Das Wort „orientieren“ bedeutet so viel, wie „jemanden von etwas unterrichten". Wenn jemand desorientiert ist, dann braucht die Person jemanden, der sie „unterrichtet". Das heißt, ihr wird geholfen, sich zurechtzufinden. Eine Idee der Basalen Stimulation ist es, sich immer wieder der Bedeutung von dem Wort „orientieren" bewusst zu sein. Um jemanden zu orientieren, sind Sie als Betreuungskraft genauso wichtig wie andere Kontaktpersonen. Überzeugen Sie nicht die Betroffene, dass sie falsch liegt! Stellen Sie sich auf die Person ein. Unterrichten Sie die Person durch Erfahrung mit dem Körper. Geben Sie Anhaltspunkte in der Umgebung, indem Sie Erfahrung mit den Sinnen ermöglichen. Zum Beispiel: Ein Bewohner sagt, er will nach Hause. Lenken Sie seinen Blick auf das vertraute Bild an seiner Wand. Betreuungskraft: „Herr Müller, wo hängt dieses Bild?" Herr Müller: „Das hängt in meinem Wohnzimmer." Betreuungskraft: „Wenn das Bild in Ihrem Wohnzimmer hängt, dann sind Sie hier zu Hause." Herr Müller wirkt danach sichtlich entspannt. Dadurch erfährt die Person eine genauere Orientierung, wo sie sich befindet. Das hilft ihr vielleicht, sich zurechtzufinden, wenn auch nur kurzfristig.

Erfahrungsraum Körper

Das Modell der Orientierungsräume verfolgt die Idee vom Körper als Erfahrungsraum (Abb. 6). Was die Person möglicherweise braucht, geht bei diesem Modell vom Körper aus. Wenn ein Mensch seinen eigenen Körper nicht spürt, wird er sich auch im Raum nicht zurechtfinden. Einige wichtige Fragen sind:

- Wie nimmt die Person ihren Körper wahr?
- Wie spürt die Person ihre Körperteile (Kopf, Rumpf, Arme, Beine, Hände, Füße)?
- Wo schaut sie hin und was kann sie da sehen?
- Erkennt sie ihr Zimmer?
- Was tragen Bett und Ausstattung vom Zimmer bei, damit die Person weiß, wo sie ist?
- Wie erkundet die Person die Räume vom Heim?
- Welche Verbindung zu bedeutsamen Orten vom früheren Leben besteht?

In der Praxis kann dieses Modell genutzt werden, um sich der Person, ihrer Aktivitäten und Möglichkeiten der Wahrnehmung auch räumlich anzunähern. Im weiteren Verlauf werden die 5 Orientierungsräume beschrieben. Die Abbildung stellt dar, dass es verschiedene Räume gibt. Vom eigenen Körper ausgehend erkunden wir die Räume um uns herum. Wir entdecken die Welt mit unserem Körper und seinen

Sinnen. Je mehr wir uns bewegen, umso einfacher ist es, von einem zum anderen Raum zu wechseln. Kann ein Mensch sich nicht mehr bewegen, wird der Raum um ihn herum enger. Er liegt vielleicht nur noch im Bett oder sitzt auf dem Rollstuhl in seinem Zimmer. Ohne Hilfe kommt er da nicht raus. Dann sind die Dinge um die Person herum wichtig zur Orientierung. Dennoch braucht es dann andere Personen, die helfen, die anderen Räume dem Betroffenen nahezubringen.

Der Körper als Raum

Der menschliche Körper ist lebendiger Raum. Durch Bewegung nimmt er sich selbst in Besitz. Das haben wir schon gehört. Im fortgeschrittenen Stadium der Demenz wird die Bewegung sparsamer. Das geht so weit, dass der Demenzkranke sich gar nicht mehr bewegen kann. Das Kommunizieren durch Bewegung mit dem Körper wird weniger. Die Person wirkt fast starr. Zu beobachten sind dann sehr nah und eng am Rumpf angelegte Arme. Auch die Beine sind zum Rumpf hin angezogen. Diese Position erinnert an das Bild einer Person, die sich schützt. Sie überkreuzt die Arme auf der Brust: Hin und wieder sind auch die Beine ineinander verschränkt. Besteht die Parkinsonsche Erkrankung, frieren die Menschen in ihrer Bewegung ein. Grund dafür ist, dass Stoffe im Gehirn fehlen (Mangel an Dopamin). Selbst wenn die Person möchte, sie kann sich kaum bewegen. Die Faszien der Muskulatur verkleben dadurch immer mehr. Dieses Verkleben verstärkt sich durch den Bewegungsmangel. Bewegungen erfolgen dann meist unter großer Anstrengung und sehr verlangsamt. In so einem Fall wird der eigene Körper nur noch sparsam berührt. Weit voneinander entfernte Körperteile anzufassen, ist kaum noch möglich. Die eigenen Füße sind unerreichbar. Strümpfe anziehen kann derjenige nicht mehr. Aktivitäten, wie juckende Stellen zu kratzen, fallen extrem schwer, sind sehr verlangsamt möglich oder ganz und gar unmöglich. Das Leben verdichtet sich auf den engsten Raum, auf die Körpermitte. Der Körperstamm, auch Rumpf oder Torso genannt, ist dabei das wichtigste Zentrum vom Leben. Dort finden Herzschlag, Atmung und Verdauung statt. Daher beginnen manche basal stimulierenden Angebote in diesem Lebenszentrum. Da spürt die Person die Eigenbewegung. Spürangebote für dieses wichtige Lebenszentrum erreichen die Person unmittelbar. Sie greifen in die Lebensbewegungen ein, wenn zum Beispiel die Atmung begleitet wird. Aktivitäten am und mit dem Rumpf werden daher als sehr direkt und nah erlebt. Brust und Brustkorb lassen Sie selbst sicher nicht von jedem x-beliebigen Menschen berühren. Sie gelten als Zonen sexueller Erregung. Das gilt ebenso für den Bauch und Bauchnabel. Der Rumpf ist wie ein Eingang, eine Tür zur inneren Wahrnehmung (vergleiche: Körperstammsinne). Beginnt man ein Angebot am Rumpf, spürt die Betroffene das unmittelbar. Aufmerksamkeit für den Körper entsteht: „Da ist ein anderer Mensch mit mir aktiv!“ Das öffnet die Person für weitere Eindrücke aus der Umwelt. Die eigene Lebendigkeit wird gespürt. Alle Spürangebote für diesen Bereich brauchen ein sehr langsames Annähern mittels Berührung. Die Art der Berührung ist dabei ganz eindeutig spürbar. Missverständnisse durch sanfte, streichelnde Berührungen sind unbedingt zu vermeiden. Diese verwirren unter Umständen. Ist das Gefühl für den Rumpf verloren gegangen, erschrickt die Person, wenn die Betreuende sie anfasst. Sie wehrt Berührung ab. Alle Angebote entfernt vom Rumpf sind dann irritierend. Zum Beispiel eine Handmassage alleine hilft wenig, wenn die Person ihre Arme oder Beine nicht mehr bewegt. Dann kann sie diese kaum noch spüren. Wenn Arme und Beine weniger benutzt werden, geraten vertraute Fertigkeiten in Vergessenheit. Die Hände werden nicht mehr zur gezielten Bewegung eingesetzt, wie Besteck greifen, schreiben, malen und so weiter. Das wirkt sich auf die Wahrnehmung der ganzen Person und ihre Fähigkeiten aus. Das Gefühl der räumlichen Ausdehnung vom Körper geht verloren.

Rückzug in den Körperinnenraum

Der Rückzug in den eigenen Körper kann Folge von Abbauvorgängen im Gehirn sein. Auch wenn zu viele Eindrücke aus dem Raum oder der Umwelt auf den Menschen einwirken, zieht er sich in sich zurück. Von außen betrachtet wirken diese Menschen apathisch. So sagt man, wenn jemand teilnahmslos und gleichgültig wirkt. Manche schützen sich selbst, indem sie sich zur Wehr setzen. Die Person scheint überfordert zu sein. Sie kann die Welt nicht mehr einordnen. Die Verlässlichkeit der Umwelt, der Menschen und Dinge gehen möglicherweise verloren. Eine Antwort darauf drückt die Person mit ihrem Körper aus. Arme und Beine liegen in so einer Situation ganz eng am Körper an. Manche ziehen sich die Zudecke über den Kopf. Andere begeben sich in eine Körperhaltung wie ein Kind im Mutterleib. Damit teilt die Person uns mit: „Ich will meine Ruhe haben.“ Kann die Person das nicht mehr sagen, verschafft sie sich räumlich Abstand. Sie will nichts mit uns zu tun haben. Andererseits ist so ein Verhalten ein Hilferuf: „Bleib mir vom Leib!“ Die Betroffene sagt uns, komme mir körperlich nicht zu nahe, aber bleibe bei mir. Der Körper, das zeigen die Beispiele, wird als Raum für Mitteilungen genutzt. Menschen sprechen durch ihren Körper. Sie bewegen Gesicht, Hände und Arme für Mitteilungen. Der Körper wird ebenso im Sitzen, Stehen oder Liegen als Raum für Nachrichten genutzt. Immer geschieht das durch Bewegung. Das nennt man dann Gestik.

Bewegungen mit dem Gesicht übermitteln ebenso Informationen. Das heißt Mimik. Denken Sie zum Beispiel an ein Augenzwinkern. Mimik und Gestik werden eingesetzt, um andere zu benachrichtigen. Damit teilen wir den Gefühlszustand mit. Eine indirekte Aufforderung, etwas mit einem zu tun. In dem Konzept gehen wir davon aus, dass die Person sich über den eigenen Körper mitteilt. Man sagt non-verbale Kommunikation dazu. Betreuende achten auf noch so kleine Zeichen dieser Mitteilungen der Mimik, Gestik und Körperbewegungen. Diese sind als Botschaft einzuordnen, wie die Person sich gerade fühlt. Die Betroffenen sagen Dinge nicht mit Worten, sondern durch Bewegungen. Suchen Sie eine Antwort darauf. Auf diese Weise geschieht gemeinsame Verständigung mit dem Gegenüber.

Erfahrungsraum Bett

Menschen mit Demenz verbringen viel Zeit liegend im Bett. Spätestens nach 8 bis 10 Stunden verlassen gesunde Menschen das Bett. Diese Zeit ist beim Demenzkranken meist deutlich länger. Bedingt sowohl durch die Pflegebedürftigkeit als auch durch die Personalsituation in den Heimen verbringen diese Menschen vermehrt Zeit im Bett. Das trifft vor allem auf Menschen mit Demenz zu, die auf Hilfe beim Aufstehen angewiesen sind. Das Pflegebett im Heim unterscheidet sich deutlich vom gewohnten Bett zu Hause. Die Liegefläche wird geschützt durch eine wasserdichte Auflage. Die Matratze fühlt sich ganz anders an, weil sie abwaschbar sein muss. Da schwitzt man leicht und schläft unruhig. Der Motor vom Bett funktioniert mit Strom. Das erzeugt ein elektromagnetisches Feld, was empfindliche Menschen vielleicht im Schlaf stört. Farbe und Qualität der Bettwäsche unterscheiden sich deutlich von der zu Hause. Das Bett fühlt sich fremd an. Über 24 Stunden und noch länger im Bett zu liegen, ist unnatürlich. Ein Nachthemd über so lange Zeit zu tragen, ist ungewohnt. Angezogen, mit Kleidung im Bett zu liegen ebenfalls.

Daher fragen wir uns, was brauchen Menschen mit Demenz, um diesen Raum „Bett“, als ihren persönlichen Raum zu erleben:

- Reicht die eigene Nachtwäsche aus?
- Brauchen sie andere Kleidung?
- Müssen andere Dinge ins Bett oder am Bett befestigt werden?
- Wo im Raum steht das Bett?
- Aus welcher Richtung bewegt sich das Leben auf mich und meinen Körper zu?
- Habe ich die Dinge im „Blick“?
- Was ist überhaupt sichtbar aus der Liegeposition?

Das sind Fragen, die nach Antworten suchen. Derartige Überlegungen anzustellen, kann Betreuenden helfen, Einzelbetreuung im Bett einfacher zu planen. Viele Dinge beeinflussen das Erleben der Person, also auch das Bett an sich!

Das Bett als Arbeitsort

Das Pflegebett ist zugleich ein „Arbeitsplatz“ für Pflegende und Betreuende. Unfälle und Schäden für die Gesundheit drohen durch falsches Bedienen vom Bett. Vorschriften der Berufsgenossenschaft sind zu erfüllen. Betten verfügen daher über viele Einstellfunktionen. Da kann die Liegefläche hoch und hinuntergefahren werden, das Kopfteil aufgerichtet oder abgesenkt werden. Der gesamte Körper wird in der Lage verändert. Die Person wird in Sitzposition gefahren oder nur mit dem Oberkörper aufgerichtet. Kopf oder Beine werden in Schräglage gebracht, um den liegenden Menschen zu verschieben. Die Art und Weise, wie all dieses geschieht, trägt zum Wohlfühlen der Person bei. Das Empfinden der Lage im Raum beeinflusst das Gefühl für sicheres Liegen. Wird die Person gedreht, entsteht die Angst, aus dem Bett zu fallen. Erfolgt ein Wechsel in die Sitzposition, ermöglicht das den Überblick über das Zimmer. Vielleicht kann das Leben vor dem Fenster beobachtet werden. All dieses ist zu bedenken, wenn Sie am Bett der Bewohner stehen und das Bett bedienen. Das Bett ist ein besonderer, ein privater Raum vom Bewohner. Bitte

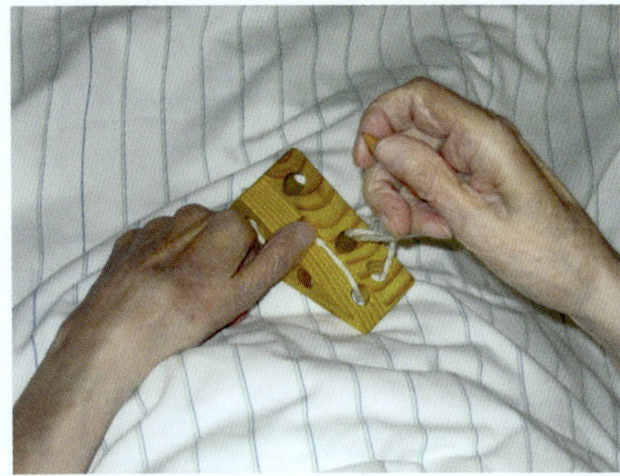

a.) halten, und einfädeln

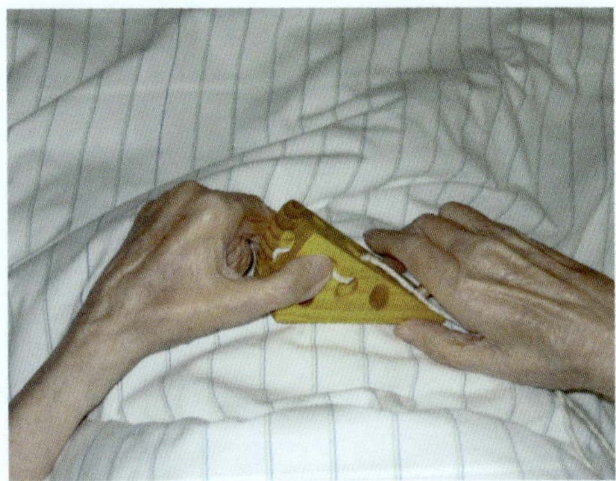

b.) greifen, drehen kippen

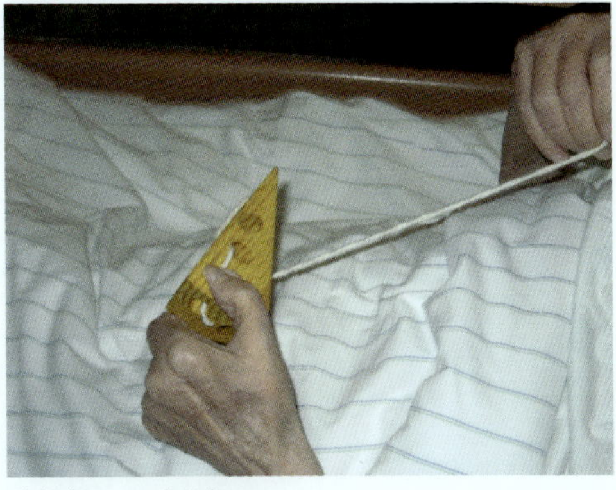

c.) halten und ziehen

Abbildung 6: Fingerfertigkeit im Bett

bedenken Sie das bei Ihren Betreuungsangeboten. Helfen Sie dem Menschen mit Demenz, dieses Bett als sein Bett zu begreifen. Begleiten sie die Person durch Körperkontakt, wenn sie das Bett bewegen. Sprechen sie mit Pflegenden darüber, wie das geschehen kann, ohne den Bewohner zu gefährden.

Erfahrungsraum Zimmer

Was tun Sie in den Ferien, um das Hotelzimmer als ihr Zimmer zu erleben? Vermutlich verteilen Sie verschiedene Dinge in diesem Raum. Ein mitgebrachtes Bild wird sichtbar aufgestellt. Manche verschieben sogar das Bett, weil dieses an einem Ort steht, der ihnen nicht behagt. Vertrautheit mit Orten entsteht, indem wir den Raum durch persönliche Dinge in Besitz nehmen. Schwierig für Personen mit Demenz ist das Auffinden vom eigenen Zimmer. Meist liegen die Zimmer auf einem geraden Flur einander gegenüber. Solche Zimmertüren geben Anlass für Verwechslung, weil sie gleichförmig aussehen. Sich außerhalb vom Zimmer aufzuhalten, birgt die Gefahr, nicht mehr dorthin zurückzufinden. Hin und wieder werden Bilder an der Zimmertür der Person aufgehängt. So soll das Zimmer gefunden werden. Aber erkennt sich die Person selbst wieder, auf dem Bild? Wer ist diese „alte Frau“? Wenn jemand in der Welt verwirrter Gedanken sich selbst als „junge Mutter“ fühlt, wird sie diese Person auf dem Bild kaum erkennen. Was kann der Person helfen, diese Zimmertür als Eingang in ihr eigenes Zimmer zu erkennen? Eine Frage, die sich das gesamte Team stellen sollte. Erstellen Sie mit der Bewohnerin gemeinsam ein persönliches Eingangsbild ihrer Tür. Ist es selbst gemacht, aus alten, bekannten Bildern ausgewählt und an der Tür aufgehängt, erinnert sich die Person eventuell einfacher an die Eingangstür in ihr eigenes Zimmer.

Das mit persönlichen Gegenständen eingerichtete Zimmer bietet Möglichkeiten, der Person Orientierung zu verschaffen. Gewohnte Bilder im Blickfeld der Heimbewohnerin vermitteln den Eindruck; „Hier bin ich zu Hause.“ Kleider und Möbelstücke, Bücher, Fotos, die schon lange bekannt sind, schaffen Vertrautheit. Auch sollte das Zimmer nicht von einer „Atmosphäre der Pflegebedürftigkeit“ geprägt sein. Immer wieder sind Pflegetücher, Waschhandschuhe und andere Dinge der Pflege auf dem Nachtschrank der Bewohnenden zu finden. Solche Materialien nehmen jegliche Privatsphäre weg. Sie stellen die Pflegebedürftigkeit in den Mittelpunkt. Denken sie mit den Pflegenden gemeinsam über ein pflegefreies Umfeld der Bewohnerzimmer nach. Der private Bereich muss privat bleiben! Helfen Sie in der Einzelbetreuung dem Bewohner, dieses Zimmer als sein Zimmer zu erkennen. Das schafft

Sicherheit und Geborgenheit. Räumen Sie gemeinsam die Dinge an einen Ort, der dem Menschen mit Demenz eine eigene Ordnung ermöglicht.

Orientierungsraum Heim

Das Wort „Heim" geht sprachlich auf „liegen" zurück. Das bedeutet „Ort, wo man sich niederlässt, Lager" (Duden). Man lässt sich nieder an einem Ort, an dem man Gefallen findet. Sein Lager errichtet man, wo man sich wohlfühlt. Am wohlsten fühlt man sich zu Hause. Nach Einzug ins Heim ist dieser Ort das neue Zuhause. Gefühlt bleibt das Heim jedoch ein fremder Ort. Ein Ort, der dem Menschen mit Demenz kaum Vertrautes bietet. Wenige Menschen sind es gewohnt, so nah nebeneinander zu leben. Manche müssen ihr Zimmer mit einem anderen Menschen teilen. Eine zu geringe Rente und fehlendes Geld sind die Gründe hierfür. Selten wird das Heim selbstbestimmt gewählt. Die Umstände machen den Einzug nötig. „Einen alten Baum verpflanzt man nicht", sagt der Volksmund. Egal, wie sehr die verantwortlichen Mitarbeiter im Heim sich bemühen, das Heim bleibt ein fremder Ort. „Innerhalb der ersten drei Monate nach dem Umzug stürzen Senioren häufiger als zuvor und im ersten Jahr im Heim ist die Sterberate höher als in anderen Jahren" (Rossi, 2014, 40), stellt eine Studie der Hochschule Zürich fest. Die räumliche Veränderung setzt hemmende Lebenskräfte in Gang. Stress, Angst, Trauer, Wut, Einsamkeit, Schlafstörungen oder Depression sind mögliche Folgen. Die Desorientierung kann zunehmen. Entscheidet der alte Mensch selbst über den Einzug ins Heim, kommt das eher einem Wohnungswechsel gleich. Vielleicht werden neue Kontakte geknüpft oder alte Bekannte getroffen. Auch alte Beziehungen werden neu belebt. Trifft die Dame im Heim auf ihre frühere Jugendliebe, entsteht vielleicht das Gefühl, noch einmal verliebt zu sein.

In vielen Einrichtungen wird manches unternommen, um die Atmosphäre im Heim freundlich und vertrauenswürdig zu gestalten. Ansprechpersonen als „Paten" an seiner Seite zu wissen, hilft nach dem Einzug ins Heim dabei, sich zurechtzufinden. Dennoch, „wer in einer Welt leben muss, die nur von anderen dekoriert wird, kann diese Welt nicht als seine Welt akzeptieren" (Bienstein, 2012, 97). Gedeckte oder einheitliche Farben in den Zimmern und Fluren sind da wenig hilfreich. Sichtbeton oder andere ausdrucksarme Strömungen der Architektur sind in Heimen kritisch zu bewerten. Ein helles Gebäude hingegen, mit viel Sonnenlicht und Ausblicken in die Natur ist interessant und hebt die Stimmung. Dekoration und Bastelarbeiten gehören oft zu den Aufgaben der Betreuungskräfte. Diese müssen dem erwachsenen Menschen gerecht werden. Sind Bewohner bei der Gestaltung beteiligt, wird dieses Heim vielleicht auch zur vertrauten Umgebung. Daher gilt: Das ganze Haus, die Stockwerke, Flure, Aufenthaltsräume oder der Garten der Einrichtung müssen farblich ansprechend, freundlich und zeitgemäß eingerichtet sein. Möbel der 50er-, 60er-, 70er-Jahre versetzen in eine Umwelt, die nur künstlich existiert. Mit dem Leben im Hier und Jetzt haben solche Ansätze nichts zu tun. Zudem, wenn Mitarbeitende sich in zeitgemäßen Räumen wohlfühlen, wirkt sich deren Wohlbehagen auf ihre Art zu arbeiten aus. All diese Räume bedürfen einer angenehmen Atmosphäre. Eine Stimmung in der man sich wohlfühlt, als Bewohner, Mitarbeitender, Besucher oder Angehöriger lädt dazu ein, das Heim zu besuchen. Das ist wichtig für das Gefühl, zu Hause zu sein.

Wege im Heim

Wege durch den Garten und die anderen Räume bieten die Möglichkeit, sich zu orientieren. Sind sie so angelegt, dass die Person auf jeden Fall wieder zurück zu ihrem Ausgangsort findet? Ein positives Beispiel eines Heims findet sich in der Schweiz – die Sonnweid in Wetzikon/Zürich. Dieses Heim ist vollkommen auf die Bedürfnisse der Bewohnenden ausgerichtet. Da gibt es eine Laufstrecke von etwa 2 Kilometern. Man kann durch alle Wohnhäuser gehen, den Garten und die Eingangsbereiche, und kommt irgendwann wieder an den Ausgangspunkt zurück. Die Bauweise der meisten Heime orientiert sich mehr an der Außenwirkung für Außenstehende, weniger am Leben im Heim selbst. Versuchen Sie, aus den gegebenen Umständen das Beste für die Bewohner zu machen. Suchen Sie nach Möglichkeiten, Orte, Plätze und Räume Ihrer Einrichtung so zu verändern, dass der Mensch mit Demenz sich darin einfach zurechtfindet. Menschen benötigen Sessel oder ein Sofa zum Ruhen oder kurzen Sitzen, selbst auf den Fluren. Bei allem Verständnis für Sicherheit sei aber gesagt: Oft setzen Brandschutzbestimmungen dafür enge Grenzen. Insbesondere in Deutschland verhindern diese engen Vorschriften ein Leben zum Wohlfühlen im Heim. Es entstehen leere, sterile Flure, die eher das Weglaufen verstärken, als dass sie zum Verweilen einladen.

Orientierungsraum Wohnort

Das Leben so lange wie möglich im eigenen Haus oder der Wohnung zu leben, wünschen sich viele. Ein Ziel, das sowohl Politiker als auch Privatpersonen anstreben. Am Wohnort sind viele Ecken vertraut (Marktplatz, Kirche …). Den Weg nach Hause kennt man seit Jahren. Diesen findet man ohne groß nachzudenken. Der Gang zum Bäcker, Friseur oder Supermarkt ist im gewohnten Bewegungsprogramm der

Person abgespeichert. Dort kennen einen die Leute. Wenn Angehörige die umliegenden Geschäfte über die Demenzerkrankung von Mutter, Vater oder Ehepartner informieren, ist Unterstützung durch andere Menschen möglich. So kann der Person geholfen werden. Einkäufe werden angeschrieben, der Weg zurück zur eigenen Wohnung begleitet oder erklärt werden. Demenz als Thema in die Öffentlichkeit zu bringen, kann eine Aufgabe von Betreuenden sein. Gehen Sie daher ganz bewusst in Geschäfte am Wohnort. Kaufen Sie bei Spaziergängen mit den Bewohnern dort ein. So werden Erinnerungen wachgerufen. Ausflüge von Betreuungskräften in die Stadt oder das Dorf (Markt, Museum, Theater, Spielplatz, Jahrmarkt …) leisten dazu einen Beitrag. Teilnahme am örtlichen Gottesdienst, Musikveranstaltungen, Lesungen vermitteln, dass die Demenzerkrankung zum menschlichen Leben dazugehört. Arbeitszeiten und Stellenschlüssel der Betreuungskräfte sind nicht unbedingt für solche Aktivitäten ausgelegt. Dennoch gehören solche Angebote, die ganz im Sinn der Basalen Stimulation® sind zu den Aufgaben der zusätzlichen Betreuungskräfte.

Zusammenfassung zum Thema Raum

Das Modell der Orientierungsräume gibt keine allgemeingültigen Hinweise, wie Sie Räume gestalten. Auch nicht darüber, was an den jeweiligen Orten seinen Platz haben muss. Jeder Demenzkranke nimmt anders wahr, entwickelt seine eigene Routine, hat persönliche Bedürfnisse. Finden Sie heraus, in welchen Räumen sich der zu Betreuende wohlfühlt! Das Sich-Zurechtfinden in den jeweiligen Räumen steht im Mittelpunkt. Spürangebote für den eigenen Körper finden am besten in einer vertrauten, geschützten Umgebung statt. Machen Sie das Bett als Raum erfahrbar und die umgebende belebte und unbelebte Umwelt. Gestalten sie das Umfeld ansprechend für die jeweilige Person. Betreuende sind in unterschiedlichen Räumen der Einrichtung aktiv. Sie schätzen ein, wie diese Räume auf die Orientierung der Betroffenen wirken. Schaffen sie sichtbare, hörbare und fühlbare Hilfen zur räumlichen Orientierung. Vom Bett über die Flure zum „Aktivierungsraum“ zu finden, kann eine besondere Herausforderung für verwirrte Menschen sein. Helfen Sie mit, diese Räume so zu verändern, dass sie Orientierung gebend sind. Dass Bewohner sich in den Räumen vom Heim zurechtfinden, ist eine anspruchsvolle Aufgabe für die Kreativität von Betreuenden und Pflegenden. Gehen Sie hier mutige und ungewöhnliche Wege, um Menschen mit Demenz bei deren Orientierung zu helfen.

Das Modell der elementaren Wahrnehmung

Dieses Modell erklärt Ihnen die Sinne vom Menschen. Diese spielen eine gewichtige Rolle, wenn man mit basaler Stimulation arbeitet. Zu wissen, wie die Sinne funktionieren, ist hilfreich für Angebote der Betreuung. Nach dem Lesen verstehen sie, warum sich Demenzkranke Menschen verhalten, wie sie sich verhalten. Manche dieser Verhaltensweisen sind auf beeinträchtigte Sinne zurück zu führen. Dieses Wissen dient ihnen als Hintergrund. Wesentlich ist, dass Sie eigene Ideen für Angebote der Einzelbetreuung entwickeln.

Im Konzept der basalen Stimulation werden die Sinne „modellhaft" unterteilt (vgl. Abb 2). Die Unterteilung erfolgt in Körpersinne und Umweltsinne, obwohl der Mensch die Sinneseindrücke alle gleichzeitig erfasst. Das haben wir schon kennengelernt. Elementar bezieht sich auf die Bereiche, die in Abbildung 2 als Körper- und Körperstammsinne bezeichnet werden. Die Sinne im Körperstamm (den Organen) funktionieren mehr unbewusst. Sie gehören ebenso zum Wahrnehmen des ganzen Körpers dazu. Üblicherweise teilt man diese Sinne nicht extra auf. Wir gliedern die Sinne trotzdem auf, um Angebote gezielter auszuwählen. Menschen mit einer fortgeschrittenen Demenz brauchen eher Anregungen für die Körpersinne. Die Umweltsinne werden in der Betreuung bei besser orientierten Demenzkranken angesprochen, zum Beispiel beim Bingo-Spielen, Malen, Singen und so weiter. Ohne das Funktionieren der Umweltsinne wäre Überleben durchaus möglich. Mit den Umweltsinnen nehmen wir die Informationen aus der Umwelt auf. Menschen überleben ohne Geruchssinn oder Geschmackssinn. Selbst blind und taub hat man Lebensqualität. Deshalb ist das Leben nicht weniger lebenswert. Ohne Erfahrungen mit den Körpersinnen ist das Leben schon viel schwerer zu meistern. Daher liegt der Schwerpunkt dieses Buches auf der Darstellung von Angeboten für die Körpersinne. Einzelbetreuung findet zu zweit statt. Sie bietet einen geschützten Rahmen für das Wahrnehmen mit den Körpersinnen

Was bedeutet wahrnehmen?

Die gedankliche Aufteilung in Körper- und Umweltsinne hilft dabei, Menschen gezielt zu fördern. Wenn ein Mensch zum Beispiel nichts sieht oder hört, erreicht ihn ein Gruppenangebot überhaupt nicht. Musik hören, Vorlesen, Bilder betrachten oder Brettspiel sind bei so jemanden in der Einzelbetreuung nicht sinnvoll. Da wären dann Angebote für die Körpersinne besser geeignet. Dabei darf man nicht vergessen, dass Wahrnehmen immer ein umfassendes, den ganzen Menschen ansprechendes Geschehen ist. Auch wenn die Person nichts hört, reden sie trotzdem mit ihr. Vielleicht wird Ihre Stimme als Vibration wahrgenommen. Sprechen sie mit wenigen Worten. Sagen sie, was sie tun. Jede Wahrnehmung geht mit einem Sinneseindruck einher, gleich über welche Sinne der Eindruck zustande kommt. Jeder Sinneseindruck wird gedeutet. Das heißt, er wird mit bestehenden Erfahrungen, Gewohnheiten oder Vorlieben in Verbindung gebracht. Neue Erfahrungen werden ebenfalls gedeutet und verinnerlicht. Das heißt, sie werden aufgenommen in den eigenen Erfahrungsschatz. Beim Vorgang vom Wahrnehmen, deutet man den Eindruck, den die Sinne wahrgenommen haben. Schließlich tut man etwas damit. Man handelt. Meist geschieht das, ohne dass man lange bewusst darüber nachdenkt. Ein Beispiel: Eine Wespe setzt sich auf Ihre Hand. Sie sehen, hören und spüren diese. Gleichzeitig nehmen Sie das Vibrieren ihrer Flügel wahr. Ihr Tischnachbar fuchtelt aufgeregt mit den Händen, um das Tier zu vertreiben. Sie erinnern sich, als Kind schon einmal gestochen worden zu sein. So einen Schmerz vergisst man nicht. Da hatte auch jemand nach dem Tier geschlagen. Diese Erinnerung und Erfahrung lehrt Sie, bewegungslos zu verharren, bis die Wespe verschwunden ist. Das Beispiel macht deutlich, dass unsere Wahrnehmung erheblich beeinflusst ist von Vorerfahrungen. Sie ist immer von persönlicher Erinnerung und Deutung abhängig. Sinneseindrücke werden im Gehirn und im Körper abgespeichert. Auf diese Weise entstehen die netzartigen Verbindungen in unserem Gehirn. Sinneseindrücke erreichen den Menschen also stets umfassend in seinem Empfinden, seiner Erinnerung und seinem Erleben. Was jeder Mensch wahrnimmt, wird zu seiner eigenen Wirklichkeit. Deshalb handelt die Person so wie sie handelt. Die Wirkung von Sinneseindrücken auf die Person ist nur schwer vorhersagbar. Das macht den Umgang mit demenzkranken Menschen zu einer Aufgabe, die sehr anspruchsvoll ist.

Sinneserfahrungen steuern

Sinneserfahrungen sind nötig, um sich als Mensch zu entwickeln. Sinneseindrücke werden in bestimmten Regionen vom Gehirn abgespeichert. Bereits abgespeicherte Sinneseindrücke werden genutzt, wenn Entscheidungen zu treffen sind. Wir setzen Schwerpunkte bei dem, was wir sinnlich wahrnehmen wollen. Nicht alles, was gleichzeitig geschieht, wird gleichzeitig bewusst wahrgenommen. Wir geben acht auf das, was passiert, wenn es uns als sinnvoll erscheint. Die Sinneseindrücke werden gefiltert, um nicht überfordert zu werden. Dazu steuern wir unsere Aufmerksamkeit, nehmen aktiv wahr. Ein Geräusch, ein Zwitschern zum Beispiel, hören wir, weil wir dieses Geräusch schon einmal gehört haben. Es kommt uns bekannt vor. Vielleicht erkennen wir, was für ein Vogel das ist. Wir werden dann aufmerksam schauen, um zu sehen, ob der Vogel vorbeifliegt und das Zwitschern wirklich von diesem Vogel kommt. Mal mehr, mal weniger absichtlich wechseln wir unsere Aufmerksamkeit. Einmal wird sie von außen angeregt. Ein anderes Mal entsteht die Aufmerksamkeit aus einem inneren Antrieb. Was uns momentan gerade wichtig ist, ist entscheidend. Wir sprechen an auf interessante Aktivitäten oder Dinge. Das bedeutet, als sinnvoll erlebte Sinneseindrücke werden aufgenommen und im Gehirn verarbeitet. Sie bewirken neue Erfahrungen oder wir verbinden den Eindruck mit bereits gemachten Erfahrungen. Alle sinnlichen Erfahrungen führen dazu, dass wir zu der Person werden, die wir gerade jetzt sind. Erfahrungen sind im ganzen Körper abgespeichert. Vieles vergessen Menschen mit Demenz, aber manches bleibt abrufbar. Vor allem die Eindrücke bleiben, die mit sehr starken Gefühlen verbunden sind. Zum Beispiel die ersten vom selbst verdienten Geld gekauften Dinge, wie die Basketballschuhe mit den drei Streifen, oder der erste Kuss. Als Betreuungskraft versuchen Sie, die Aufmerksamkeit vom Menschen mit Demenz zu wecken. Sie suchen nach sinnlichen Erfahrungen, die für diesen Menschen interessant sind. Darüber kommen Sie mit der Person in einen Austausch. Gemeinsam entsteht etwas, miteinander spielen, einander erkunden oder die Umwelt entdecken.

Innere Wahrnehmung und Demenz

Die Selbstwahrnehmung einer Person ist durch andere Menschen schwer zu beurteilen. Man kann in niemanden hineinschauen. Forscher haben herausgefunden, dass der Kalorienhaushalt, Stress oder Angst auf diese innere Wahrnehmung einwirken. Stress ist ein Zustand der Belastung. Das Herz schlägt schneller, der Blutdruck steigt, die Muskulatur verkrampft sich. Die Basale Stimulation möchte aber, dass kein belastender Stress entsteht. Sie will helfen Anspannung abzubauen. Alle Angebote, die wir in dem Konzept machen, beeinflussen die Selbstwahrnehmung vom Menschen. Die innere Selbstwahrnehmung haben wir als „Interozeption" kennengelernt. Wir haben dieses Sinnessystem auch als „Körperstammsinn" bezeichnet, obwohl die Selbstwahrnehmung den ganzen Körper miteinschließt. Im Rumpf findet diese auch in den inneren Organen statt. Über diesen Sinn spürt der Mensch, wie es ihm geht. Ist man müde oder wach, hungrig oder durstig, schwitzt oder friert man? Erlebt man Schmerzen oder ist man frei davon? Fühlt man sich krank oder wohl? Ist man aufgeregt oder entspannt? Muss man Wasser lassen oder Stuhlgang machen, schlägt das Herz langsam oder schnell? Wenn wir selbst so etwas wahrnehmen, dann wollen wir dem inneren Empfinden nachgehen, zum Beispiel auf die Toilette gehen, etwas trinken und so weiter. All diese Wahrnehmungen spielen sich im Inneren eines Menschen ab. Sie kommen uns ins Bewusstsein und dann tun wir etwas. Bei Menschen mit Demenz werden die unbewussten Signale der „Körperstammsinne“ nicht mehr eindeutig zugeordnet. Vielleicht entsteht ein ungutes Körpergefühl. Dieses kann die Person jedoch nicht mitteilen. Sie findet keine Worte mehr dafür und kann nicht sagen, was sie empfindet. Je weiter die Demenz fortschreitet, umso weniger. Die Person merkt, etwas stimmt nicht, kann dieses Gefühl jedoch nicht einordnen. Wenn Schmerzen vorhanden sind, kann sie nicht sagen, wo genau der Schmerz herkommt oder dass es Schmerzen sind. Wird Stuhldrang wahrgenommen, kann der demenzkranke Mensch diesen Druck im Darm weder einordnen noch steuern. Er weiß nicht, was da los ist. Vielleicht wird die Person dann ganz unruhig. Vielleicht läuft sie pausenlos hin und her. Oder sitzt zum Beispiel auf dem Stuhl und schaukelt mit dem Oberkörper. Verhalten sich Demenzkranke so, wollen sie damit etwas ausdrücken. Sie machen uns damit aufmerksam, hinzuschauen. Jetzt brauchen sie jemanden, der ihr Verhalten beobachtet und dieses ernst nimmt. Dabei wird das Verhalten von ganz vielen Dingen beeinflusst. Das Modell vom Hexagon stellt dar, was alles auf die Entwicklung vom Menschen einwirkt und wie damit sein Verhalten beeinflusst wird.

Das Hexagon als Modell

Im Leben des Menschen passieren in jedem Moment viele Sachen gleichzeitig. Diese beeinflussen die Person und ihr Verhalten. Fröhlich (2015, S. 67) beschreibt diesen Vorgang als Ganzheitlichkeit der Entwicklung. Das Wort Ganzheitlichkeit beschreibt was und wie etwas miteinander zusammenhängt. Ebenso worauf etwas ausgerichtet ist und wie die Dinge aufeinander bezogen sind. Alles, was in jedem Augenblick im Leben geschieht, wirkt zur gleichen Zeit und ist gleich wichtig. Das hat der Begründer mit dem Bild von einem Sechseck dargestellt. Das Sechseck heißt in der griechischen Sprache Hexagon. Die Darstellung (Abb. 7) macht deutlich, dass alle Bereiche miteinander verbunden sind. Jedes Element vom Hexagon ist mit jedem anderen gekoppelt. Hier sind aus Gründen der Anschauung nur die wichtigsten Aspekte der Entwicklung genannt. Ganzheitlichkeit ist ein alles umfassendes Wort. Zu beschreiben, was alles dazugehört, ist fast unmöglich. Zu erfassen, was alles auf die menschliche Entwicklung einwirkt, ist schwierig, fast unmöglich. Das Hexagon ist daher der Versuch, durch Nachdenken sich an die Person und ihre Ent-

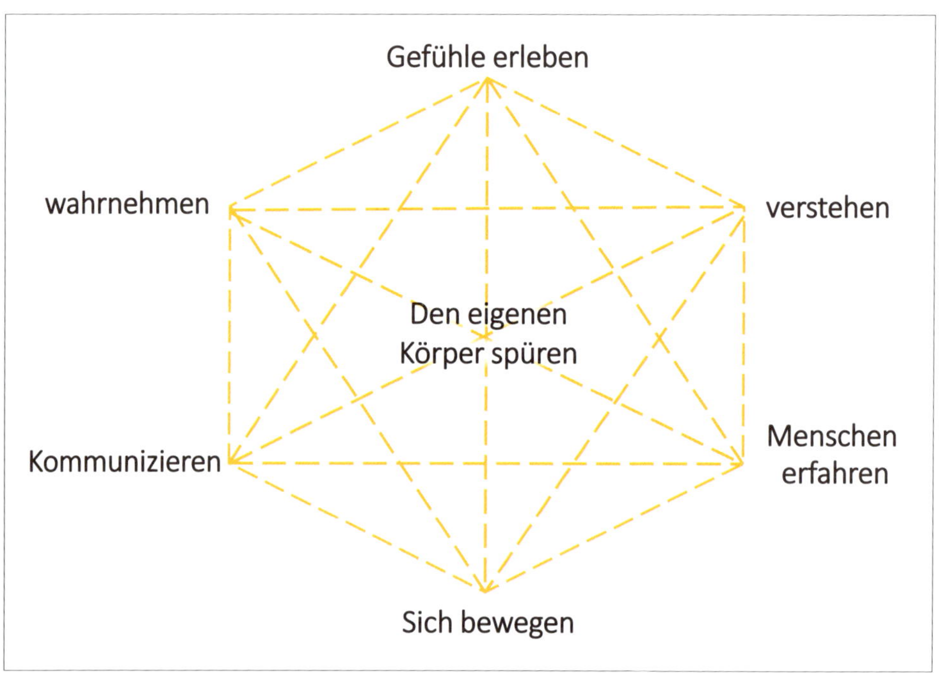

Abbildung 7: Hexagon der Entwicklung

wicklung anzunähern. Ein Herantasten an das, was die Person möglicherweise gerade beeinflusst. Wenn Betreuende darum wissen, warum der Betroffene sich momentan so verhält, wie er sich verhält, kann man sich das erklären. Das Verständnis für die Person wächst. Vielleicht geschieht etwas mit seiner inneren Wahrnehmung. Oder das Verhalten hat damit zu tun, welche Gefühle die Person gerade bewegen.

Das Hexagon und seine einzelnen Elemente

Der Mensch entwickelt sich aus eigenem Antrieb, Erfahrungen mit den Sinnen und Umgang mit anderen Menschen. Ereignisse und Dinge der belebten und unbelebten Umwelt wirken auf uns ein. Als Erfahrungen werden diese zum Bestandteil der eigenen Persönlichkeit. Dieser Vorgang passiert, so Fröhlich, durch das gleichzeitig stattfindende, gleich wirkliche und gleich wichtige Wirken von:

- Wahrnehmen über die Sinne,
- Sich-Bewegen,
- Kommunizieren,

- Verstehen,
- Gefühle erleben,
- Menschen erfahren und
- Spüren des eigenen Körpers.

Diese Elemente bei Angeboten der Einzelbetreuung zu erfassen, erfordert die genaue Beobachtung vom Verhalten der Bewohnerin.

Umgang mit dem Modell im Alltag

Sicher ist der Mensch gleichzeitig noch viel mehr Einflüssen aus der Umwelt ausgesetzt. Zum Beispiel wirken Zeit und Raum ebenso auf den Menschen ein. Diese Einflüsse nehmen wir erst bewusst wahr, wenn unsere Aufmerksamkeit darauf gerichtet ist. Pflegende und Betreuende versuchen zu erfassen, worauf der Demenzkranke seine Aufmerksamkeit lenkt. Welches Thema steht gerade für sie oder ihn in dieser Situation im Mittelpunkt dieses Sechsecks? Fragen Sie sich:

- Wie versteht die Person die momentane Situation?
- Was spürt sie aktuell von ihrem Körper?
- Was nimmt sie im Augenblick wahr?
- Wie bewegen sie sich?
- Welche Gefühle erlebt die Person derzeit?
- Wie teilt sie sich im Moment mit?
- Wie erlebt sie meine Person und/oder andere Menschen?

Diese Fragen beantworten Sie für sich selbst, wenn Sie den Menschen in seinem Bett liegen sehen oder im Rollstuhl sitzend. Auch während der Betreuungsangebote achten Sie auf die Elemente vom Sechseck. Finden Sie heraus, welches der sieben Themen vom Hexagon für diese Person gerade im Zentrum ihrer Aufmerksamkeit steht. Welche Verhaltensweisen zeigt die Person? Was möchte sie Ihnen damit sagen? Ziehen Sie Ihre eigenen Schlüsse daraus. Trauen Sie sich, diesen eigenen Deutungen zu folgen und mit dem Menschen etwas Wohltuendes zu machen.

Bedeutung der Modelle für die Betreuungskräfte

Die Modelle helfen im Betreuungsalltag in zweierlei Hinsicht. Sie nutzen die Modelle, um sich der Lebenssituation vom schwer demenzkranken Menschen gedanklich anzunähern. Das bedeutet, Sie überlegen, was das Verhalten dieser Person ausdrückt. Sie denken darüber nach, was für den Betroffenen momentan wichtig ist. Und Sie fragen sich selbst, welches der Modelle Ihnen hilft, der Person Wohlbefinden zu vermitteln.

- Wie fühlt sich das Leben gerade jetzt an, aus Sicht vom Betroffenen?
- Was braucht dieser Mensch möglicherweise?
- Was steht im Mittelpunkt für die Betroffene?

So eine fragende Haltung leitet Sie, um einen geeigneten Zugangsweg zum Betroffenen zu finden. Versuchen Sie stets diesen Menschen in den Mittelpunkt und Ihre Interessen hintenan zu stellen. Bei allen eigenen Überlegungen entscheidet der Betroffene selbst, was ihr oder ihm guttut und was nicht. Damit Sie das herausfinden, nutzen Sie die Anregungen, welche die Modelle Ihnen geben.

Absichten der Modelle

Egal, was Sie als Einzelbetreuung anbieten, entscheidend ist, ob die betroffene Person das möchte. Wie auch immer sie sich mitteilt, durch Laute, Atmen, Sich-Bewegen und so weiter. Jede Reaktion wird verstanden als Versuch, sich mitzuteilen. Auf dieser Grundlage ermöglichen Sie Betreuungsangebote, die auf die Person bezogen sind. Wir stellen unsere Absichten hintenan, festgelegte Ziele zu erreichen. Was für den Betroffenen zählt, ist eine schöne und angenehme Zeit. Momente, die positive Erfahrungen ermöglichen. Die noch verbleibende Zeit auf dieser Welt mit einem anderen Menschen zu verbringen, der sich voll und ganz auf die Bedürfnisse der beeinträchtigten Person einlässt. Fragen Sie nicht, was der Mensch besser kann nach Ihrem basalen Angebot. Seien Sie sich stets bewusst, die Verhaltensweisen dieses Menschen zu ändern ist schwer möglich. Ihr Zugangsweg und Ihr Verhalten im Umgang mit diesem Menschen zu überdenken, ist sehr wohl möglich. Das verändert vielleicht das Verhalten. Vor allem dann, wenn Sie der Person Zeit und volle Aufmerksamkeit schenken. Die Zeit jeder Einzelbetreuung ist auch Ihre Lebenszeit. Beide Personen entwickeln sich, in welche Richtung auch immer. Der Umgang miteinander erweitert die eigenen Möglichkeiten, sich zu entwickeln. Achtsam und einfühlsam die Fähigkeiten und Möglichkeiten betroffener Menschen zu beachten, sind eine große Herausforderung. Menschen mit Demenz sind Schutzbefohlene. Sie dürfen keinesfalls von Berufsangehörigen missbraucht werden, eigene berufliche oder private Bedürfnisse zu erfüllen. Dieses zu betonen scheint mir deshalb wichtig, weil mit dem Konzept der Basalen Stimulation nah am Körper gearbeitet wird. Dieses kann die Gefahr von Missbrauch jeglicher Art mit sich bringen. Die direkte Form und Notwendigkeit der basalen Arbeit ergeben sich aus der Beeinträchtigung der betroffenen Person. Umso wichtiger sind Ihre modellhaften Überlegungen, was diese Person jetzt gerade braucht.

Zusammenfassung der Modelle

Insgesamt sind die sechs Modelle vom Konzept der Basalen Stimulation der Versuch, sich der vielfältigen Lebenssituation beeinträchtigter Menschen anzunähern. Dazu geben die Modelle Hilfestellungen für die Anwender. Wer sein Gegenüber ernst nehmen möchte, schaut genau hin.

Überblick-Inhalte-Modelle

Modelle der Basalen Stimulation sind der Versuch, sich der Lebenswelt beeinträchtigter Menschen gedanklich anzunähern

- Lebensthemen sind Dinge, die Menschen im Leben beschäftigen. Sie sind stets aus Sicht der Bewohner zu deuten.
- Lebenskräfte sind hemmende oder stärkende Motive, die in der oder auf die Person wirken.
- Sensobiografie ist der Versuch, die im Laufe des Lebens entwickelten sinnlichen Gewohnheiten und Rituale eines Menschen zu erfassen und in Betreuung und Pflege zu integrieren.
- Orientierungsräume sind die „Wahrnehmungs- und Aktivitätsradien" um den betroffenen Menschen herum.
- Elementare Wahrnehmung ist die Möglichkeit, über die basalen und aufbauenden Sinne sich seiner selbst bewusst zu werden.
- Das Hexagon beschreibt die Ganzheitlichkeit der Entwicklung, was alles gleichzeitig in jeder Situation passiert und Einfluss nimmt auf die Person.

Die eigene Routine verlassen und etwas anderes als das Gewohnte zu tun, ist nötig. Man versetzt sich immer wieder in die Lage der beeinträchtigten Person, nimmt ihre

Sicht der Dinge wahr. Fragt sich, wie die Umwelt auf die Person einwirkt. Und das jeden Tag auf ein Neues. Ja, sogar bei jeder Begegnung. Beantworten Sie die aufgelisteten Fragen zu den Modellen für den jeweiligen Bewohnenden. Das hilft Ihnen die Lebenssituation zu erklären. Dann finden Sie mögliche Antworten, wie sich der Betroffene gerade fühlt oder was er braucht. Handeln Sie und vertrauen Sie Ihrer eigenen Wahrnehmung. Bleiben Sie dennoch offen und denken Sie über den Bewohner nach. Suchen Sie nach Informationen aus der Biografie oder Sensobiografie.

- Wie wirkt das, was ich da mache?
- Ist es das, was die Betroffene will?
- Ist das, was ich tue, seinen oder ihren Lebenskräften entsprechend angemessen?
- Ergibt diese Aktivität für den Bewohner einen Sinn? Ist er damit zufrieden, spricht dieses sein Gefühl für Stimmigkeit an? (siehe Seite 48f).

Wer so in der Begegnung handelt, dem dürfen Wohlwollen, Mitgefühl und menschliche Anteilnahme unterstellt werden.

IV. Kapitel

Entwicklung und Demenz

Das Hexagon (Sechseck) zeigt die verschiedenen Elemente ganzheitlicher Entwicklung. Entwicklung geschieht durch das Zusammenwirken mit anderen Menschen und der Umwelt. Betrachtet man die Entwicklung von Kindern, so suchen diese nach Abwechslung, Anregungen und Austausch. Im Alltag mit anderen Menschen, die von Bedeutung für sie sind, lernen sie, das, was ihre Neugier weckt, sie interessiert. „Jeder Versuch, Entwicklung von außen zu steuern, unabhängig von der dem Kind eigenen Entwicklungsdynamik, kann nicht gelingen" (Wieczorek, 2019, 88). Dynamik meint Antriebe und Tatkraft, die aus dem Kind herauskommen. Was für Kinder gilt, kann auch auf Menschen mit Demenz übertragen werden. Dabei kann Neugier hin und wieder durch „Altgier" (Schürenberg, 2019) erweitert werden. „Altgier" ist das Suchen nach bekannten, gewohnten und vertrauten Dingen. Sie hat ihren Ursprung in der Lebensgeschichte, der Biografie. Menschen mit Demenz bestimmen, wie wir alle, gerne selbst, was sie wollen. Vielleicht mehr als in ihrem früheren Leben, weil sie stärker von ihren Gefühlen bestimmt sind. Sie denken nicht darüber nach, wägen nicht ab und sagen nicht, was sie tun wollen. Sie suchen nach eigenen Lösungen. Manche schließen sich anderen Menschen an. Andere passen sich an. Andere wiederum schlafen zum Beispiel ein, dämmern vor sich hin oder reagieren nicht auf Worte. Wovon sie überfordert sind und was ihnen widerstrebt, drücken sie auf ihre eigene Art und Weise aus. Sie fluchen zum Beispiel, schlagen oder stören Gruppenangebote. Sie verweigern sich oder ziehen sich in sich selbst zurück. Mögliche Gründe sind: Die vorhandenen Bedingungen passen nicht zu den persönlichen Bedürfnissen. Die Welt stimmt nicht mit dem Gewünschten, Vertrauten und Gewohnten überein. Neues überfordert oder bleibt unverstanden. Dieses Verhalten ist Ausdruck der besonderen Entwicklung von Menschen mit

Demenz. Möglicherweise tragen dann nur die Antworten auf die Fragen zum Hexagon zur Klärung der Situation bei.

Ganzheitlichkeit und Demenz

Demenz als Krankheit ist nicht allein auf alte Menschen beschränkt. Kinder sind ebenso von Demenz betroffen, aber sehr selten. Im Zusammenhang der Betreuung wird das Hauptaugenmerk jedoch auf alte Menschen gerichtet sein. Leider schreitet der Abbau von Nervenzellen im Gehirn mit der Zeitdauer der Erkrankung fort. Unabhängig von der Form der Demenz (Alzheimer, gefäßbedingte-D.; Lewy-Körperchen-D.; Frontotemporale D.; Chorea-Huntington; Wernicke-Korsakoff-Krankheit; Parkinson-Krankheit; verschiedene Mischformen) sind alle Bereiche der Entwicklung von den Symptomen der Krankheit betroffen. Die Abbauprozesse im Gehirn wirken auf die 7 einzelnen Elemente der ganzheitlichen Entwicklung (Hexagon) ein. Aufnahme und Verarbeitung von Eindrücken geschehen anders als beim gesunden alten Menschen. Oft verzögert, verlangsamt oder verzerrt! Der Mensch als Ganzes ist betroffen. Daher schauen wir, welche Einflüsse auf die Entwicklung demenzkranker Menschen möglicherweise beobachtbar sind. Wirken doch sehr unterschiedliche Dinge auf die Entwicklungsbereiche ein.

Nun erfahren Sie, wodurch die Entwicklung beim Menschen mit Demenz beeinflusst wird. Das Sechseck (Hexagon) und seine einzelnen Elemente gliedern diese Überlegungen. Vielleicht können sie dann nachvollziehen, warum Frau Liders Nähe sucht, Frau von Linden verkehrt herum im Bett liegt oder Herr Stähle seine Suppe nicht isst. Im ersten Abschnitt lernen Sie die Veränderung der Sinne im Alter kennen. Wenn Sie wissen, wie die Sinne im Alter reagieren, fällt Ihnen die Auswahl von Angeboten für einzelne Person mit Beeinträchtigung der Sinne leichter.

Demenz und beeinträchtigte Sinne

Wahrnehmen geschieht über funktionierende Sinne. Im weiteren Verlauf lernen Sie die Bedeutung der Sinne und ihre Einschränkungen beim alten Menschen kennen. Selbst gesundes Altern ist von Veränderungen aller Sinnessysteme begleitet. Die Sinne lassen in ihren Funktionen nach. Die natürlichen Veränderungen werden verstärkt durch hinzukommende Krankheiten oder Veränderungen die mit der Demenz einhergehen.

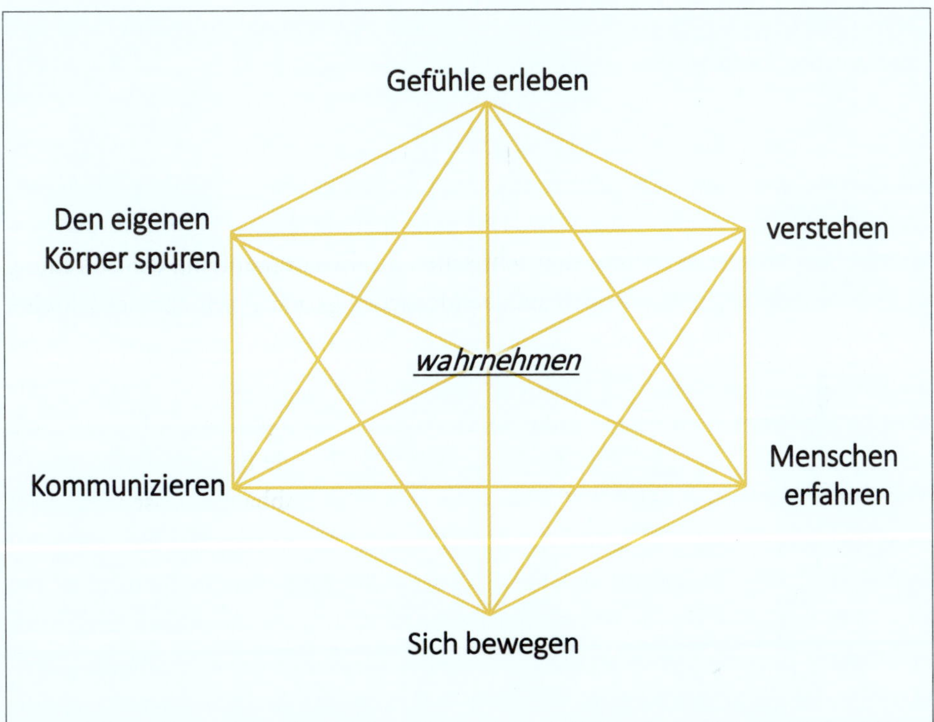

Abbildung 8: Hexagon – Wahrnehmen

Umweltsinn: Sehen im Alter

Das menschliche Auge arbeitet weit über die durchschnittliche Lebenserwartung hinaus ohne wesentlichen Verlust an Sehschärfe. Die Augen verändern sich aber im Alter. Alter bedeutet nicht zwangsläufig Sehverlust. Dennoch, mit dem 50. Lebensjahr beginnt die Veränderung der Augen. Eine Lesebrille wird nötig. Um sich an die Lichtverhältnisse zu gewöhnen, ist mehr Zeit nötig. Die Hell-Dunkel-Anpassung ist verlangsamt. Wenn Sie Licht anmachen in einem Bewohnerzimmer, braucht die Person Zeit, um das Umfeld zu erkennen. Linsentrübung ist beim Grauen Star zu beobachten. Ein verschwommenes Sehen ist die Folge. Hornhautrübung und Farbtrübungen lassen die Pastellfarben sowie Blau-, Grün- und Violetttöne verblassen. Blau, Braun und Beige sind schlechter zu unterscheiden. Gelb- und Rottöne hingegen sind gut erkennbar. Da macht Kleidung in diesen Farben Sinn! Die Linse im Auge, die das Licht einlässt, verliert an Beweglichkeit. Das führt zu vermindertem Scharfstellen im Tiefen- und Nahbereich. Das, was gesehen wird, trifft auf die Netzhaut. Die kann sich ablösen und beeinträchtigt dann das Sehen. Das schärfste Sehen findet im gelben Fleck statt (medizinisch: Makula). Bei circa 7,5 Millionen Menschen in Deutschland wird dieser Bereich im Alter abgebaut. Das Gesichtsfeld wird eingeschränkt, Sehschärfe und das Reaktionsvermögen beim Erkennen von Dingen sind verlangsamt. Das Sehen ist auf die Ränder begrenzt. Die gute Beleuchtung im Raum ist dann wichtig. Dazu werden gerne LED-Leuchten eingesetzt. Das künstliche Licht aus LED-Leuchten verbreitet sich immer mehr. Mittlerweile stehen diese schon in der Kritik von Augenärzten. Der erhöhte Blauanteil von Bildschirmen, Smartphones und LED-Lampen steht im Verdacht, den Abbau der Makula zu fördern. Durchblutungsstörungen, Diabetes, Bluthochdruck und andere Erkrankungen wirken ebenfalls auf das Sehvermögen ein. Manche Medikamente verändern das Sehen zusätzlich.

Gleichförmiges Sehumfeld

Selbst wenn das Auge gut funktioniert, sind Umstände möglich, die das Sehen beeinflussen. Langes Liegen in gleicher Körperposition führt zu so einer Situation. Ohne selbstständige Lageveränderung fällt der Blick stets auf die weiße Wand. Auge und Gehirn gewöhnen sich an die gleichbleibende, sich nicht verändernde Umgebung. Die fehlende Veränderung führt zur Verarmung an sinnlichen Anreizen. Jetzt sucht die Person nach Sehanreizen, wenn sonst keinerlei Anregung vorhanden ist. Die Folge ist, da werden Dinge gesehen, die in der Wirklichkeit nicht da sind. Auf der weißen Wand entstehen Bilder, die für andere nicht sichtbar sind. Oder einen kleinen Fleck an der Zimmerdecke erkennt die Person vielleicht als Lampe. Plötzlich geht die Hand der Person suchend in die Luft. Es sieht aus, als ob sie nach etwas greift. In der Wahrnehmung der Bewohnenden ist etwas zu erkennen, was andere nicht wahrnehmen. Eine Sinnestäuschung wird vermutet, obwohl das Sehen dieser Person nicht getäuscht wird. Allzu leicht spricht man dann von einer Halluzination. Halluzinationen sind Wahnvorstellungen. Als Folge dieser gleichförmigen Sinnestäuschung verordnet der Arzt Medikamente, obwohl das Problem im anregungsarmen Umfeld der Person zu suchen ist und nicht bei dem Menschen selbst.

Bedeutung von Seheinschränkungen für Betreuungsangebote

Bedenken Sie als Betreuungskraft bei Ihren Einzel- und Gruppenangeboten, dass solche Veränderungen den Bewohner beeinträchtigen. Erkundigen Sie sich über individuelle Beeinträchtigungen beim Sehen! Der Austausch mit Pflegenden und Angehörigen ist hierzu nötig. Betreuungsangebote, welche die Sehfähigkeit voraussetzen, wie Bewegungsspiele (z. B. Ballon zuwerfen) oder Bilder betrachten, überfordern leicht. Vor allem, wenn die Person aufgefordert wird, etwas dazu zu erzählen. Das Wissen über das individuelle Ausmaß der Sehbeeinträchtigung hilft „Sehangebote“ zu gestalten. Finden Sie heraus, in welchem Abstand die Person gut sieht, wenn sie gemeinsam Fotoalben oder Bilder betrachten. Passen Sie die Beleuchtung im Raum an das Angebot an. Bewegen Sie sich behutsam in das Blickfeld der Person, damit sie nicht erschrickt. Achten Sie auf die persönlichen Sehstärken und Sehgewohnheiten von Menschen mit Demenz. Das erleichtert die Zusammenarbeit.

Umweltsinn: Hören im Alter

Das Hörvermögen zu verlieren, ist die dritthäufigste Erkrankung der Menschen über 75 Jahre. Gründe sind Schlaganfall, Gefäßveränderungen, Infektionen vom Ohr, aber auch Veränderungen im Gehirn. Verschiedene Medikamente wirken ebenso auf die Hörfähigkeit. Festsitzender Ohrschmalz löst Hörbeeinträchtigungen und Schwindel aus. Gemeinsam mit dem Sehen und der Wahrnehmung von Bewegung ist das Hören eng mit dem Empfinden vom Gleichgewicht verbunden. So führt schnelles Nach-vorne-Beugen beim alten Menschen zu Schwindel. Trägt die Person Hörgeräte, setzt sie diese am besten immer in beide Ohren ein. Das unterstützt das Richtungshören. Man hört, von wo ein Geräusch kommt. Hörgeräte helfen Geräusche und damit verbundene Gefahren frühzeitig zu erkennen. Das Hören abzustellen ist unmöglich, außer die Person trägt ihr Hörgerät bewusst nicht. Selbst im Schlaf nehmen wir Geräusche wahr. Oft mit Folgen für unsere Gesundheit. Lärm macht krank, insbesondere durch gestörten Schlaf. Bei manchen führt fehlender Schlaf auch zu Stress. Verspannungen im Schulter- und Nackenbereich entstehen. Das löst unter Umständen „Ohrensausen“ oder Ohrgeräusche aus. Hörverlust führt zum Gefühl, ausgegrenzt zu werden, macht stumm und fördert möglicherweise den Rückzug der Person. Die eigene Lieblingsmusik hingegen hebt die Stimmung. Man ist von Musik ergriffen. Ebenso von Geräuschen aus der Natur, zum Beispiel Meeresrauschen oder Vogelgezwitscher. Die menschliche Stimme wirkt gleichfalls auf unsere Gefühle. Eine ruhige Sprache beruhigt. Ist die Stimme so tief wie möglich abgesenkt, erleichtert dieses das Hören. Nimmt Ihre Stimme den Klang der Stimme und Worte vom Bewohner auf, dann ist die Bedeutung der Worte nicht wichtig. Der tief abgesenkte Klang der Stimme wirkt beruhigend auf die Gefühle. Das Hören bei Menschen mit Demenz muss durch die Erkrankung nicht gestört sein. Was jedoch geschehen kann, ist, dass Worte nicht verstanden werden. Daher sind bewusster Einsatz von freundlich zugewandter Stimme und lebendiger Stimmmelodie sowie deutliche Betonung hilfreich. So wird das Gefühl vermittelt: „Die versteht mich!"

Umweltsinn: Riechen im Alter

Der Geruchssinn ist sehr empfindlich. Funktioniert er gut, ist der Mensch theoretisch in der Lage, einen Tropfen Parfüm in einem Haus mit drei Zimmern zu riechen. Genau herauszufinden, aus welcher Richtung die Duftquelle kommt, ist nicht möglich. Gerüche werden in bestimmten Teilen vom Gehirn erkannt. Dieser Bereich heißt limbisches System. Dort werden Erinnerungen, Gedächtnis und Gefühle verarbeitet. Gerüche lösen daher sofort Erinnerungen aus. Denken Sie nur an Zimt, fällt Ihnen vielleicht Weihnachten ein. Das Riechvermögen wechselt über den Tag hinweg von einem zum anderen Nasenloch. Eine Seite riecht, die andere Seite ist leicht geschwollen, damit sich die Riechzellen erholen. Intensives Schnüffeln erzielt eine besondere Riechleistung. Kurzfristig werden beide Nasenlöcher eingesetzt. Mit feuchter Nase riechen wir am besten. Der Geruchssinn ist bei 5 von 100 Menschen der westlichen Bevölkerung gar nicht ausgeprägt. 15 von 100 Menschen weisen einen beeinträchtigten Geruchsinn auf. Im Alter zwischen 60 und 70 Jahren lässt das Riechen langsam nach. Eine Störung vom Geruchssinn beginnt schon 15 Jahre vor Ausbruch der Demenzerkrankung. Fast alle Alzheimer- und Parkinsonpatienten riechen nichts mehr (95 %). Der Weg von der Nase zum Gehirn ist sehr kurz. Ganz vorne am Eingang der Nase liegt das Jakobsonsche Organ. So heißen die Geruchszellen, die uns vor Gefahren warnen. Wir riechen Feuer, Verbranntes oder andere gefährliche Geruchsstoffe sofort. So kann man schnell fliehen und sich aus der Gefahrenzone bringen. Menschen mit Demenz verarbeiten diese Sinneseindrücke oft nicht mehr. Vielleicht riechen sie etwas Verbranntes, sie reagieren aber nicht mehr angemessen auf den Sinneseindruck. Sie sind nicht in der Lage diesen Geruch einzuordnen.

Ob etwas als gut oder schlecht riechend bewertet wird, erlernen wir im Lauf unseres Lebens. Im Miteinander mit anderen Personen machen wir solche positiven oder negativen Geruchserfahrungen. Daher muss man vorsichtig sein mit Dingen, die einen starken Geruch verbreiten. Zu viel Parfüm aufgetragen zu haben kann schon abstoßend auf andere wirken. Wenn Sie Parfüm benutzen, brauchen Sie selbst immer mehr davon, um es an sich zu riechen. Andere hingegen empfinden diesen Parfümgeruch dann als störend. Dennoch, unsere Geruchszellen passen sich schnell an. Kommen Sie in einen Raum, der unangenehm riecht, riechen Sie das nach ein paar Atemzügen nicht mehr so intensiv. Die Gewöhnung tritt zwar schnell ein, ist aber nicht von Dauer. Betreten Sie den Raum erneut, riechen Sie denselben Geruch wieder. Zwischen dem ersten und dem letzten Tag der Regelblutung nehmen Frauen den Geruch von Männern unterschiedlich angenehm wahr. Das rührt von den sich verändernden weiblichen Hormonen. Hormone sind chemische Botenstoffe die viele Vorgänge im Körper steuern. Das kann dazu führen, dass einer Frau die Betreuung eines Mannes an diesen Tagen sehr unangenehm ist. Wissen Sie um diese hormonellen Schwankungen, ist der Grund für Ihr unangenehmes Gefühl gleich gefunden. Der Eisprung der Frau wirkt auf Männer geruchlich besonders anziehend. Das hängt ebenso mit den veränderten Hormonen zusammen.

Aromaöle in Heimen oder Hospizen einzusetzen, ist weit verbreitet. Die Umgebung soll gut riechen. Diese Öle enthalten Bestandteile von Pflanzen, die sehr eindringlich und besonders riechen. Manche Aromaöle wirken wie Medikamente. Solche Aroma Öle dürfen nur von ausgebildeten, dafür qualifizierten Personen eingesetzt werden! Man spricht von Aromatherapeuten und Aromatherapeutinnen. Der Einsatz von Aromaölen in der Betreuung darf nur mit entsprechender Qualifikation erfolgen.

Umweltsinn: Schmecken im Alter

Schmecken und Riechen sind eng miteinander verbunden. Essen schmeckt, weil wir es riechen. Es steigt von hinten über die Zunge in den Rachen auf. Das Riechen ist insbesondere bei vielen Formen der Demenz beeinträchtigt. Das wirkt sich auf den Geschmack aus. Die Zunge unterscheidet zwischen 5 Geschmacksarten: süß, sauer, salzig, bitter und umami (Glutamat, würzig). Das passiert über Zellen, die man als Geschmacksknospen bezeichnet. Diese Zellen werden im Alter abgenutzt. Weniger Geschmackszellen als bei jungen Menschen sind vorhanden. Auch sind diese nicht mehr so empfindsam. Andere Umstände, die eine schädigende Wirkung auf die Geschmacksknospen haben, kommen hinzu, z. B. Medikamente. Folge ist undeutliches Schmecken. Speisen und Getränke werden abgelehnt. Man sollte auf ein Essen mit Knoblauch verzichten, weil dadurch Kohlehydrate und Fette schwerer aufgenommen werden. Was meist von Demenzkranken angenommen wird, ist süßes und fettiges Essen. Fleischsoße, mit Honig oder Rübenzucker verfeinert, schmeckt der Demenzkranke deutlich. Die feine Soße hingegen kaum.

Bei alledem darf nicht das appetitliche Anrichten vergessen werden. Das Auge isst mit. Das gilt auch für demenzkranke Menschen. Die Abbildung zeigt einen appetitlich angerichteten Frühstücksteller. Für die eine oder andere Person darf dieser Teller weniger üppig gefüllt sein. Ein wenig Abstand zwischen den einzelnen

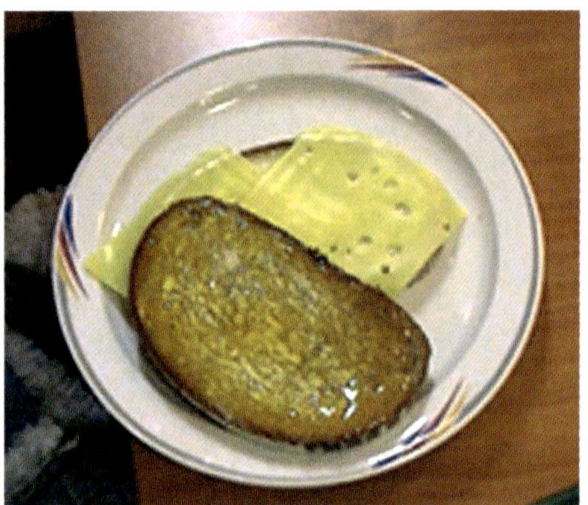
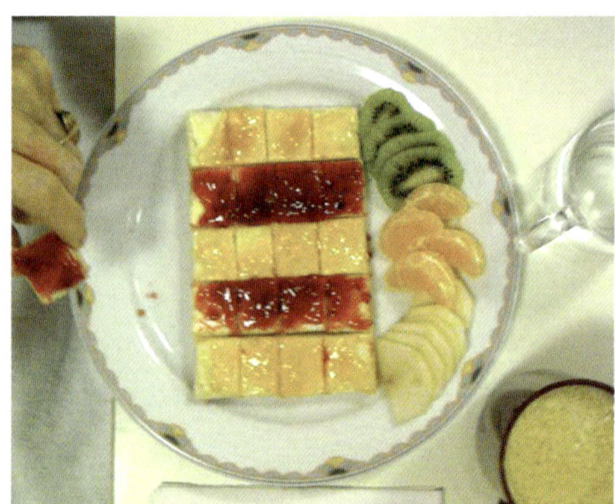

Abbildung 9: Ansprechender Frühstücksteller?

Brotstücken wäre hilfreich. Dann fällt das Unterscheiden, Greifen und Essen der mundgerechten Marmeladenbrotstücke leichter.

Selbst wenn früher gelernt wurde „Mit den Fingern isst man nicht", kann etwas fester geformtes Essen mit den Fingern gegessen schmecken. Ist Essbares gut zu greifen, kann die Hand alleine zum Mund geführt werden. Man spricht dann von speziellem „Fingerfood". Alte Menschen trinken wenig. Trotz deutlich erkennbarem Flüssigkeitsmangel geben sie kaum oder gar kein Durstgefühl an. Man kann dann behutsam Hautfalten abheben, die sich nicht mehr glätten, z. B. am Handrücken. Das ist ein deutliches Zeichen, dass die Person trinken sollte. Dickflüssige Getränke, wie Tomaten-, Pfirsich- oder Bananensaft, lassen sich leichter schlucken. Auf Grapefruitsaft sollte man verzichten, da dieser die Aufnahme bestimmter Medikamente verhindert. Getränke müssen den Geschmackssinn treffen. Süße Getränke sind da hilfreich. Wenn die Person eine Zuckererkrankung hat, kontrollieren Pflegende den Blutzuckerspiegel. Die Farbe vom Getränk zu sehen ist ebenfalls wichtig. Farbige Schnabelbecher oder bunte Trinkgefäße sind da weniger gut geeignet. Demenzkranken, deren Erkrankung durch veränderte Blutgefäße entstanden ist, hilft starker, süßer Kaffee zum Einschlafen und bei nächtlichem Wachliegen.

Umweltsinn: Mund erkunden im Alter

Den Mund als eigenen Sinn zu nennen, ist nur in der Basalen Stimulation so. Der Grund dafür ist, dass dieser Bereich sehr wichtig ist für die Nahrungsaufnahme und das Entdecken der Umwelt. Menschen nehmen viele Eindrücke über den Mund auf. Bereits im Mutterleib lernt das ungeborene Kind, tastend den eigenen Körper zu entdecken. Ohne den Mund zu sehen, wird der Daumen in den Mund gesteckt. Durch Tasten hat das Kind den eigenen Körper gut kennengelernt. Gleich nach der Geburt wird der Mund zum Saugen an der Mutterbrust eingesetzt. Später werden Dinge in den Mund gesteckt und untersucht. Dieses Verhalten sieht man auch bei Menschen mit Demenz. Sie brauchen diese Art, die „Welt zu entdecken", um sich in ihr zurechtzufinden. Daher muss das Umfeld so geschaffen sein, dass keine Gefahren durch Giftstoffe (Putzmittel, Pflanzen …) entstehen.

Zunge, Zähne und die gesamte Schleimhaut vom Mund sind sensibel. Kauen und schlucken geht mit Bewegung einher. Bei Menschen mit Demenz sieht man, dass sie immer wieder die Zunge herausstrecken. Das ist möglicherweise der Versuch, wach zu bleiben oder aufmerksam zu werden. Bienstein weist darauf hin, dass „eine wache Zunge einen wachen Geist macht". Betrachten Sie dieses Herausstrecken der Zunge nicht als Provokation. Fühlen sie sich dadurch nicht persönlich angegriffen oder herausgefordert. Es ist vielleicht ein Hinweis darauf, dass die Person Ihrem Angebot folgen kann. Genauso könnte das Herausstrecken auch ein Zeichen sein, dass die Eindrücke jetzt zu lange dauern und die Aufmerksamkeit nachlässt. Durch Tasterfahrungen mit Lippen und Zunge spüren wir verschiedene Materialien. Man entdeckt, wie Dinge beschaffen sind. Essbare Dinge sind unterschiedlich hart, weich, bissfest, trocken, sämig, saftig, kalt, warm und so weiter. Ob ein Nahrungsmittel uns schmeckt, hat viel mit diesen Unterschieden zu tun. Dinge in den Mund zu nehmen, geht immer mit Berührung einher. Eine Verbindung Augen-Hand-Mund entsteht. Ein Trinkglas wird ergriffen, die Temperatur gefühlt und danach die Bewegung zum Trinken ausgeführt. Der Mund wird geöffnet, meist noch bevor der Becher an den Lippen spürbar ist. Dann umschließen die Lippen den Becher. Hand und Arm bewegen sich nun so, dass die Flüssigkeit aus dem Becher fließt. Je nach Beschaffenheit fließt das Getränk langsam oder schnell. Zunge und Mundhöhle schmecken das Getränk und nehmen seine Beschaffenheit wahr. Dieses vermittelt wiederum, wie man schlucken muss. Daher ist die Verbindung zwischen Gegenstand (hier Trinkglas), Auge, Hand und Mund wichtig. Die Person erlebt sich selbst als handelnden Menschen. Sie ist dadurch in der Lage, die notwendige Aktivität und die zielführenden Bewegungen alleine auszuführen. Wenn Menschen alleine schlucken, aber Tasse, Glas, Löffel oder Gabel nicht zum Mund führen, dürfen auch Betreuungskräfte Hilfestellung beim Trinken und Essen geben. Hier wäre dann eine begleitende Bewegung sehr hilfreich. Anstatt einfach passiv das Glas zum Mund zu führen, wird die Person in der

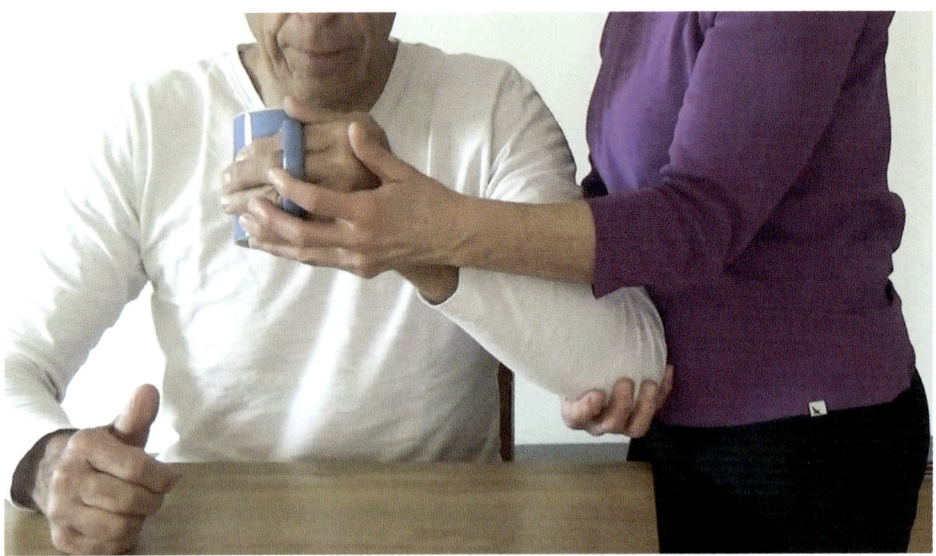

Abbildung 10: Begleitendes trinken

Bewegung zum Mund unterstützt. Mit der eigenen Hand greift die Betreuende das Glas. Die Betroffene hält mit ihrer Hand den Arm der Betreuenden. Die Betreuende unterstützt die Betroffene am Ellbogen. Nun wird die Trinkbewegung eingeleitet. Die Betroffene bekommt so das Gefühl, dass sich ihre eigene Hand zum Mund bewegt. Der Eindruck entsteht, als ob sie selbst das Glas zum Mund führt. Meist löst diese Aktivität das Öffnen vom Mund aus.

Umweltsinn: Tasten und Greifen im Alter

Tasten bezieht sich eher auf die Fingerkuppen und Innenseiten der Handflächen, Greifen auf das Umfassen und Umschließen von Dingen mit der ganzen Hand. Dadurch entsteht ein räumliches Bild von den Sachen, die man greift. Im Körper sind dafür verschiedene Empfänger für unterschiedliche Informationen angelegt. Man nennt diese Rezeptoren. Es gibt Rezeptoren für anhaltenden und wechselnden Druck sowie Schwingungen. Verschieben und Dehnen der Haut oder von Muskeln und Bindegewebe sind ebenso fühlbar. Auch Temperatur, Schmerzen und Bewegungen werden bemerkt. Im Alter geht das Tastempfinden von Druck und Kälte zurück. Das Schmerzempfinden und Temperaturempfinden kann beeinträchtigt sein. Das Gefühl in den Fingern nimmt ab. Daher fällt das Zuknöpfen von Hemd, Bluse oder Jacke schwer. Kommen Erkrankungen wie Diabetes hinzu, entstehen Schädigungen der Nerven. Sind die Nerven geschädigt, erfolgt keine Rückmeldung der Tasteindrücke zum Gehirn. Das bezeichnen die Ärzte als Polyneuropathie. Andere Veränderungen im Rahmen der Demenz führen dazu, dass einzelne Tastinformationen im Gehirn nicht mehr miteinander verbunden werden. Ein schmaler, länglich geschwungener Griff aus Holz mit hochstehenden, noppenartigen Borsten am Ende wird in seinen einzelnen Bestandteilen erfasst. Die einzelnen Tastinformationen der Finger oder etwas, was die Hand greift, werden nicht mehr zu einem bekannten Gegenstand zusammengesetzt. Der Gegenstand „Haarbürste" bleibt unerkannt. Die Person kann nicht sagen, was das für ein Gegenstand ist. Die Haare selbst zu kämmen, kann aber durchaus noch möglich sein. Diese Probleme sind nicht bei allen Menschen mit Demenz zu beobachten. Hier gibt es Unterschiede von Person zu Person. Bieten Sie der Person Dinge und Gegenständen zum Tasten und Greifen an. Erschrickt die Person oder zieht sie die Hand zurück, ist das ein Zeichen für verloren gegangene Wahrnehmung beim Tasten. Jetzt ist behutsames Vorgehen gefragt. Eher feste Dinge oder Gegenstände sind dann weniger beängstigend. Bieten sie diese im Rahmen der Einzelbetreuung an. Beginnen sie eher an der Rückseite der Finger oder dem Handrücken. Erst danach geben sie den Gegenstand zuerst in die Handfläche, dann in die Finger. Ist die Hand zur Faust geschlossen, akzeptieren sie das! Versuchen sie streichend oder nachformend die Anspannung der einzelnen Finger zu lösen.

Eigenberührung

Der Mensch ist bestrebt, einen ausgeglichenen Zustand zu erhalten, in welchem er sich wohlfühlt. Das betrifft unsere Wachheit, die Gefühle, die Aufmerksamkeit und die geistige Wendigkeit. Das nennt man dann Homöostase. Zwischen 400- und 800-mal am Tag berühren wir unser Gesicht. Vor allem, wenn wir unsicher oder in einer schwierigen Situation sind, kommen wir in ein Ungleichgewicht der Gefühle. Unser Gehirn sagt dann: „Fasse dir ins Gesicht!" Das Berühren des eigenen Körpers bewirkt ein inneres Gleichgewicht. Besonders in Stresssituationen sind Menschen bestrebt, ihre innere Stabilität wiederherzustellen. Unsicherheit und Angst werden durch Selbstberührung gelöst. Das geschieht alles unbewusst. Wir denken nicht darüber nach. Das geschieht einfach. Sind krankmachende Keime (Bakterien/Viren) auf Möbeln, der Kleidung oder der Haut, verzichtet man auf die Eigenberührung. Darauf zu achten fällt im Berufsalltag nicht leicht, doch es ist notwendig. Bereits im Mutterleib berührt das ungeborene Kind sich selbst. Auf diese Weise lernt das Kind den eigenen Körper kennen. Es entwickelt das sogenannte Körperschema. Dieses sagt uns, wo oben, unten, vorne, hinten und die seitlichen Anteile vom Körper sind. Auch werden durch das vorhandene Körperschema einzelne Körperteile leicht gefunden. Das alles kommt durch Tasten, Greifen und Bewegen zustande. Ist der Tastsinn gestört, ist das ein früher Hinweis auf eine beginnende Alzheimer-Demenz. Das fand der Tastforscher Martin Grunwald heraus. Das bedeutet, das Bild vom eigenen Körper scheint durch die Demenz zunehmend verloren zu gehen. Eigenberührungen werden weniger. Daher braucht die Person basal stimulierende Erfahrungen mit dem Körper. Sie ist nicht mehr in der Lage, sich diese Informationen selbst zu geben.

Körperempfinden und Demenz

In dem Konzept unterscheidet man Körpersinne von Umweltsinnen. Das haben wir bereits kennengelernt. Die Körpersinne teilen uns unmittelbar das Empfinden vom Körper und seiner Grenzen mit. Auch die Lage im Raum und Schwingungen gehören zu den Körpersinnen dazu. Andreas Fröhlich hat diese Körpersinne als „somatische, vestibuläre und vibratorische" Wahrnehmung beschrieben. Sie gehören zum Körperempfinden dazu. Der Körper funktioniert und verrichtet seine Aufgaben meist unbewusst. Wir denken nicht darüber nach, wie wir die Körpersinne benutzen. Im Alltag ziehen wir Kleider an, setzen uns an den Frühstückstisch und nehmen unser Essen ein. Wir lehnen uns an die Rückenlehne vom Stuhl an, überkreuzen vielleicht die Beine und halten die Zeitung in der Hand und so weiter. Unbewusst erfahren wir so den eigenen Körper. Wir bekommen die Körperoberfläche, Körpertiefe und Körpergrenzen zu spüren. Widerstand ist nötig, damit uns diese Informationen vom Körper ins Bewusstsein kommen. All das wird dem Gehirn mitgeteilt und dort verarbeitet. Damit werden wir aufmerksam für die eigenen Aktivitäten. Auch veränderte Bedingung der Umwelt erfahren wir als Spürinformationen über den eigenen Körper. Zum Beispiel, lehnen Sie sich mit der Zeitung in den Händen zurück an die Stuhllehne. Dort hängt aber noch der Pullover, den Sie am Abend zuvor dort hingehängt haben. Sofort spüren Sie die ungewohnte Kontaktfläche der Rückenlehne. Ohne hinzuschauen erhalten Sie Informationen über das veränderte Gefühl beim Anlehnen. Sie erinnern sich, dass da noch der Pullover hängt. Bei einem Menschen mit Demenz fehlt das Erinnern, dass da noch etwas hängt. Vielleicht spürt er noch nicht einmal die veränderte Rückenlehne, wenn er sich anlehnt. Dieses Körpergefühl angemessen einzuordnen, fällt schwer. Die Person spürt, da ist etwas, kann aber nichts damit anfangen. Nicht ausgeschlossen ist, dass sie dadurch ganz verunsichert wird. Bei fortschreitender Demenz bewegt sich die Person weniger. Damit verliert sie die Fähigkeit, den eigenen Körper wahrzunehmen. Die unbewussten Berührungen am eigenen Körper nehmen ab. Mehr und mehr geht das Körperbild verloren. Was jedoch immer spürbar bleibt, sind die Bewegungen vom Körperstamm. Dazu ist die bewusste Aufmerksamkeit zum Beispiel für Atmung und den Herzschlag nötig.

Manche Demenzkranken zeigen einen starken Drang sich zu bewegen. Fast dauernd tun sie etwas. Diese Bewegungen sind eventuell dazu da, sich selbst besser zu spüren. Vorgänge im Körperinneren, wie zum Beispiel Schmerzen, werden so für andere sichtbar. In gleichbleibender Art und Weise werden dann Bewegungen ständig wiederholt, zum Beispiel Wischbewegungen, als ob man abstaubt. Schlimmere Formen sind dann sich selbst zu kratzen, zu beißen oder zu schlagen. Auch das sind möglicherweise Hinweise von eingeschränkter Wahrnehmung vom eigenen Körper. Weil Anregungen von außen und vom eigenen Körper weniger werden, stimuliert sich die Person selbst. Das nennt man in der Basalen Stimulation Autostimulation. Wir stellen fest, je stärker die eigene Aktivität zurückgeht, umso mehr bemerkt die Person, dass sie sich selbst verliert. Dann greift dieser Mensch auf Anregungen zurück, die ihm noch möglich sind. Gehen auch diese Möglichkeiten verloren, sind andere Menschen gefragt, die dem Betroffenen helfen, den eigenen Körper bewusst zu erfahren. Bieten Sie der Person kleine Abwechslungen bei solch gleichförmigen, langweiligen Situationen. Wecken Sie die Aufmerksamkeit und bieten sie angenehme, gut zu spürende Informationen für den Körper. Im Austausch mit Ihnen als Betreuungskraft wird die eigene Lebendigkeit auf wohltuende Weise vermittelt.

Lageempfinden und Demenz

Das Stehen, Liegen, Sitzen oder Gehen wird über ein Organ im Innenohr gesteuert. Man nennt dieses Sinnesorgan den Vestibularapparat. Wie die somatische Wahrnehmung funktioniert dieses Sinnessystem, solange der Mensch atmet. Dieses Gleichgewichtsorgan steht eng mit den Augen, Ohren und der Bewegung der Muskulatur in Verbindung. Das merken wir, wenn wir aus einem fahrenden Zug hinausschauen. Da wird einem leicht schwindelig und die Augen fangen an, hin und her zu zittern. Wir merken mit diesem Sinnesorgan zudem die Schwerkraft, halten das Gleichgewicht und erhalten Hinweise zur Orientierung im Raum. Richtungen, wechselnde Geschwindigkeiten und den Bewegungsfluss gleichen wir ab durch diesen Sinn. All dieses geschieht, ohne dass wir darüber nachdenken, ganz von alleine. Erst im Alter, wenn die Blutgefäße weniger elastisch sind oder Krankheiten hinzukommen, wird der Vestibularapparat stark beansprucht. Leicht entsteht das Gefühl von Schwindel, wenn die Person zum Beispiel vom Stuhl aufsteht. Dann hilft es, sich regelmäßig zu bewegen und damit das Gleichgewichtsorgan zu fordern. In schweren Fällen ist eine Behandlung mit Arzneimitteln notwendig. Bei Menschen mit Demenz tritt Schwindel ebenso auf. Sie bewegen sich entweder sehr wenig oder sehr gleichartig, wenn sie beispielsweise ständig gehen. Trotzdem fühlt sich der Körper dieser Menschen verhältnismäßig steif an. Insbesondere Personen, die viel Zeit im Liegen verbringen, bekommen beim Drehen oder Aufsitzen Gefühle von Schwindel. Dann stellt sich die Angst zu fallen ein. Menschen, die davon betroffen sind, sagen das auf ihre Art und Weise! Sie halten sich fest, versteifen oder wehren sich, wenn jemand sie bewegt. Mögliche Gründe dafür sind die Abbauprozesse im Gehirn in der Region, welche für das Bewegungsempfinden verantwortlich ist. Die betroffenen Personen bewegen sich in so einem Fall weniger. Daher verkleben und verhärten die körperlichen Strukturen der Faszien. Verspannungen entstehen. Diese drücken auf Nerven, was zum Ohrensausen führt. Dieses wiederum ruft Kopfschmerzen hervor. Schwindel stellt sich ein. Eigene Erfahrung zeigen, dass viele Demenzkranke von solch starken Verhärtungen der Muskulatur betroffen sind. Meist im gesamten Bereich von Schulter und Nacken. Umso wichtiger sind daher Angebote, welche diese Verspannungen lösen.

Schwingungsempfinden und Demenz

Die Innenwahrnehmung ermöglicht es, Schwingungen als besondere Form der Bewegung aufzunehmen. Alle Arten von Bindegewebe im menschlichen Körper empfinden Schwingungen. Schwingungen entstehen durch stampfende, klopfende, tippende oder rüttelnde Bewegungen und Berührungen. Im Konzept der Basalen Stimulation spricht man von vibratorischer Wahrnehmung. Die Zellen im Körper, welche Schwingungen aufnehmen, gewöhnen sich rasch an diese Berührung. Die Wirkung von dem, was wir wahrnehmen, hält nicht lange an. Geschieht das mit leichter Berührung der Haut, ist die Wirkung der Schwingung mehr auf der Oberfläche zu spüren. In der Tiefe vom Körper spüren wir Schwingungen auch über die Knochen. Gehen wir, nehmen wir diese Schwingungen bei jedem Schritt unbewusst in uns auf. Der Druck von den Fußsohlen setzt sich über die Beine und das Becken weiter fort. Wir merken, wie stabil unser Körper ist. Gleichzeitig erhalten wir auch Informationen über die Körperlage im Raum. Wiederum ein Hinweis, dass Sinneserfahrungen stets auf die ganze Person wirken. Kleine Kinder machen von sich aus Schwingungserfahrungen, weil sie viel hüpfen und springen. Im Gegensatz dazu erfahren alte Menschen das weniger. Sie vermeiden solche Bewegungen oder führen diese nicht durch, weil sie zum Beispiel Angst vor dem Stürzen haben. Manche, vor allem Frauen, leiden unter Osteoporose. Die Erkrankung ist die Folge von Abbauvorgängen im Körper. Da brechen die Knochen leicht. Abrieb vom Gelenkknorpel kommt bei älteren Menschen ebenso häufig vor. Es entstehen Entzündungen in den Gelenken. Deshalb bewegen sich manche weniger, auch aus Angst vor Schmerzen. Daraus entsteht ein Teufelskreis. Weil man sich wenig bewegt, entsteht Knochenschwund, weil Knochenschwund da ist, bewegt man sich weniger. Das Eine bedingt das andere. So ist das auch bei demenzkranken Menschen. Sie vergessen sich zu bewegen oder sind mit fortschreitender Demenz nicht mehr in der Lage, sich zu bewegen. Andere Betroffene sind ständig am Gehen. Dadurch spüren sie ihren Körper recht deutlich, nehmen aber ihre Erschöpfung nicht wahr. Zusätzliche Vibrationen sind bei solchen Menschen nicht unbedingt nötig. Liegen Menschen hingegen viel im Bett oder sitzen sie im Rollstuhl, spüren sie weniger vom Zusammenhalt ihrer Knochen und der inneren Stabilität. Dann sind vibratorische Angebote ein gutes Mittel, um den Zusammenhalt vom Körper zu erfahren.

Zusammenfassung

Die Bereiche der Wahrnehmung und die Veränderungen bei Demenz sind verschieden stark ausgeprägt. Veränderungen in den Sinnesbereichen gehören zum Alter dazu. Menschen mit Demenz weisen besondere Einschränkungen in fast allen Sinnesbereichen auf. Je nach Person sind diese jedoch sehr unterschiedlich. Für Sie als Betreuungskräfte bedeutet das, Sie benötigen Informationen über sinnliche Beeinträchtigungen der Person, die Sie einzeln betreuen. Fragen Sie bei Pflegefachkräften nach, wie Sie die Person am besten über ihre Sinne ansprechen können. Über die Körpersinne erreichen Sie den Betroffenen immer unmittelbar. Sind Sie sich bitte im Klaren darüber, dass Sie bei allem, was Sie basal stimulierend tun, stets mit dem Menschen arbeiten, nicht etwas am Menschen tun. Ein Beispiel zum somatischen Empfinden: Sie machen ein somatisches Angebot. Die Person soll etwas wacher werden. Daher bürsten Sie die Arme der Bewohnerin mit einer rauen Bürste zum Herzen hin. Die Haut verfärbt sich rot und man sieht, diese wird jetzt gut durchblutet. Dann haben Sie Ihr Ziel erreicht! Aber, haben Sie auch die Person in ihrem Erleben angesprochen? Vielleicht wird die Bürste als zu hart empfunden. Der Druck als zu punktuell oder zu fest empfunden. Unter Umständen hat die Betroffene ihr Gesicht verzogen, sich angespannt, weil das Bürsten unangenehm war. Dann war das zwar ein Reiz für die Haut, aber kein angenehmes Körpergefühl für die stimulierte Person. Daher gilt: Überlegen Sie, was möglicherweise das Lebensthema der Person ist. Braucht sie diese Körpererfahrung oder etwas ganz anderes? Welche Lebenskräfte wirken momentan auf die Person ein? An welche sensobiografischen Erfahrungen können Sie anknüpfen? Was steht im Moment im Zentrum vom Sechseck ganzheitlicher Entwicklung? Bei allem, was Sie tun, achten Sie stets auf den Betroffenen und seine Art darauf zu reagieren! Vor allem bei Menschen, die sich nur sehr begrenzt mitteilen, also weder reden noch sich bewegen. Das heißt, Sie beobachten ständig vor und während Sie etwas gemeinsam machen, auf welche Weise die Person sich mitteilt. Zum Schluss sehen Sie vielleicht irgendeine Wirkung. Zum Beispiel, die Person entspannt sich, wird munter, lebendig oder aktiver. Erst jetzt sind Sie in der Lage zu entscheiden, wie ihr Angebot gewirkt hat.

Sich bewegen und Demenz

Dieser Bestandteil vom Hexagon verdeutlicht, wie wichtig das Bewegen ist. Ihnen wird klar, was Sie tun müssen, wenn Ihre Einzelbetreuung erfolgversprechend sein soll.

Der Bewegungssinn heißt in der Medizin „Propriozeption“. Das bedeutet so viel wie sich selbst in Besitz nehmen. Indem man sich bewegt, entdeckt man den eigenen Körper und die Umwelt. So entstehen Erfahrungen und wir lernen mit den Dingen zurechtzukommen. Bewegung dient dazu, von einem zum anderen Ort zu kommen. Sie ist auch eine Aktivität, um Schwerkraft zu erfahren, die Ausdehnung der Körperteile im Raum zu spüren, Grenzen und Richtungen eigener Bewegungen zu entdecken. Bewegung folgt einem inneren Rhythmus von schnell, langsam, fließend, abgehackt und so weiter. Bewegung führt zum Auf- und Abbau von Spannung im Körper. Als Bestandteil unserer Darstellung der basalen Sinne und Wahrnehmung unterscheiden wir zwei Gesichtspunkte der Bewegung.

1. Die innere Bewegung. Sie geschieht über das sogenannte vegetative Nervensystem. Das sind alle Abläufe im Inneren vom Körper, die meist unbewusst verlaufen (Interozeption). Damit sind alle Vorgänge in den kleinsten Zellen vom Körper gemeint, bei denen biologische und chemische Abläufe im Körper stattfinden. Dazu gehört der Stoffwechsel. Dieser findet in den Organen statt. Alles, was mit der Nahrung zu sich genommen wird, wird aufgebaut, umgebaut oder abgebaut. Manches wird aber auch eingelagert, zum Beispiel Fett, wenn wir uns falsch ernähren und zu wenig bewegen. Beim Atmen wird Neues aufgenommen und Verbrauchtes abgegeben (Sauerstoff, Kohlendioxid …). Der Körper sorgt so für sich selbst. Erst wenn diese inneren Bewegungen durcheinanderkommen, kommt einem das, zum Beispiel

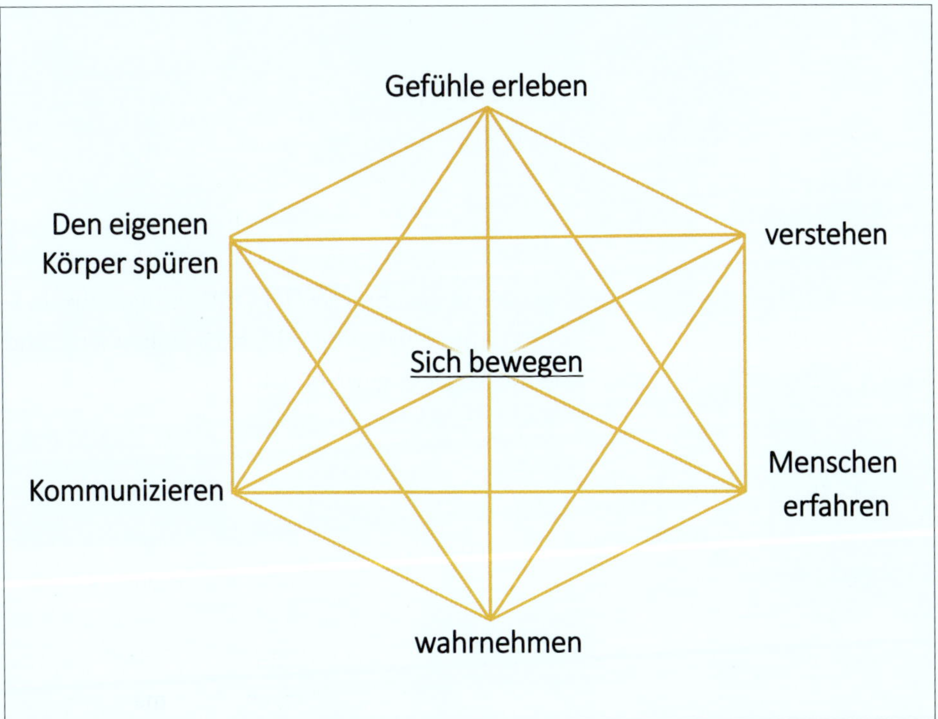

Abbildung 11: Hexagon – sich bewegen

als Atemnot oder Schmerz, ins Bewusstsein. Aber auch, wenn eine fremde Hand die eigene Haut berührt, finden innere Stoffwechselabläufe statt (vgl. Faulstich 2008).

2. „Bewegt werden" haben wir als einen weiteren basalen Sinn kennengelernt. Die Wahrnehmung davon passiert in den Muskeln und Faszien. In Zusammenhang mit der Basalen Stimulation wollen wir diesen Sinn nutzen, damit der beeinträchtigte Mensch wieder einen Bezug zu sich selbst bekommt. Geht die Fähigkeit, sich selbst zu bewegen, verloren, braucht die Betroffene einen anderen Menschen, der hilft, den eigenen Körper wieder in Besitz zu nehmen. Stellen Sie sich zum Beispiel vor, Ihre beiden Arme sind bis zu den Händen eingegipst. Ihre Nase juckt und Sie wollen sich kratzen. Das geht in so einem Fall nicht wie gewohnt. Das Jucken geht sicher irgendwann vorüber, aber ein ungutes Gefühl bleibt zurück. Gegebenenfalls sagt Ihr Kopf: Vergiss die juckende Nase, die blende ich einfach aus. Irgendwann werden Sie dann die Nase überhaupt nicht mehr spüren. So passiert das mit dem ganzen Körper, wenn sich ein Mensch nicht mehr bewegen kann. Das Gefühl für

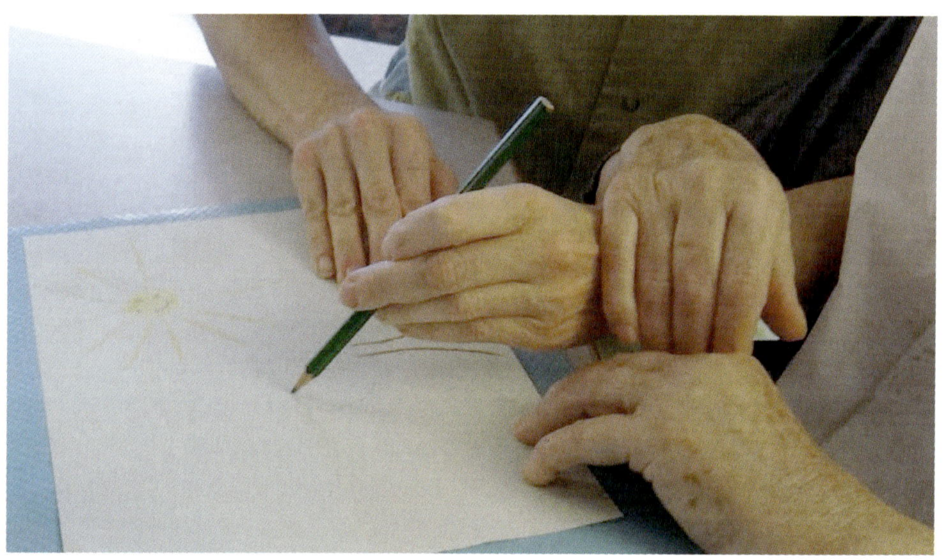

Begleitendes Malen

den Körper und die Vorstellung vom Körper gehen verloren. Der Mensch erscheint dann wie verloren. Der Körper wird verändert wahrgenommen. Das Gefühl für die Körpergrenzen ist weg. Wird die Betroffene gebeten, zum Beispiel die Augen zu öffnen, kann sie das nicht. Sie weiß nicht, was Augen sind, da sie diese kaum mehr bewegt und meist geschlossen hat. Das bedeutet, der Bezug zum eigenen Körper und seinen Teilen geht mit der Demenz verloren. Insbesondere bei Menschen mit Demenz im weit fortgeschrittenen Zustand kann das passieren. Weder ihr Geist scheint da zu sein, noch fühlen sie ihren Körper. Behalten Sie das in Erinnerung: Wer sich bewegt, nimmt sich wahr! Wer nichts zum Wahrnehmen bekommt, wird die Fähigkeit, sich zu bewegen, verlieren. Daher braucht ein Mensch beides, um sich selbst als lebendig zu erleben: Bewegen und Wahrnehmen. Basal stimulierende Angebote erreichen sowohl das Wahrnehmen, wie das Bewegen. Dies geschieht, indem wir dem Körper Erfahrungen ermöglichen. Gemeinsam werden wir aktiv und tauschen uns über den Körper miteinander aus.

Eigenerfahrung:
Setzen Sie sich bitte bequem auf einen Stuhl. Legen Sie ein weißes Blatt Papier vor sich auf den Tisch. Stellen Sie den Alarm Ihres Smartphones in 10 Minuten ein. Lassen Sie die ganze Zeit über die Augen geöffnet und schauen Sie nur noch auf das Blatt vor sich. Ab jetzt dürfen Sie sich nicht mehr bewegen! Weder ist Blinzeln mit

den Augen erlaubt, noch darf irgendein anderes Körperteil bewegt werden. Bleiben Sie wie eingefroren sitzen. Nehmen Sie wahr, welche Gefühle entstehen. Was spüren Sie vom eigenen Körper? Wie wirkt sich das auf das Wahrnehmen vom Blatt aus? Wie auf Ihr Denken? Was teilen Sie anderen über sich mit, wenn Sie so dasitzen? Wie erfahren Sie gleichzeitig die anderen Menschen um Sie herum? Wie hat diese Erfahrung sich ausgewirkt auf Ihr Sehen? Wie auf den restlichen Körper? Beantworten Sie diese Fragen nach dem Klingelton. Verstehen Sie nun, wie sich ein Mensch fühlt, der nicht mehr fähig ist, sich zu bewegen?

Kommunizieren und Demenz

Dieses Element vom Hexagon verändert sich mit fortschreitender Demenz zunehmend. Sie lernen, dass kommunizieren mehr als „nur" sprechen ist. Sie erhalten Hinweise für Ihren Betreuungsalltag, wie Kommunikation mit Demenzkranken gelingen kann.

Alles menschliche Leben ist Kommunikation. Menschen reden miteinander. Sie verständigen sich untereinander in ihrer Sprache durch Worte, Schriftzeichen, Zeichen der Körpersprache und – neuerdings – emojis. Das sind meist gelbe Gesichter, die Gefühle ausdrücken und Botschaften mitteilen. Über diese verschiedenen Wege tauschen Menschen Informationen aus und teilen sich mit. Das nennt man Kommunikation. Beim Kommunizieren setzen wir alle Sinne ein. Wir sprechen, bewegen uns, schauen einander in die Augen, riechen die Person. Man sieht, wie der Körper sich bewegt, und hört, was die andere Person sagt. Wenn Sie ihre Augenbrauen heben oder senken, Mund oder Nase bewegen, Hände und Arme einsetzen, machen Sie damit deutlicher, was Sie ausdrücken wollen. All das ist nur durch Bewegen und Wahrnehmen möglich. Beides gehört zum Kommunizieren dazu. Damit ist Kommunikation eine weitere wichtige Grundlage im Leben und Handeln von Menschen. Menschen teilen sich immer mit. Selbst wenn sie sich nicht bewegen, ist das eine Mitteilung. Ein Zeichen der Kommunikation. Schwierig wird das Miteinander-Kommunizieren, wenn man nicht die gleiche Sprache spricht. Nicht jeder spricht Arabisch oder Deutsch, Englisch oder Spanisch. Sprechen Leute nicht die gleiche Sprache, verständigen sie sich durch Mimik und Gestik. Vielleicht erinnern Sie sich noch an das Beispiel mit der Urlaubsreise in ein fremdes Land (vgl. Modelle – Lebensthemen). Demenzkranke Menschen verlieren mit der Zeit ihre Sprache, Worte fallen nicht mehr ein, werden durch andere Worte ersetzt oder umschrieben, zum Beispiel, mit dem Ding grast man (die Gabel war gemeint) oder „raufen

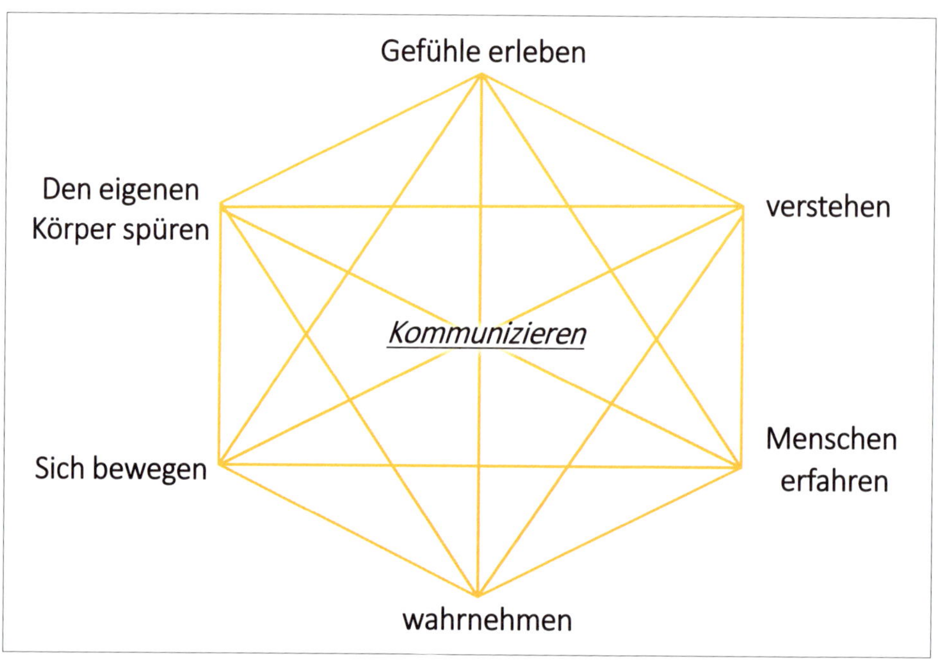

Abbildung 12: Hexagon – kommunizieren

wir eine Zifette“ (eine Zigarette rauchen). Sie verwechselt Worte, bildet Worte neu, wiederholt stets die gleichen Worte (z. B. komm her, Hilfe, Hilfe …) oder setzt sich reimende Worte aneinander (Wasser, nasser, Tasse, Klasse …). In der Anfangsphase fällt den Betroffenen auf, dass sie das falsche Wort benutzt haben. Je weiter die Demenz fortschreitet, umso ausgeprägter ist der Verlust der gesprochenen Sprache. Das kann im völligen Verstummen enden. Das heißt dann Mutismus in der Fachsprache. Schwierig für andere ist zu begreifen, was genau sie mitteilen wollen. Im Alltag setzen Mitmenschen ihre gewohnte Art zu kommunizieren ein, wenn sie mit Menschen mit Demenz sprechen. Sie schauen die Person an, sagen etwas, setzen vielleicht zusätzlich Mimik und Gesten ein. Was andere sagen, versteht die Demenzkranke eventuell gar nicht, weil sie die Bedeutung der Worte nicht mehr begreift. Das führt zu Missverständnissen. Jede Person nutzt, bei ihrer Art zu kommunizieren, die ihr zur Verfügung stehenden Mittel, um sich auszudrücken. Das Ergebnis kann sein, beide Gesprächspartnerinnen reden aneinander vorbei. Reden bedeutet im Fall der Demenzkranken, sie teilt sich mit, wie sie kann. Sie spricht nicht in Worten, sondern tut etwas, um sich zu äußern, zum Beispiel auf den Tisch klopfen, summen, mit der Hand über die Unterlage streichen, lächeln, weinen, vor sich hinstarren... Dieses Verhalten ist dann ihr zur Verfügung stehendes Mittel der Kommunikation. Es wird aber nicht als Versuch gedeutet, sich zu verständigen. Ganz im Gegenteil! Allzu leicht wird die Demenzkranke als Person bezeichnet, die herausforderndes Verhalten zeigt (neuerdings: BPSD-behaviorale, psychologische Symptome der Demenz). So entstehen Missverständnisse und der Austausch wird abgebrochen. Zu guter Letzt sind beide Beteiligte unglücklich über die fehlende Verständigung und das misslungene Zusammensein. Daher versuchen wir uns mithilfe basal stimulierender Angebote auf die Ebene der Mitteilung zu begeben, die der Demenzkranke versteht. Dazu gehören:

- Lautäußerung aufnehmen und mit dem Klang der Stimme beantworten,
- wenige Worte und die eigene Sprache in Tonfall, Sprachmelodie, Lautstärke und Geschwindigkeit an die Fähigkeiten von Demenzkranken anpassen,
- kleinste Veränderungen im Gesicht als Mitteilungen deuten,
- innere Bewegungen (Atemveränderung) durch Berühren rhythmisch begleiten
- sichtbare äußere Bewegungen aufnehmen und sich miteinander bewegen,

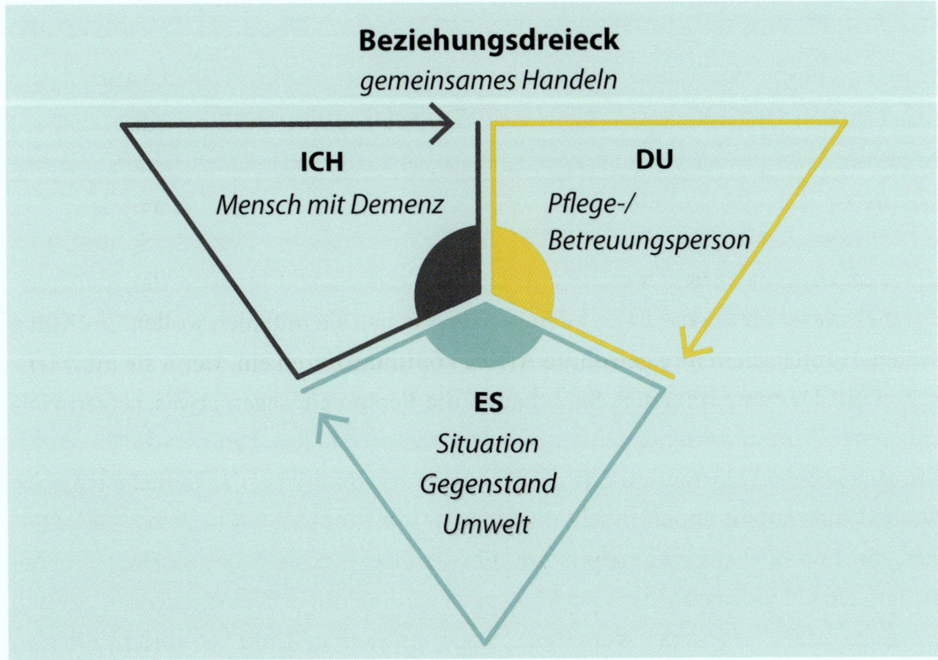

Abbildung 13: Beziehungsdreieck vom gemeinsamen Handeln

- verschiedene Formen der Mitteilung (stöhnen, wischen, in die Luft greifen…) als Form der Ansprache begreifen. Jeder Ansprache mit entsprechend passender Antwort begegnen.

Wenn miteinander gesprochen wird, heißt das nicht, ständig zu reden. Auch ohne Worte können wir uns über die Sinne verständigen. Eine sichtbare Geste der Finger, ein hörbares Lied, das man summt, ein duftender Kaffee den man in der Hand hält, all das können Hilfen der Kommunikation sein. Jemanden zu berühren ist die unmittelbarste Form der Kommunikation. Man begegnet sich als Person von Mensch zu Mensch. Wer spürt, dass da Interesse ist an der eigenen Person, fühlt sich getragen vom Gegenüber. Auch jenseits von Worten. Entsteht bei beiden ein Gefühl von gegenseitiger Achtung und gemeinsamem Vertrauen, ist die Verständigung erfolgreich. Das eröffnet die Chance, sich selbst zu entwickeln. Daher ist der Bereich der Kommunikation ein wichtiger Bestandteil der ganzheitlichen Entwicklung.

Kommunikatives Handeln

Kommunikatives Handeln bedeutet, dass beide Personen gemeinsam etwas tun. Ich biete dir etwas an. Du zeigst mir durch dein Verhalten, ob du da mitmachst. Beide richten ihre Aufmerksamkeit auf eine Aufgabe oder Sache, die sie miteinander teilen. So entsteht ein Beziehungsdreieck von gemeinsamem Handeln.

Das Credel – CRDL®
Ein Hilfsmittel für solch gemeinsame Aktivität ist zum Beispiel das CRDL (gesprochen: Kredl). Es ist ein klingender Körper für kommunikativen Kontakt. Das Mittel der Kommunikation ist beim CRDL nicht die Sprache, sondern der Klang durch gemeinsames Berühren Das CRDL besteht aus Holz. Es fühlt sich warm, gleichzeitig aber hart an und vermittelt spürbaren Widerstand beim Tasten. Durch Auflegen beider Hände ist eine Person selbst in der Lage, Klänge oder Geräusche zu erzeugen. Voraussetzung ist, die Betreute muss in der Lage sein, beide Hände in Kontakt mit dem CRDL zu bringen. Setzt man das Gerät so ein, beschäftigt sich die Person mit sich selbst. Das ist unterhaltsam, aber die Person fühlt sich vielleicht alleine gelassen. Kommunikativer Kontakt entsteht erst in dem Moment, in dem zwei Personen gemeinsam etwas miteinander tun. Bei dem Gerät passiert das, indem beide Beteiligte eine Hand oder ein anderes Körperteil auf dem CRDL liegen haben. Durch Berühren mit den Händen oder dem Körper schließt sich ein Stromkreis und ein Klang entsteht. Betreute und Betreuende müssen dazu Körperkontakt miteinan-

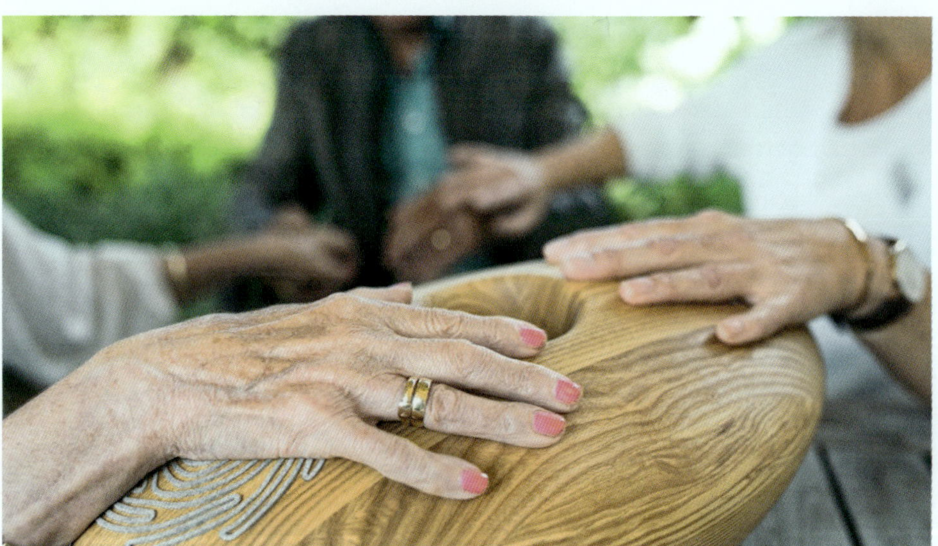

Abbildung 14: CRDL in gemeinsamen Kontakt

der und dem Gerät aufnehmen. Die Art und Weise der Berührung der einen Person, wie Klopfen, Streichen, Halten, Tippen oder Kneten, erzeugt jeweils einen anderen Klang oder ein Geräusch. Mithilfe dieser Art von Kontakt gelingt der Aufbau von Beziehung zwischen den Personen über einen Gegenstand. Die demenzkranke Person oder der schwer behinderte Mensch nimmt wahr: Wenn ich berührt werde, höre ich etwas. Klang und Berührung hängen miteinander zusammen. Ein Dialog entsteht. Das ist ein Gespräch zwischen zwei Personen. Beide Personen merken, unser Berührungskontakt bewirkt etwas! Du mit mir und ich mit dir, wir beide sind in spürbarer und hörbarer Verbindung. Wenn ich dich berühre, verändere ich den Klang. Wenn du mich berührst, verändert das CRDL ebenfalls den Klang, je nach Art der Berührung. Berühren, Hören und gegebenenfalls begleitende Worte, oder Summen unterstützen die Beziehung zum anderen. Durch das CRDL als Mittel der Kommunikation kommen Menschen miteinander in Austausch. Haben Angehörige Hemmungen den Demenzkranken anzufassen, trägt das CRDL zum Überwinden dieser Hemmschwelle bei. Es fällt über dieses Hilfsmittel leichter den Demenzkranken zu berühren. Sich selbst berühren zu lassen, wird gleichermaßen leichter fallen. Möglicherweise setzt das CRDL sogar die Angst herab, jemanden überhaupt zu berühren. Selbst bei Gruppenangeboten ist das CRDL einsetzbar. Familienangehörige kommunizieren zu dritt über Geräusche oder Klänge mit ihrem demenzkranken Angehörigen. So entsteht eine neue Form von Gemeinsamkeit und Verbindung. Vielleicht wird der Humor angeregt, je nachdem, welches Geräusch das CRDL von sich gibt. Berühren sich mehrere Personen an den Händen und sind zwei davon mit dem CRDL verbunden, wird ebenfalls Hörbares erzeugt. Möglicherweise der Auftakt weiterer kommunikativer Angebote. Diese Erfahrungen sind nicht vergleichbar mit dem Vorspielen von Musik oder Musikhören. Die Art der Klänge erzeugen die Personen selbst, durch die gegenseitige Berührung und Bewegung. Sie kommen miteinander in Kommunikation. Sie bewirken gemeinsam etwas! Aus Sicht der Basalen Stimulation bietet das Instrument vor allem Hörerfahrungen durch Berührung. Die Erfahrung vom ganzen Körper ist mit dem CRDL nicht möglich. Dennoch wird Gemeinsamkeit hergestellt, da das CRDL im Austausch mit einem anderen Menschen ganzheitliches Erleben fördert. Wie das CRDL sich auswirkt auf das Erleben und Körperempfinden von Menschen mit Demenz, braucht weitere Studien der Pflegewissenschaft.

Den eigenen Körper erfahren und Demenz

In diesem Element vom Hexagon erfahren Sie, welche Rolle der Körper beim Erinnern spielt. Sie werden erkennen, was das für ihr alltägliches Handeln im Betreuungsalltag an Chancen und Gefahren mit sich bringt.

Menschen sind natürliche Wesen. Sie leben in einer Umwelt, in der sie Sonne, Wind, Kälte, Wärme, Regen, Schnee, anderen Lebewesen und so weiter ausgeliefert sind. Menschen passen sich an diese Lebensbedingungen an. Im Lauf der Geschichte der Menschheit haben die Menschen gelernt, wie sie ihr Überleben sichern – durch Kleidung, Anbau von Lebensmitteln, Bauen von Hütten oder Häusern und so weiter. Das alles geschieht aktiv mit dem Körper, ohne dass wir uns darüber Gedanken machen. Wir haben bereits gesehen, wie wichtig dabei Wahrnehmen, Bewegen und Kommunizieren sind. Dank dieser drei Grundlagen vom menschlichen Leben wird alles, was wir erfahren, im Körper aufgenommen. Erfahrungen mit der Natur, anderen Menschen, dem Ort, an dem wir leben, und so weiter. Alles wird verinnerlicht und zum Bestandteil der eigenen Persönlichkeit. Wir entscheiden selbst, welche Erfahrungen wir machen wollen und welche nicht. Hin und wieder werden uns diese auch vorgegeben. Das passt oder erfreut nicht jeden Menschen. Manchmal geschehen Zufälle oder Dinge, die wir nicht ändern können, zum Beispiel ein schwerer Autounfall oder seelische Verletzungen durch Gewalt, Flucht oder Krieg. So etwas behalten wir ebenfalls im Kopf und im Körper. Wir erinnern uns daran.

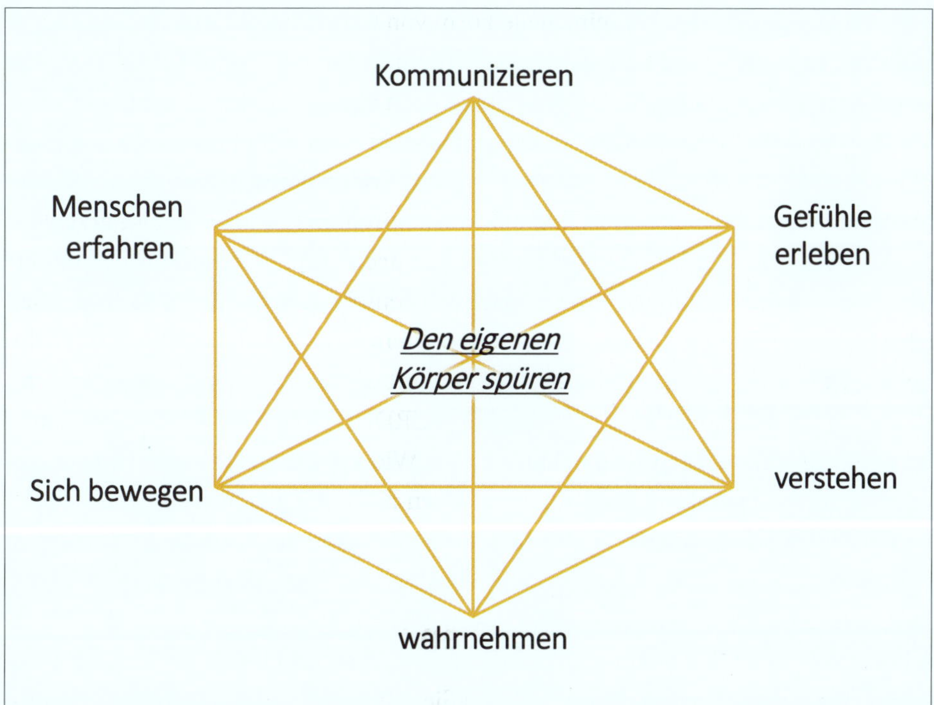

Abbildung 15: Hexagon – Den eigenen Körper erfahren

Manche Personen sind diesen Erinnerungen ausgeliefert, ob sie wollen oder nicht. Sie erleben wiederkehrende Bilder, Geräusche oder Gerüche wie bei diesem schlimmen Ereignis oder den schlechten Erfahrungen. Das nennt man dann ein Trauma. Angebote, die ähnliche körperliche Erfahrungen, Bilder, Geräusche oder Gerüche auslösen wie damals, überwältigen die Person und ihre Gefühle. Bei einem Menschen, der so etwas erlebt, spricht man dann von einer Belastungsstörung nach dem Trauma (posttraumatische Belastungsstörung, PTBS). Bienstein (1991, S. 97) berichtet von einer Unfallpatientin, der man ihr Lieblingsmusikstück vorspielte. Sie reagierte mit einem Atemstillstand. Später stellte sich heraus, dass dieses Musikstück während ihres Autounfalls gespielt wurde. Durch das Hören der Musik über den Kopfhörer wurde sie daran erinnert. Manches wird auch wieder vergessen. Jedoch kommen Erfahrungen mit dem eigenen Körper sofort ins Gedächtnis, wenn sie vergleichbar sind mit früher gemachten Erfahrungen. Daher sprechen wir auch vom Körpergedächtnis. Ein Beispiel hierzu: Sie sind im Schwimmbad. Als Kind waren Sie vielleicht oft mit Oma und Opa im Freibad. Dort war das Wasser kalt, besonders die Dusche, und es roch nach Chlor. Damals spendierte Oma immer ein gekochtes Würstchen mit Senf, serviert auf einem Pappteller. Wenn Sie heute als Erwachsener ins Freibad gehen, kann alleine der Geruch oder das Gefühl vom kalten Wasser diese Erinnerungen an früher auslösen. Vielleicht kaufen Sie sich dann selbst ein Würstchen mit Senf. Sie sehen die Größe der Wurst, fassen sie an, riechen den Senf, führen sie zum Mund und beim Hineinbeißen hören Sie das Knacken der Wurst. Sie fühlen den Widerstand der Wursthaut im Mund, schmecken und bewerten diese Erfahrung. Ihnen kommt vieles von damals in den Sinn. Sie kommen zu dem Ergebnis: Damals hat das Würstchen besser geschmeckt!

Über den Körper Erinnerungen wecken

Sinneseindrücke wecken gespeicherte Erinnerungen, die wir mit dem Körper gemacht haben, obwohl die Situation vermutlich nicht die gleiche sein wird wie damals. Menschen, die schwer beeinträchtigt sind, haben auch solche Erfahrungen. Gute wie schlechte. Wenn die eigene Bewegung nachlässt, sind sie weniger in der Lage, sich diese Erinnerungen selbst zu verschaffen. Nun sind sie auf andere Menschen angewiesen, die positive Erinnerungen wecken und ihnen Erfahrungen mit dem Körper ermöglichen. Betreuungskräfte helfen dann, den eigenen Körper zu spüren. Sie bieten im Rahmen der Einzelbetreuung Berührungen an. So erleben die Betroffenen die Grenzen vom Körper und damit zum Beispiel die eigene Körperlänge und Körperbreite. Bekannte und vertraute Dinge zum Greifen und in der Hand halten oder sich in Bewegung zu spüren, wecken Erinnerungen. Der eigene Körper wird wahrgenommen. Er ist an allen Aktivitäten beteiligt. Demenzkranke Menschen sind daher immer über den Körper erreichbar. Wir wissen nur nicht, was sie und wie sie Erfahrungen mit dem Körper erinnern. Selten sind sie in der Lage, darüber zu erzählen. Mitteilen werden sie sich immer, auf ihre Art und Weise. Das haben wir beim Thema Kommunizieren gelesen. Wichtig ist, dass Sie dem Bewohner körperliche Erfahrungen überhaupt erst ermöglichen. Seien Sie sich bewusst, dass das, was Sie mit dem Körper tun, im Gedächtnis der Person verarbeitet wird. Sie lösen Erinnerungen aus mit Ihrem Tun. Betreuungsangebote für Bewohnende, die ein Trauma erlebt haben, versetzen die Person unter Umständen in diese Lebenssituationen zurück. Da kommen manche Angebote manchmal anders an als von der Betreuenden gedacht. Vielleicht löst ihr Angebot „sensobiografische" Erinnerungen aus, an früher erlebte schlechte Gefühle. Erfahrungen mit dem Körper sind nicht losgelöst von der Person möglich, ihrem Denken, Fühlen und Handeln. Demenzkranke sind da besonders verletzlich, weil sie ihr Unwohlsein nicht mehr mit Worten ausdrücken. Daher ist das Thema „den eigenen Körper erfahren“ auch ein weiterer wichtiger Bestandteil der ganzheitlichen Entwicklung. Der Demenzkranke knüpft durch Körpererfahrungen an frühere Erfahrungen an und besinnt sich auf sein aktuelles Dasein.

Gefühle und Demenz

Jeder Mensch erlebt Gefühle und drückt diese aus. Dieses Element vom Hexagon macht Ihnen deutlich, wie Sie Gefühle erkennen und dann darauf reagieren können.

Gefühle sind körperliche und seelische Antworten auf Ereignisse der Umwelt. Diese Ereignisse werden mit den Sinnen aufgenommen. An unterschiedlichen Stellen im Gehirn erfolgen die Verarbeitung und Bewertung dieser Antworten. Die unterste Stelle vom Gehirn (Stammhirn über autonomes Nervensystem) nimmt zum Beispiel starke Erregung wie Angst, Verletzlichkeit und Stress auf. In der nächsten Ebene vom Gehirn (Zwischenhirn und Limbisches System) werden die Gefühle verarbeitet, die noch nicht bewusst sind. Also das, was zum

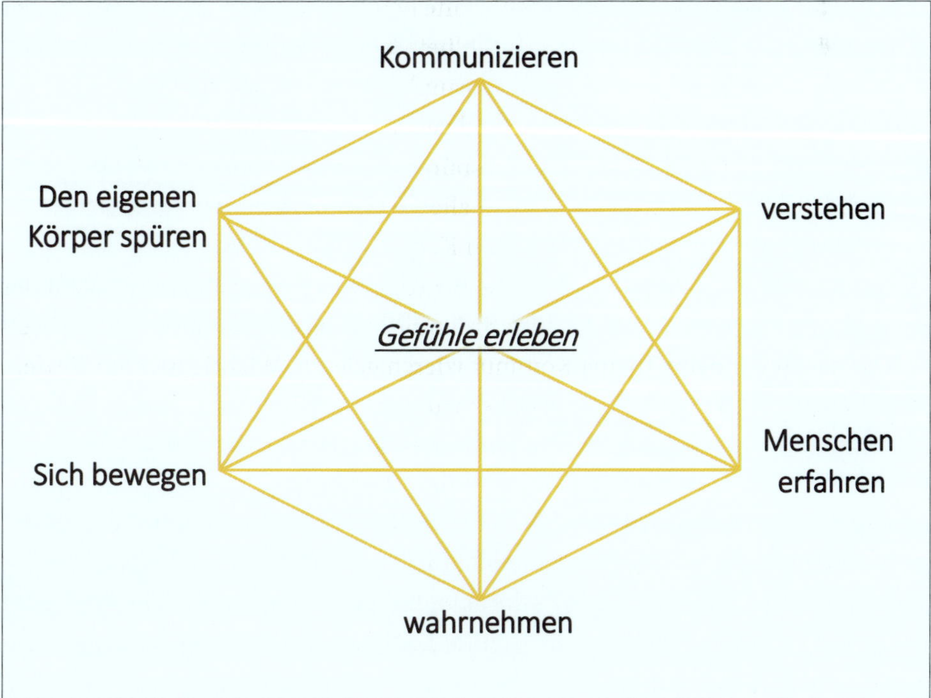

Abbildung 16: Hexagon – Gefühle

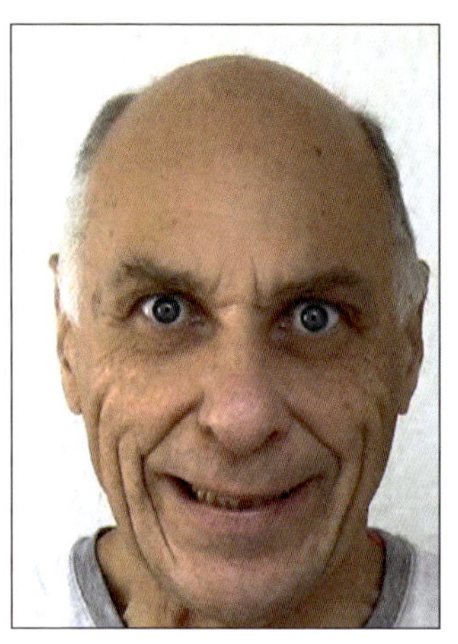
Angst

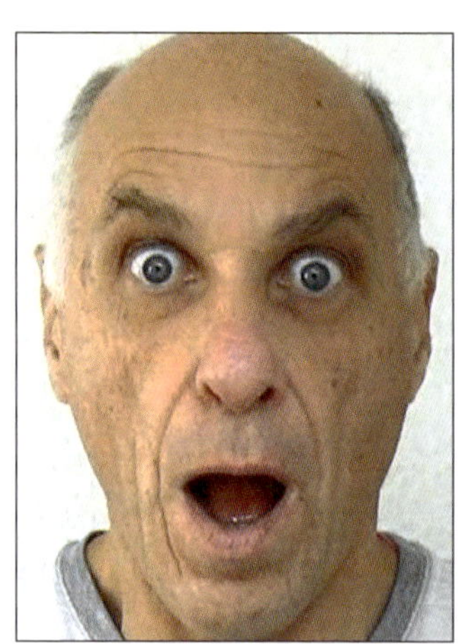
Überraschung

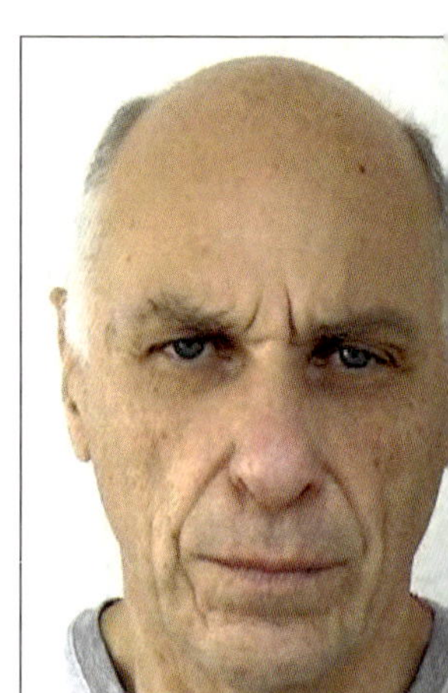
Trauer

Abbildung 17: Gefühle hinter dem Gesichtsausdruck

Beispiel Angst auslöst oder was uns in Wut versetzt. Dieser Bereich vom Gehirn verarbeitet Vorgänge, die mit Bewegung verbunden sind. Dazu gehören Klang und Schwingung der Stimme, Gestik, Mimik und Körperhaltung. Gefühle, man sagt auch Emotionen, kann man bewusst steuern. Dies geschieht im obersten Teil des Gehirns, besonders in dem Bereich, der hinter der Stirn liegt. Da steuern wir die Gefühle, indem Denken und Fühlen miteinander verbunden werden. Bei Menschen mit Demenz, die Veränderungen in diesem Bereich haben, spricht man von frontotemporaler Demenz. Das Steuern der Gefühle ist bei so einer Form der Demenz nicht mehr möglich. Manche dieser Menschen sind dann enthemmt. Zum Beispiel ziehen sie die Kleider in der Öffentlichkeit aus oder befriedigen sich selbst. Sie halten sich nicht mehr an die Regeln, wie man in einer Gruppe zusammenlebt. Ihr Verhalten ist diesen Menschen nicht bewusst. Sie lassen ihren Gefühlen freien Lauf. Manche Demenzkranke fangen plötzlich an zu weinen, zu schimpfen oder zu fluchen. Sie drücken ihre Gefühle einfach aus, ohne auf andere Rücksicht zu nehmen. Was sie in ihrem Inneren bewegt, kommt ungefiltert zum Ausdruck. Die Gefühle werden nicht mehr gesteuert oder unterdrückt, selbst wenn die Person vor der Demenz sehr klug und überlegt gehandelt hat. Vielleicht hat sie nie Gefühle zugelassen, die jetzt im Laufe der Erkrankung deutlicher ausgelebt werden. Dann gilt es, diese Gefühle zu erkennen und der Person zu helfen, aus dem Durcheinander der Gefühle herauszukommen.

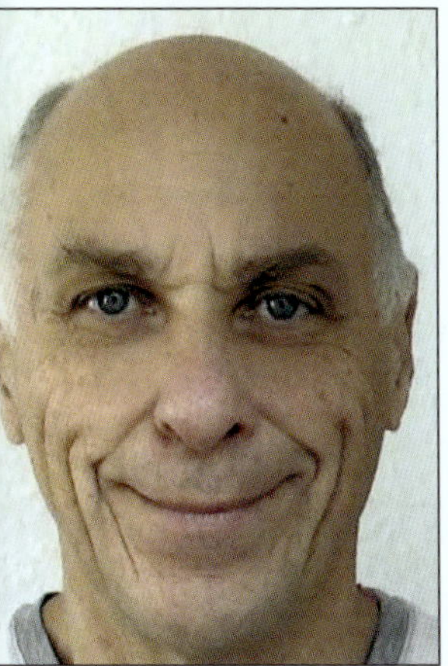
Freude

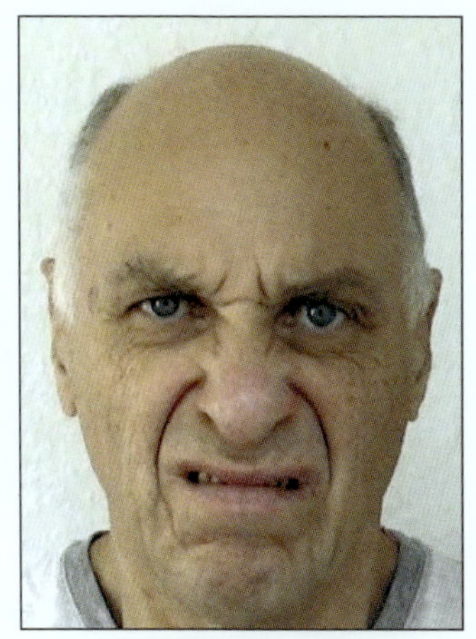
Ekel

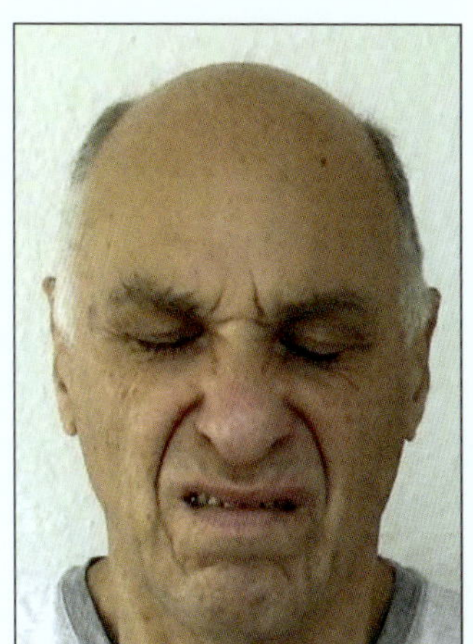
Schmerz bei Demenz

Gesichtsausdruck und Gefühle

Bei dem Modell der Lebenskräfte sind Gefühle aufgezählt worden. Gefühle treiben Menschen an, Dinge zu tun. Zu wissen, welches Gefühl der Mensch mit Demenz ausdrückt, erleichtert den Umgang mit dem Betroffenen. Neben dem, was die Person tut, beobachten Sie Gefühle auch am Gesichtsausdruck. Der „Emotionsforscher" Paul Ekman beschäftigt sich mit Gefühlen, die alle Menschen auf gleiche Art und Weise ausdrücken. Er ist der Meinung, wenn wir die Gefühle erkennen, gehen wir leichter mit eigenen und fremden Gefühlen um. Ein anderer Forscher, Alan Fridlund, meint etwas ganz anderes. Fridlund meint, das Gefühl hinter dem Gesichtsausdruck ist eine Aufforderung, einander zu beeinflussen. Er sagt, der Gesichtsausdruck vermittelt ein Gefühl, das sofort gedeutet wird. Die Person erwartet eine unmittelbare Reaktion Das passiert weitgehend automatisch, ganz von alleine. Der Gesichtsausdruck einer Person ist so etwas wie eine Einladung an eine andere Person, mit ihr in Kontakt zu treten. Die Person will wahrgenommen werden. Beide Forscher helfen uns mit ihren Sichtweisen zu verstehen, was gerade im Moment bei einem anderen Menschen los ist. Wenn wir den Gesichtsausdruck erfassen, fällt uns das Helfen leichter. Die verschiedenen Abbildungen zeigen Ihnen den Gesichtsausdruck bei verschiedenen Gefühlen. Natürlich umfassen die hier dargestellten Gefühle nicht alle Gefühle, die Menschen erleben. Es sind grundlegende Gefühle, die bei allen Menschen gleich ausgedrückt werden.

Gefühle erkennen

Die demenzkranke Person ist oft nicht mehr in der Lage, anderen zu sagen, was sie fühlt. Umso wichtiger ist, dass Betreuungskräfte erkennen, was die Mimik einer Person über den derzeitigen Zustand ihrer Gefühle verrät. Fast von alleine bekommen Sie dann Ideen, was die Betroffene möglicherweise gerade braucht und wie Sie mit der Betroffenen umgehen können. Erkennen Sie Ärger oder Wut, sind Sie eher vorsichtig und halten Abstand. Sehen Sie Trauer, fällt Ihnen die Aufnahme von Kontakt vermutlich leichter. Sprechen sie das erkannte Gefühl aus, indem sie zum Beispiel sagen, „jetzt sind sie aber wütend“ oder „das ist zum Haare raufen“. Damit drücken sie ihr Verständnis für die Gefühle des anderen aus. Zeigen Menschen keine Veränderungen im Gesicht, wie bei bestimmten Erkrankungen (Sklerodermie, fortgeschrittene Parkinson-Erkrankung), ist die Ungewissheit groß. Dann kommuniziert die Person über andere körperliche Zeichen wie Schwitzen, Erröten oder Zunahme vom Herzschlag bis hin zum Erbrechen.

Mitgefühl steuern

Egal, wie die Stimmung ist, Gefühle sind ansteckend. Sie übertragen sich auf andere Menschen. Auch dafür sind die Spiegelneuronen zuständig. Das trifft auf alle Gefühle zu, insbesondere auf die Angst. Aber auch Trauer oder Wut sind ansteckend. Damit Ihr Mitgefühl Sie nicht überwältigt, machen Sie sich bewusst, welches Gefühl Sie gerade überwältigt. Sagen Sie zu sich selbst zum Beispiel „jetzt bin ich ganz traurig“ oder gestehen Sie sich Ihre Angst ein. Dadurch, dass Sie sich das eingestehen, schaffen Sie Abstand. Sie werden sich bewusst, dass der andere dieses Gefühl hat, nicht Sie selbst. Unter Umständen sprechen Sie das der Person gegenüber aus. Das hilft Ihnen in der Lage zu sein zu handeln.

Verstehen und Demenz

Dieses Element vom Hexagon macht Ihnen deutlich, wie wichtig die Sinne für das Verstehen sind. Beachten Sie diese Hinweise bei Angeboten der Einzelbetreuung, fällt Ihnen der Umgang mit Demenzkranken leichter.

Die Wortbedeutung von „Verstehen“ ist sprachlich abgeleitet von „vor einem Objekt stehen“. Ein Objekt ist ein Gegenstand. Um einen Gegenstand oder einen Vorgang zu verstehen, muss man beides mit den Sinnen wahrnehmen. Man sieht, riecht, schmeckt oder fasst den Gegenstand an. Man denkt darüber nach, was das wohl für ein Gegenstand ist. Hat die Person die Bedeutung davon verstanden,

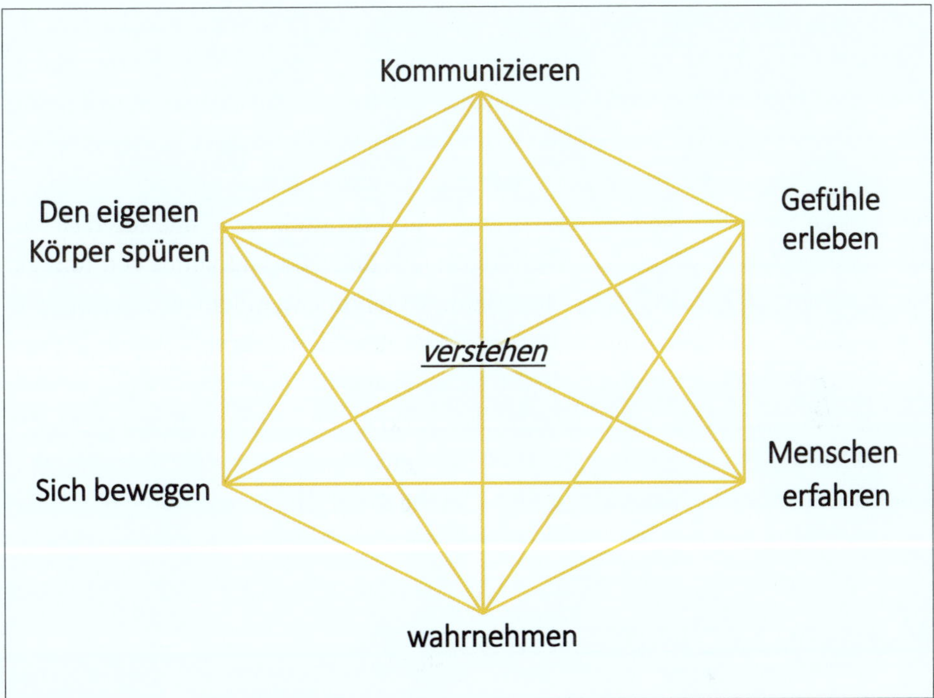

Abbildung 18: Hexagon – Verstehen

schlägt sich das im Netzwerk vom Gehirn und den Erfahrungen im Körper nieder. Verstehen ist damit ein weiteres Element der ganzheitlichen Entwicklung. Hat jemand etwas verstanden, kennt er etwas, was er vorher nicht kannte. Er kann die Dinge einordnen in das bereits vorhandene Wissen. Wenn hingegen jemand etwas nicht versteht, dann sagt man im Volksmund, „der steht wie ein Ochs vor einem Berg". Das drückt aus, die Person weiß nicht mehr weiter, weil irgendetwas das Verstehen behindert. Sie ist ratlos, steht vor einem Gegenstand und ist nicht in der Lage, selbst etwas zu tun. Irgendetwas blockiert das Verstehen. Menschen mit Demenz haben Schwierigkeiten, Worte und deren Bedeutung zu erfassen. Neue Situationen zu verstehen, fällt ihnen schwer. Mit Dingen oder Gegenständen geschieht das ähnlich. Ein Demenzkranker bekommt zum Beispiel eine Gabel gezeigt. Er wiederholt vielleicht Ihre Worte „Gabel", aber er weiß nicht, was er mit der Gabel tun soll. Das Verstehen von Worten oder Dingen dürfen Betreuungskräfte beim Demenzkranken nicht voraussetzen. Egal, wie klug die Person vor dem Ausbruch der Demenz war. Besser ist einem Betroffenen so zu begegnen, als ob er ein Wort oder eine Sache noch nie gehört, gesehen oder in der Hand gehabt hat. Er kennt die Bedeutung davon nicht und kann nichts damit anfangen. Schlimmer noch, fremde Worte und unbekannte Dinge sind im Gedächtnis nicht abgespeichert. Sie abzurufen ist unmöglich. Fremde Dinge machen möglicherweise sogar Angst. Machen Sie dem Betroffenen alle Dinge sichtbar, hörbar, riechbar und spürbar, also über die Sinne erfahrbar. Lassen Sie ihn greifen, um zu begreifen und dadurch die Dinge zu verstehen. Ein demenzkranker Mensch ist nicht dumm. Er oder sie hat die Erfahrungen zuvor in seinem Leben vielleicht schon 1000 Mal gemacht. Der Bewegungsablauf ist verinnerlicht. Die Person versteht nur nicht, weil sie den Umgang mit den Dingen und den Ablauf der Handlung nicht mehr erinnern kann. Erinnern heißt so viel, wie „machen, dass jemand einer Sache Inne wird" (Duden). Es braucht einen Anstoß von außen, damit die Dinge wieder ins Gedächtnis kommen. Als Betreuungsperson sind Sie diejenige, die hier aktiv ist und alles tut, dass Demenzkranke begreifen, was man von ihnen will und mit ihnen machen möchte. Dann ist Verstehen möglich.

Menschen erfahren und Demenz

Was spielt eine Rolle bei der Begegnung von Menschen? Bei diesem Element vom Hexagon lernen Sie, was den Umgang miteinander beeinflusst. Sie bekommen Hinweise für Ihr eigenes Verhalten im Umgang mit Demenzkranken.

Menschen entwickeln sich im Austausch mit anderen Menschen. Menschen sind auf andere Menschen angewiesen. Das beginnt mit der Befruchtung und endet mit dem Tod. Als Säugling ist es in der Regel die Mutter, die das Neugeborene stillt und liebevoll umsorgt. Als Kleinkind begegnen Eltern, Großeltern oder Erzieherinnen, dem Kind achtsam und bringen die Welt näher. Lehrer vermitteln dem Kind das Wissen der Welt. Alle regen das Kind zur Selbstständigkeit und Selbsttätigkeit an. So ist das in jedem Lebensabschnitt. Da sind Menschen, die Menschen beeinflussen, unterstützen, begleiten, die einander begegnen, brauchen oder einfach füreinander da sind. Indem wir von anderen Menschen lernen und uns auch von ihnen abgrenzen, entwickeln wir unsere eigene Persönlichkeit. Man vergleicht die eigene Sicht auf die Welt mit der Sichtweise anderer Menschen. Jede Person baut sich so ein eigenes System von Werten auf. Das heißt davon, was die Person möchte oder ablehnt, welche Ziele sie im Leben verfolgt, wie sie andere Menschen sieht, mit ihnen umgeht oder sich ihnen gegenüber verhält. Die eigene Persönlichkeit entsteht also in wechselseitigem Austausch mit anderen Menschen und der Umwelt. Andere Menschen sind so etwas wie ein Modell, an dem man sich selbst orientiert. Wie

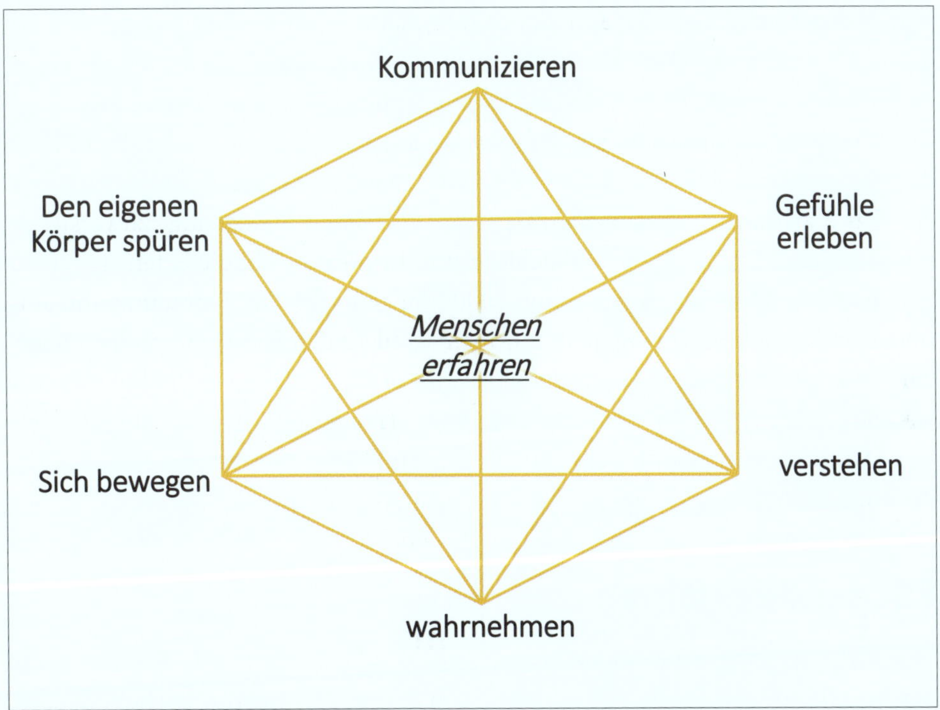

Abbildung 19: Hexagon – Menschen erfahren

schon mehrfach erwähnt, geschieht das auf den Grundlagen von Wahrnehmen, Bewegen und Kommunizieren.

Bedeutung der Spiegelneuronen

Beim Erfahren anderer Menschen spielen die sogenannten Spiegelneuronen eine wichtige Rolle. Das sind besondere Nervenzellen im Gehirn. Diese Zellen helfen uns zu erkennen, was Mimik, Gestik, Bewegungen und Körperhaltung eines anderen Menschen ausdrücken. Geht vom anderen eine Gefahr aus? Ist die Person uns zugeneigt? Wie ist die Stimmung dieser Person? Das haben Sie bereits beim Abschnitt über Gefühle erfahren. Mithilfe der Spiegelneuronen schätzen wir das alles ein. Auch tragen diese Gehirnstrukturen zum Gefühl von Eingebung bei. Mit diesem sogenannten Bauchgefühl erfassen wir Situationen oder Vorgänge, ohne darüber bewusst nachzudenken. Dazu sagt man auch Intuition. Die Spiegelneuronen tragen ebenso dazu bei, dass wir in der Lage sind, uns in andere Menschen einzufühlen und von ihnen zu lernen. Wenn wir zum Beispiel beobachten, wie jemand mit dem Fahrrad stürzt und auf den Kopf fällt, empfinden wir das ebenso als schmerzhaft. Wenn zum Beispiel Menschen mit Demenz sich selbst schlagen oder mit den Zähnen knirschen, erleben wir das als belastend. Das ist so, als ob der andere einem einen Spiegel vorhält. Über die Arbeitsweise der Spiegelneuronen wirkt das auf uns selbst zurück. Man kann sagen, wir schwingen ganz unbewusst mit dem anderen mit. Dafür sind diese Nervenzellen im Gehirn ebenfalls zuständig. In der Fachsprache sagt man dazu Resonanz. Man fühlt sich als Person wahrgenommen, gesehen und wertgeschätzt, wenn ein anderer Mensch mit einem mitempfindet. Sich selbst einem anderen Menschen gegenüber resonant, also mitschwingend, zu verhalten, schafft Sicherheit. Vertrauen wird aufgebaut, wenn die Person erfährt, dass die andere Person sich auf sie einlässt. Vor allem, wenn dieses Verhalten regelmäßig wiederkehrt. Wie man dahin kommt, zeigen die Schritte gelingender Interaktion. Interaktion meint aufeinander bezogenes Tun. Die eine Person richtet ihre Handlung an der anderen aus.

Pflegende erfahren

Menschen mit fortgeschrittener Demenz sprechen kaum noch. Pflegende lernen in der Ausbildung mit Worten zu erklären, was der nächste Schritt bei der Pflege ist. Pflegende meinen, der Pflegebedürftige versteht dann, was mit ihm geschieht. Worte sind hilfreich, viele Worte führen bei Menschen mit Demenz jedoch schnell zur Überforderung. Das vergisst man leicht in der Alltagshektik und bei wenig Personal. Dann tut man, was man machen muss. Kommen Zeitdruck und schnelle Bewegungen hinzu, versteht die Betroffene überhaupt nicht, was mit ihr geschieht. Zum Beispiel: „Ich drehe Sie jetzt auf Ihre linke Seite!“ Kaum gesagt, ist die Person schon gedreht. Ob „Seite“ verstanden wurde und wo „links“ ist, wird nicht abgewartet. Umgehend wird gehandelt, weil das Drehen auch Kraft erfordert und Zeit kostet. So entstehen Missverständnisse und Abwehr. Jede sprachliche Anrede braucht das Abwarten einer Antwort, wie auch immer diese Antwort aussieht – ein Schließen der Augen, eine Anspannung, ein Hinwenden zur Pflegenden, das Bewegen der Zunge oder andere sprachliche oder nichtsprachliche Zeichen. Fehlt die Zeit, auf so eine Antwort zu warten, tun sich beide miteinander schwer. Vielleicht versteift die Betroffene den ganzen Körper oder wehrt sich auf andere Weise. Das Innehalten, Abwarten einer Antwort und Eingehen auf den anderen tragen zum Verstehen von Handlungen bei. Insbesondere Pflegende müssen sich selbst überprüfen, ob sie durch ihr Tun beim Verstehen helfen.

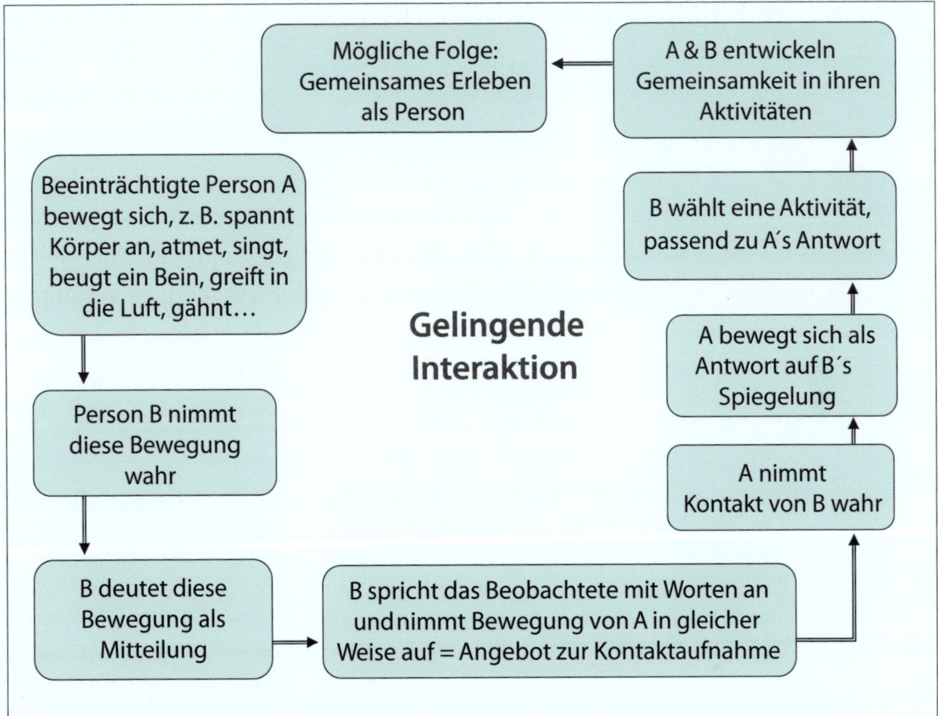

Abbildung 20: Schritte gelingender Interaktion

Etwas tun müssen!

Betroffene erfahren andere Menschen manchmal wie „Quälgeister“! Pflegende müssen hin und wieder Dinge tun, um Gefahren abzuwehren, zum Beispiel Ausscheidungen und Verbände entfernen, Spritzen geben... Selbst wenn die Person dieses nicht möchte, muss das passieren, um Schäden zu vermeiden. Da ist einfühlsames Vorgehen gefragt. Die Betroffene braucht Informationen, die angepasst sind an ihre Fähigkeit, zu verstehen. Der Mensch mit Demenz wird über verschiedene Sinne informiert. Zum Beispiel wird die frische Einlage gezeigt, in die Hand gegeben, die Hand der Betroffenen betastet das Material der Einlage und so weiter. Die pflegende oder betreuende Person und ihre Aktivität werden so eher verstanden. Ihr Tun wird als „stimmig“ erlebt. Ist der Betroffene einbezogen in das Tun, fällt das Verstehen leichter. Betreuende betreuen, weil das ihre Aufgabe ist. Es wird von ihnen erwartet. Da kommt leicht Langeweile auf, wenn man Vorlesen oder Gedächtnistraining machen muss. Tun Sie nichts, weil Sie es tun müssen. Wird etwas zur Pflicht, fehlt unter Umständen die Begeisterung für die Aufgabe. Entdecken Sie vielmehr die Freude an dem, was Ihre Aufgabe ist. Setzen Sie selbst auf Ihre stärkenden Lebenskräfte, dann fallen notwendige Aufgaben leichter. Denn was Menschen mit Demenz brauchen, sind wohlwollende Personen und verlässliche Abläufe. Diese geschehen, indem Handlungen regelmäßig wiederkehren. Gestalten Sie immer wiederkehrende Abläufe so, als ob sie ganz neu und voller Freude und Überraschungen sind. Entwickeln Sie ein Ritual. So heißt das Vorgehen nach einer festgelegten Ordnung. Ein Ritual macht den Umgang miteinander einfacher. Zum Beispiel geben Sie der Person immer einen vertrauten Gegenstand zum Festhalten in die Hand, wenn Sie etwas anderes mit ihr tun, was der Person unangenehm ist. Sie könnten auch immer das gleiche Lied vorsingen oder pfeifen, damit Sie erkannt werden. Jeder Mensch braucht ein eigenes, vielleicht etwas anderes Ritual, um Sicherheit zu erleben. Beachten Sie Reaktionen im Verlauf der Einzelbetreuung. Schaffen Sie Sicherheiten, indem Ihre Aktivitäten für die Betroffene leicht wiedererkennbar sind. Freude und Verlässlichkeit in der Beziehung geben Orientierung und steigern das Wohlbefinden für beide beteiligten Personen.

Zusammenfassung

Wer den Anspruch hat, Menschen ganzheitlich zu betreuen, lernt durch die Elemente vom Hexagon, worauf man achtet. Nun ist für Sie nachvollziehbar, welche Veränderungen der Entwicklung den demenziellen Prozess begleiten. Bei der direkten Begegnung der Einzelbetreuung versuchen Sie dieses herauszufinden. Sie selbst entscheiden, was der Mensch mit Demenz gerade jetzt braucht. Dieses leichter einzuschätzen und Ihre Angebote gegenüber anderen zu begründen, auch dazu kann das Sechseck der Entwicklung hilfreich sein und genutzt werden.

V. Kapitel

Anforderungen an die beteiligten Personen und die Angebote

Basal stimulierende Einzelbetreuung geschieht stets als Dialog. Ein Dialog ist ein Gespräch, bei dem die eine der anderen Person zuhört. Dieses „Zuhören" bringt verschiedene Anforderungen mit sich, welche die beteiligten Personen beachten. Auf diese Weise kann ein verstehender Zugang und Umgang miteinander gelingen.

Anforderungen an Menschen mit Demenz

Menschen mit Demenz sind, wie sie sind. Sie passen in kein Schema. Sie verhalten sich so, wie sie sich verhalten. Manchmal kommt man gut an sie heran, ein anderes Mal sind sie ablehnend. Meist verhalten sie sich nicht so, wie man selbst das gerne von ihnen haben möchte. Manche zeigen durch ihr Verhalten sehr ausgeprägt eigene Wesenszüge. Ihr Dasein in der Welt ist vermutlich geprägt von früheren Erfahrungen, Werten und Vorstellungen, wie man sich zu verhalten hat. Andere haben Erwartungen, wie man sich verhalten soll. Man soll sich so verhalten wie alle anderen. Da spricht man dann von sozialen Normen. Demenzkranke erfüllen diese Erwartungen und Normen nicht wie gewohnt. Ihr Verhalten wird daher von anderen negativ bewertet, manchmal sogar verurteilt. Dann wenden vertraute Menschen sich von ihnen ab oder bestimmen über sie, weil Verstehen und Verständigung schwerfallen. Manche überschreiten dabei Grenzen. Sie schlagen Bewohner oder üben andere Formen der Gewalt aus. Auch als Betreuungskraft sind Sie aufgefordert, da bedacht einzugreifen und den Demenzkranken zu schützen.

Menschen mit Demenz müssen keine Anforderungen erfüllen oder Leistungen erbringen. Ihr Dasein in dieser Welt reicht aus, ist Anforderung genug. Das ist die

Grundlage für einen würdevollen Umgang mit diesen Menschen. Jeden Tag richten sie ihr eigenes Leben neu aus. Was heute noch geht, ist morgen vorüber. Was gestern geschah, ist heute vergessen. Was morgen sein wird, ist ungewiss. Nichts von dem, was gekonnt wurde, ist von längerer Dauer. Was stets bleibt, ist das Erleben im Hier und Jetzt. Das Gefühl, dass da andere Menschen sind, die einem nahe sind, für einen da sind und spürbar Zeit mit einem teilen. Daher möchte das Konzept der Basalen Stimulation (in Anlehnung an Fröhlich 2017):

- Stress vermindern, durch Zurücknehmen von Anforderungen
- Resonanz, also „Mitschwingen" anbieten, anstatt einfach Reize zu setzen
- Annehmen, was für die betroffene Person wichtig ist
- Berührungen nutzen, als allererste Form der Kommunikation

Anforderungen an die Betreuungsperson

Im vorhergehenden Abschnitt war zu lesen, was wünschenswert ist im Umgang mit Menschen mit Demenz. Ihre eigenen Wertvorstellungen an sich als Mitarbeitende und als Privatperson werden immer wieder auf die Probe gestellt. Was Ihnen wichtig ist, kann für andere vollkommen unwichtig sein. Sie befinden sich in einem Spannungsfeld zwischen beruflichen und persönlichen Anforderungen. Das ist so, als ob man weder ein noch aus weiß. Auf Dauer ist das anstrengend, gehört aber zum normalen Alltag dazu. Das heißt, Sie werden immer wieder hin- und hergerissen sein zwischen dem, was Sie persönlich wollen, und dem, was andere von Ihnen erwarten. Der Arbeitgeber erwartet von Mitarbeitenden, dass sie Leistungen in einer bestimmten Weise erbringen. Im sogenannten Leitbild steht das meist zu lesen. Pflegende hoffen vielleicht auf Entlastung durch die Betreuungskräfte, Angehörige auf einen verbesserten geistigen Zustand der betroffenen Person durch Aktivierung. Was auch immer Sie selbst von sich fordern, Ihre Rolle als Betreuungskraft ist geprägt von vielen Anforderungen: fachlichen und persönlichen Anforderungen und Wünschen von anderen Menschen. Erwartungen an sich selbst kommen hinzu. Eigene Gewohnheiten, Einstellungen, Erfahrungen, persönliche Interessen und Vorlieben beeinflussen, wie Menschen mit Menschen umgehen und sie fördern. Die Art der Arbeit mit dem Konzept braucht darüber hinaus Fähigkeiten zur Gestaltung der direkten Begegnung:

Die Fähigkeit,

- frei von Voraussetzungen und schlechten Vorerfahrungen jeden Tag neu die Begegnung mit Menschen mit Demenz zu beginnen,
- sich dem Gegenüber zuzuwenden,
- für einen begrenzten Zeitraum mit einem anderen Menschen in körpernahen Kontakt zu treten,
- feinste Reaktionen vom Gegenüber wahrzunehmen und darauf passend zu antworten,
- aufmerksam auf das Gegenüber und sich selbst zu achten,
- einer Absicht zu folgen und ohne Erwartung zu sein, dass diese erfüllt wird,
- die eigene Geschwindigkeit und den Rhythmus eigenen Handelns an das vom Gegenüber anzupassen,
- zur Geduld mit sich selbst und dem Gegenüber.

Diese Liste lässt sich sicher noch erweitern. Hier sind vor allem die Anforderungen aufgeführt, die in der basalen Einzelbetreuung von Menschen mit Demenz im Mittelpunkt stehen. Auf diese Dinge achten Sie bei der Anwendung der basal stimulierenden Angebote. Fragen Sie sich selbst immer wieder: Für wen tue ich das, was ich da im Moment mache?

Aufmerksamkeit herstellen

Menschliches Leben ist im Austausch mit anderen Menschen erfüllend. Im Alltag ist das ganz selbstverständlich. Wir suchen Kontakt mit anderen, treffen uns, reden miteinander. Bedingt durch die Coronapandemie ist uns das am eigenen Leib deutlich geworden. Abstandsregeln, Besuchsverbote, Kontaktbeschränkungen – all dieses hat den Austausch mit anderen Menschen verändert. Austausch geschieht, wenn die Person merkt, dass da jemand ist, der sich austauschen möchte. Der Austausch passiert durch Wahrnehmen über die Sinne. Die Fähigkeit, sich auszutauschen, ist bei fortgeschrittener Demenz nicht selbstverständlich. Das Wahrnehmen eines anderen Menschen ist möglicherweise stark beeinträchtigt. Daher versucht man die Aufmerksamkeit der Person zu erreichen.

Beispiel: Frau Müller lebt im Endstadium der Demenz. Von sich aus nimmt sie keinen Kontakt auf. Sie liegt in ihrem Bett, schaut gegen die Zimmerdecke. Manchmal gibt sie Laute von sich. Hin und wieder fallen einzelne Worte. Diese sind aber kaum zu verstehen und ergeben keinen Sinn: Frau Müller wirkt wie gefangen in ihrem Körper.

In jeder Situation richten wir unsere Aufmerksamkeit auf das, was wir gerade machen oder uns interessiert. Unter Umständen sieht Frau Müller einen Ausschnitt vom Bild, das an der Wand hängt. Sie richtet ihre Aufmerksamkeit darauf und erzählt auf ihre Weise darüber. Wir wissen nicht sicher, was sie aufmerken lässt. Wir vermuten das nur. Aufmerksamkeit kommt von dem Wort „merken" und bedeutet so viel wie, „mit einem Zeichen versehen, kenntlich machen" (Duden). Man sagt auch, etwas oder jemand hat die Aufmerksamkeit geweckt. Etwas, was nicht so bewusst war, wurde erkennbar gemacht. Das bedeutet, es ist wahrgenommen worden. Aus Ihrer Sicht als Betreuende heißt das, Sie setzen Zeichen. Sie machen sich selbst als Person erkennbar. So wecken Sie die Aufmerksamkeit von Menschen mit Demenz. Das ist in Zeiten, in denen ein Mund-Nasen-Schutz (Infektionsgefahr, Krankheitsübertragung) getragen werden muss, durchaus schwierig. Wie mache ich etwas „kenntlich", zum Beispiel im Fall von Frau Müller? Sie stehen vor ihrer offenen Zimmertür . Sie schauen in das Zimmer und klopfen an die Tür. Dieses Geräusch ist gut zu hören. Frau Müller scheint Sie dennoch nicht wahrzunehmen. Sie rufen ihren Namen und nennen den eigenen Namen: „Hallo Frau Müller, ich bin´s, die Anna." Sie bewegt nun ihren Kopf ein ganz klein wenig, kaum sichtbar in Richtung der Geräuschquelle, also der Tür. Scheinbar hat Ihr Rufen etwas bewirkt! Nun gehen Sie langsam auf sie zu. Sie kommen näher, um wirklich mit ihr in Kontakt zu kommen. Durch eine weitere Aktivität, wie zum Beispiel erneute Ansprache mit ihrem Namen und Zuwinken, verbunden mit einem freundlichen Lächeln, lächelt Frau Müller zurück. Sie haben ihre Aufmerksamkeit geweckt!

Aufmerksamkeit steuern

Gleichzeitig, während Sie rufen und Frau Müller den Kopf hebt, erlebt sie noch viele andere Dinge. Die sind einem gar nicht so bewusst. Dennoch sind sie da. Sie beeinflussen den Menschen, die Situation und das Erleben von beidem. Ein minimales Bewegen vom Kopf bewirkt, dass der Raum jetzt anders wirkt. Die Luft, welche durch die geöffnete Tür zieht, spürt sie nun auf der anderen Gesichtsseite. Ebenso die Zeit, wie lange jemand an der Tür steht, abwartet und auf sie zukommt. Die Körperlage der Bewohnerin, die Stellung vom Bett im Raum; die Raumtemperatur, das Licht, das ins Zimmer einfällt; der Körpergeruch, den die Betreuenden verbreiten, oder der Geruch, der in der Luft liegt, und so weiter. Selbst die Stimmung in der Abteilung liegt spürbar in der „Luft". Noch so kleine Veränderungen beeinflussen das Wahrnehmen der Welt. Irgendetwas davon macht uns wach, weckt die Aufmerksamkeit. All das erleben wir, ohne uns darü-

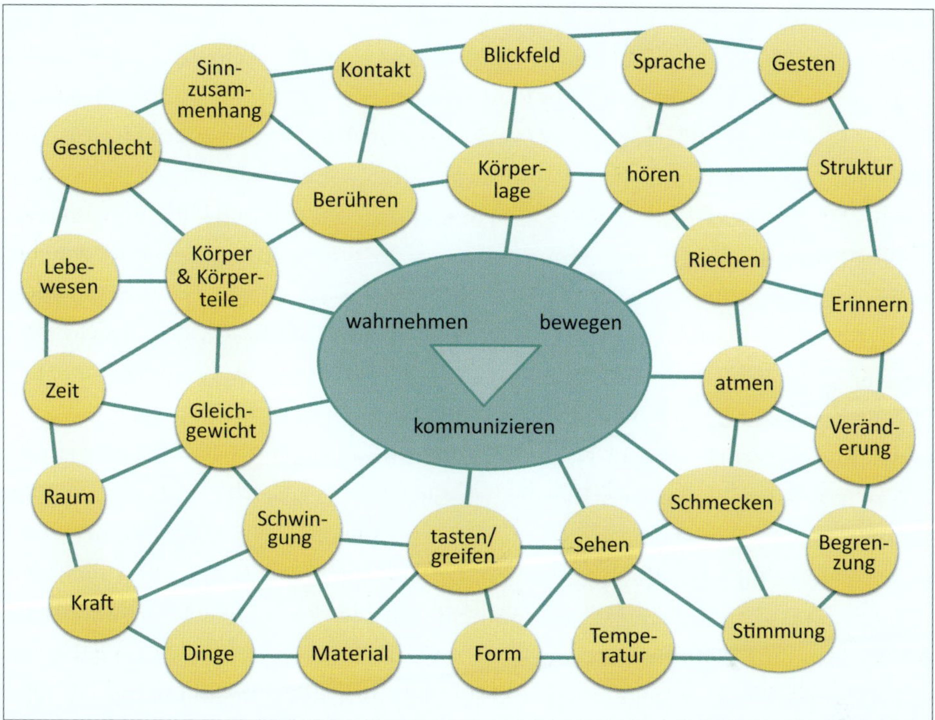

Abbildung 21: Netzwerk umfassenden Erlebens

ber im Klaren zu sein. Im Alltag erscheint uns das unbedeutend. Sind wir jedoch in einer ausweglosen Lage oder bewegungslosen Zwangslage, spielen noch so kleine Veränderungen eine große Rolle. Wir stellen fest: Vieles wirkt zusammen und zur gleichen Zeit auf uns ein! Wir nehmen aber nicht alles gleichzeitig bewusst wahr. Wir setzen Schwerpunkte in unserer Wahrnehmung, indem wir unsere Aufmerksamkeit steuern. Dennoch wirken viele Dinge unbewusst auf unser Empfinden und Erleben ein, weil sie einfach da sind.

Netzwerk umfassendes Erleben

Das Netzwerk vom umfassenden Erleben versucht abzubilden, was alles auf den Menschen einwirkt (Abb. 22). Die Einflüsse auf das Leben sind so vielfältig, dass wir kaum in der Lage sind, sie zu überschauen. Meist steht ein einzelnes Thema im Vordergrund. Auf der Grundlage von Wahrnehmen, Bewegen und Kommunizieren richten wir die Aufmerksamkeit auf das, was uns momentan wichtig erscheint. Anderes wird ausgeblendet. Was wichtig ist, ist nicht unbedingt das, was wir gerade denken. Vielleicht ist die Person, ausgelöst durch eine Erfahrung mit dem Körper, mehr im Fühlen. Ein Fühlen, das Erinnerungen weckt. Vielleicht Erinnerungen an frühere, schöne Erlebnisse. Zum Beispiel verbindet Frau Müller einen sinnlichen Eindruck mit ihrem Ehemann. Der Pfleger benutzt das gleiche Rasierwasser wie der Ehemann. Das löst Wohlbehagen aus, weckt Gefühle für diesen Pfleger. Er riecht so wie der Ehemann, dem sie dieses Rasierwasser stets gekauft hatte. Ein anderes Verhalten löst vielleicht der Ausschnitt der Augen aus. Frau Müller bewertet die Augen hinter dem Mund-Nasen-Schutz als Bedrohung. Sie erlebt sich zurückversetzt in die Situation, als sie von einem Einbrecher in der Wohnung aufgeschreckt wurde. Der hatte auch so eine Maske getragen. Da ist sie erstarrt vor Schreck. Es ließen sich noch viele solcher Beispiele aufzählen. Dennoch, jede Person setzt ihre eigenen Schwerpunkte in diesem Netzwerk vom umfassenden Erleben. Es ist unmöglich zu sagen, was ein anderer Mensch wirklich erlebt. Worauf die einzelne Person ihre Aufmerksamkeit richtet, kann nur sie selbst beantworten. Vielleicht beobachtet man kleine körperliche Mitteilungen, zum Beispiel ein Zucken, ein Augenblinzeln oder was auch immer. Dieses sagt nichts darüber aus, ob das Erleben gut oder schlecht ist. Eine Bewegung ist Ausdruck von irgendetwas. Wir brauchen all unsere Erfahrungen, um zu deuten, was die Person uns damit mitteilen möchte. Daher verhalten wir uns richtig, wenn wir bei allem, was wir mit Bewohnenden tun, aufmerksam noch so kleine Mitteilungen beachten.

Das Netzwerk als Gliederungshilfe

Wie am Beispiel von Frau Müller deutlich wurde, wirken viele Dinge gleichzeitig zusammen und miteinander auf unser Leben und Erleben ein. Obwohl wir unsere Aufmerksamkeit nur auf jeweils eine Sache richten, beeinflussen die anderen Sachen oder Dinge uns gleichermaßen. Das Netzwerk will uns das deutlich machen. Damit nutzen wir das Netzwerk vom umfassenden Erleben als Hilfsmittel. Es dient uns als eine Art Gliederungshilfe. Dabei wissen wir, dass nicht alleine das Thema zählt, das wir gerade bei der Einzelbetreuung verfolgen. Alle anderen Themen beeinflussen das Erleben der betroffenen Peron ebenso. Sie lernen im weiteren Verlauf konkrete Möglichkeiten der Anwendung der Basalen Stimulation kennen. Diese Möglichkeiten orientieren sich ein Stück weit am Netzwerk vom Erleben. Bei Angeboten der Einzelbetreuung sind eindeutig wahrnehmbare Informationen notwendig. Ob die Information, die wir geben, ankommt, zeigen uns die Mitteilungen, also Reaktionen der Betroffenen. Reaktionen sind Antworten auf erlebte Ereignisse. Diese Reaktionen zu deuten, dazu sind wir eingeladen. Das heißt, wir bilden uns eine

Meinung darüber, was die Person uns damit sagen möchte. Die von uns vermutete Einschätzung hilft, mit einer spürbaren Antwort auf die Person einzugehen. Ihr Erleben zu berücksichtigen, das ist die eigentliche Aufgabe.

Anforderungen an basal stimulierende Angebote

Das ausgewogene Zusammenspiel verschiedener Ereignisse erleben wir als wohltuend. Manche sagen: „Das war stimmig!" Sind Ereignisse, Dinge und Handlungen aufeinander abgestimmt und nachvollziehbar, ergibt die Situation einen Sinn. Dieses geschieht, wenn die Aktivität einfach gegliedert ist. Sie ist dann leicht aufzunehmen und zu verarbeiten. Jedes Angebot braucht einen einfachen, leicht nachvollziehbaren Aufbau. Man spricht dann von einer erkennbaren Struktur. Basal stimulierende Angebote verlaufen auf einfache und verständliche Art und Weise. Die Person lernt, dass bestimmte Dinge zusammengehören. Auf das eine folgt das andere, auf das andere das Nächste und so weiter. Alles gehört zusammen und ist eine in sich abgeschlossene Aktivität. So wird ein Zusammenhang erkennbar, der Sinn ergibt. Ein Sinnzusammenhang entsteht. Wir ordnen das Erlebte ein, erinnern uns und bewerten die Erfahrung. Vielleicht als Überforderung, als bedeutungslos oder als Wohlempfinden. Die Abbildung „Netzwerk umfassendes Erleben" stellt ebenso die Themen dar, welche dieses Wohlfühlen beeinflussen. Im weiteren Verlauf betrachten wir einige dieser Themen.

Reaktionen auf basal stimulierende Angebote

Das, was Sie tun, soll nahe am Konzept der Basalen Stimulation sein. Gelingt es Ihnen dabei, die Aufmerksamkeit der Betroffenen auf ihren eigenen Körper, die Situation und Sie als Betreuungsperson zu richten, ist das Erleben von Sinnzusammenhang und Wohlgefühl gut möglich. Nicht immer gelingt es beiden Personen, die Aufmerksamkeit auf alle drei Dinge (den eigenen Körper, die Betreuungsperson und die Sache) gleichzeitig zu richten. Die Aufmerksamkeit kann wechseln. Möglich ist, dass diese hin und her springt. Mal erscheint die Person „bei der Sache" zu sein, mal wirkt sie abgelenkt. Mal sind Sie selbst abgelenkt, weil zum Beispiel jemand ruft. Ein anderes Mal ergibt sich die Ablenkung aus der Sache, weil zum Beispiel ein Gegenstand hinunterfällt. Dann nutzen Sie die Situation, um darauf hinzuweisen. So organisiert sich die Aufmerksamkeit neu. Ob jemand bei der Sache ist, erkennen Sie an nachfolgenden Zeichen (vgl. Abbildung 13; S. 95):

- geöffnete oder geschlossene Augen
- Zuwenden oder Abwenden vom Kopf
- Halten von Blickkontakt oder umherschweifender Blick
- hochgezogene oder neutrale Stellung der Augenbrauen
- Längsfalten oder Querfalten der Stirn
- leicht geöffneter oder zusammengepresster, geschlossener Mund
- ausdrucksstarke oder ausdruckslose Mimik
- ruhiges, langsames oder unruhiges, schnelles Atmen
- entspannt liegende, hängende oder nach vorne gezogene, angespannte Schultern
- leichte, durchblutete oder hoch rote Gesichtsfarbe
- leichtes Einnicken oder tiefes Einschlafen
- Wachsein in Ruhe oder Wachsein mit Bewegungsunruhe
- entspannte oder angespannte Körperhaltung (z. B. in der Sitzposition)
- Nachlassen von ständigem oder fortwährendem Sprechen oder der Laute, die jemand von sich gibt
- fließende, langsame oder hektische, abgehackte Bewegungen

Alles das sind nichtsprachliche Mitteilungen. Diese gehen von positiv und angenehm, bis hin zu negativ und unangenehm. Jede demenzkranke Person teilt sich dadurch auf ihre eigene Art mit. Bei genauem Hinschauen merken Sie das. Diese Mitteilungen lernen Sie einzuschätzen. So finden Sie heraus, wie die Person auf Ihr Angebot reagiert. Jetzt passen Sie Ihr Tun an diese Reaktion an. Je weiter fortgeschritten die Demenzerkrankung ist, umso weniger Möglichkeiten hat die Person, sich mitzuteilen. Achten Sie daher auf noch so kleine Zeichen bei Ihrem Tun. Dann werden Sie merken, wo die Demenzkranke mit ihrer Aufmerksamkeit ist. Ob sie bei sich, bei Ihnen oder bei dem jeweiligen Angebot ist und wie sie dieses erlebt.

Unsicherheiten begegnen

Je häufiger Sie einen Menschen einzeln betreuen, umso größer ist die Chance, ihn kennenzulernen. Zunehmend werden Sie lernen, persönliche Ausdrucksweisen einzuschätzen. Sind Sie selbst unsicher, was diese Zeichen ausdrücken, fahren Sie fort mit dem, was Sie tun. Jetzt allerdings verändern Sie etwas an Ihrem Tun. Zum Beispiel machen Sie langsamer, Sie arbeiten mit weniger Kraft oder betonen mit Worten, was Sie tun, zum Beispiel: „Ja, das ist Ihr Arm, der ganze Arm!“ – und so weiter. Vergleichen Sie dann, ob die Betroffene sich anders verhält oder mitteilt.

Gelingt Ihnen das, sind Sie nahe bei dem, was Andreas Fröhlich als somatischen Dialog bezeichnet. Ein Zwiegespräch, eine Unterhaltung mit der Person über den Körper. Zu einer Unterhaltung gehören zwei Personen, die miteinander im Austausch sind. Daher sind basal stimulierende Angebote Vorschläge für eine körperliche Kommunikation zwischen zwei Menschen. Dabei wird wenig geredet, das heißt mit Worten gesagt, aber dennoch viel mitgeteilt. Die Unterhaltung miteinander findet vielmehr über den Körper statt, durch Berühren und Bewegen. Dabei hört die eine auf die andere Person. Wenn Unsicherheiten entstehen, ob man richtig liegt, bei dem, was man tut, hört man am besten auf sein „Bauchgefühl“. Dieses reagiert schnell und ist meist aussagekräftiger als langes Nachdenken darüber, was in diesem Moment richtig oder falsch ist.

VI. Kapitel

Basal stimulierende Angebote

Jedes basal stimulierende Angebot braucht den direkten Austausch zwischen zwei Menschen. Diese stellen Kontakt miteinander her.

In Kontakt kommen

Kontakt bedeutet nichts anderes als Berührung und In-Verbindung-Sein mit einer anderen Person. Wenn das In-Verbindung-Treten im Mittelpunkt steht, sind mindestens zwei Gesichtspunkte von Bedeutung:

1. Wie ist meine Bereitschaft, Kontakt aufzunehmen?
2. Was kann ich tun, um in Verbindung mit einem anderen Menschen zu kommen?

Berührungskontakt ist besonders bei sehr eingeschränkten Menschen nötig.

Eigene Bereitschaft zur Kontaktaufnahme

Ihr beruflicher Auftrag als Betreuungsperson ist es, Menschen mit Demenz das Leben zu verschönern. Nicht immer ist man selbst in der Lage, gut gelaunt und froh gestimmt diesen Dienst zu erfüllen. Da gibt es private Sorgen oder Konflikte am Arbeitsplatz. Das macht einem selbst das Leben schwer. Eines ist klar, Ihr beruflicher Auftrag ist losgelöst zu betrachten von Ihren privaten Angelegenheiten oder beruflichem Stress. Ist man mehr mit sich selbst beschäftigt, wirkt sich das auf die Begegnung aus. Die andere Person wird das möglicherweise spüren. Vielleicht arbeiten Sie schneller als sonst oder Sie sind abgelenkt. Gerade Menschen mit Demenz nehmen Gefühle anderer recht gut wahr. Machen Sie sich daher bewusst: „Wer nicht bei sich selbst ist, kann schwer beim anderen sein!“ Daher fragen Sie sich vor jedem Kontakt:

1. Wie fühle ich mich im Moment?
2. Bin ich bereit für die Begegnung?
3. Kann ich diesem Menschen unvoreingenommen gegenübertreten?
4. Was stärkt mich?
5. Wie hole ich mir Kraft für diese Einzelbetreuung?

Entwickeln Sie ein persönliches Ritual, das Ihrer eigenen Vorbereitung und Stärkung dient. Als Ritual bezeichnet man eine Handlung, die nach vorgegebenen Regeln abläuft. Sie selbst geben sich Ihre eigenen Regeln und entscheiden, was Ihnen guttut. Das sind zum Beispiel Worte wie „ich schaffe das“ oder „ich bin bereit und offen für die Begegnung“ und so weiter. Verstärken kann man die selbst gewählten Worte durch körperliche Handlungen, wie zum Beispiel tiefes Einatmen und noch tieferes Ausatmen, die Fäuste kurz ballen, die Arme zum Himmel strecken, sich anspannen und schnell die Anspannung wieder lösen und so weiter.

Ein Beispiel: Sie wissen, Sie müssen zu Frau Maier. Persönlich fällt ihnen der Kontakt zu ihr schwer, weil Frau Maier Ihnen nicht gerade sympathisch ist. Diese Sympathie darf nicht der Maßstab für Ihr Tun sein. Versuchen Sie sich selbst davon frei zu machen. Hierzu setzen Sie ihr persönliches Ritual ein. Wenn Ihnen das gelingt, fällt die Arbeit sehr viel leichter. Meist finden Sie dann hinterher sogar Sympathisches an Frau Maier. Bevor Sie ins Bewohnerzimmer gehen, bleiben Sie vielleicht im Treppenhaus oder vor der Tür kurz stehen. Sie sagen sich: „Ich weiß, ich mag Frau/Herrn … nicht, aber dafür kann sie oder er nichts. Das ist alleine mein Problem! Ich bin hier mit einem Auftrag und stärke mich dafür!“ Gleich welches Ritual Sie für sich machen, Hauptsache, Sie kommen mit sich selbst in Kontakt. Sie stärken sich selbst und stellen Ihre Bedenken gegen die Person hinten an. Besinnen Sie sich für ein paar Sekunden ganz auf sich selbst. So entwickeln Sie eine voraussetzungslose Einstellung und offene Haltung für die Begegnung!

Bei jedem geplanten Kontakt hilft ein eigenes Ritual dabei, gestärkt in die Begegnung zu gehen. Wenn das Angebot beendet ist, die Einzelbetreuung also abgeschlossen ist, verlassen Sie das Zimmer. Jetzt machen Sie vor der Tür vom Bewohner oder an einem anderen Ort erneut eine entlastende Körpererfahrung. Egal, welche Körpererfahrung Sie wählen, ob Sie auf der Stelle hüpfen, sich selbst ausstreichen, die Muskeln an- und entspannen, abklopfen, atmen oder Unangenehmes abschütteln. Ihr Ritual trägt zu ihrer Entlastung bei! Sie machen sich frei und bereit für eine neue Begegnung oder Aufgabe. Versuchen Sie ein persönliches Ritual zu finden, das

Beispiel:

Sich einstimmen auf einen Kontakt

Spielart A: Ich bleibe stehen. Spüre, wie ich stehe. Fühle meinen Körper. Bin ich irgendwo angespannt? Wenn ja, bewege ich das verspannte Körperteil in alle Richtungen, vielleicht fünfmal. Nun die gleiche Bewegung mit der anderen Körperseite, wenn zum Beispiel die Schultern verspannt sind. Nun breiten Sie die Arme seitlich über den Kopf aus, richten sich auf, vom Becken aus, und schieben Ihren Brustkorb nach vorne. Etwa so, wie ein Boxer nach einem gewonnenen Boxkampf seinen Sieg feiert. Spüren Sie in diese kraftvolle Position hinein. Halten Sie die Position für 10–15 Sekunden. Dann gehen Sie in die Ausgangsposition zurück: Wie fühle ich meinen Körper jetzt? Bin ich nun gestärkt für die Begegnung?

Spielart B: Ich spüre meine Aufregung. Nun bleibe ich stehen. Ich gestehe mir meine innere Aufregung ein, indem ich sage: „Ich bin aufgeregt!" Jetzt spiele ich mit diesen drei Wörtern, indem ich sie anders betone, mal schnell, mal ganz langsam. Einmal betone ich das „Ich", ein anderes Mal das „bin" oder ich ziehe das „auuuufffgereeegt" in die Länge. Egal, wie Sie das betonen, spielen Sie mit diesen Worten. Spätestens nach ein paar Sekunden unterschiedlicher Betonung verändert sich die eigene Stimmung und man muss über sich selbst lachen. Danach spüre ich nochmals, wie ich mich nun fühle. Meist wirkt das entspannend und man ist gut vorbereitet auf den Kontakt.

Spielart C: Ich stehe da, mit geschlossenen Augen. Nun atme ich tief ein und aus. Mehrfach. Etwa 20 bis 30 Mal. Danach hole ich tief Luft und atme vollständig aus. Erneut atme ich tief ein, halte die eingeatmete Luft an – so lange, wie ich kann. Spanne meine Muskeln ein wenig an. Wenn ich nicht mehr die Luft halten kann, atme ich aus und kehre zum normalen Atmen zurück. Wie gestärkt fühle ich mich danach?

Ihnen guttut und üben Sie dieses ein. Dadurch verarbeiten Sie Situationen leichter und sorgen für Ihre seelische Gesundheit. Denken Sie vor und nach jeder Kontaktaufnahme daran, sich selbst frei zu machen von belastenden Erfahrungen.

Kontaktaufnahme über die Sinne gestalten

Bewohnende sind unterschiedlich und jede braucht eine eigene Form der Kontaktaufnahme. Die Art der Kontaktaufnahme mit einem anderen Menschen orientiert sich an seiner Fähigkeit wahrzunehmen, sich zu bewegen oder zu kommunizieren. Eine auf die einzelne Person bezogene Kontaktaufnahme öffnet, wie eine Tür, den Zugang zum Bewohnenden. Eine gelungene Kontaktaufnahme ebnet den Weg für basal stimulierende Angebote. Jede Kontaktaufnahme ist eindeutig gegliedert und hat eine immer wiederkehrende gleiche, erkennbare Form. Diese wird eingespielt und nur dann beibehalten, wenn der Bewohnende positiv darauf reagiert. Wird das Begrüßungsritual gut aufgenommen, halten sich möglichst alle im Team an diese Form der Kontaktaufnahme. Entwickeln Sie für jede Bewohnende eine eigene Form der Kontaktaufnahme. Diese ist abgestimmt auf Ihre Möglichkeiten, in Beziehung zu treten. Wie bei allen basal stimulierenden Angeboten beachten Sie das für diesen Menschen am besten funktionierende Sinnessystem. Es macht keinen Sinn, einem Bewohner ein Lied vorzusingen, wenn dieser nichts hört. Ebenso unsinnig ist es, jemandem zu winken, wenn die Person schlecht sieht. Die wohl beste Form der Kontaktaufnahme erfolgt über verschiedene Sinne. Durch die Verbindung von Hören, Sehen, eventuell Riechen und Berühren ist die Chance, bemerkt zu werden, am größten. So ist man sicher, die Aufmerksamkeit zu wecken. Im weiteren Verlauf finden Sie Vorschläge, wie die Kontaktaufnahme über die Sinne gestaltet werden kann.

Ankündigen über das Hören

Spielart A: Sie entwickeln Ihren eigenen Rhythmus, wie Sie an die Zimmertür anklopfen. Zum Beispiel: 3 x kurz hintereinander – Pause – 3 x kurz hintereinander – Pause – 3 x kurz hintereinander – Pause: nun die Türe langsam öffnen. „Guten Tag Herr Meier, ich bin es, die Klara …"

Spielart B: Sie klopfen 2 x an. Warten kurz ab. Dann öffnen Sie leise die Tür, schauen in das Zimmer und singen den Anfang von einem Lied oder summen eine Melodie. Zum Beispiel (Melodie von Nana Mouskuori): Guten Morgen, guten Morgen, guten Morgen Sonnenschein, ich vertreib dir alle Sorgen, lass mich doch ins Zimmer rein. Guten Morgen Sonnenschein!

Spielart C: Sie wissen, die Zimmertüre steht bei diesem Bewohner immer offen. Nach Ihrem eigenen Ritual zur Einstimmung rufen Sie laut seinen Namen, bereits im Flur: „Hallo Herr Meier!" – Pause – sich der Zimmertür annähern – „Hallo Herr Meier!" – Pause – im Türrahmen stehen bleiben– Hallooooh Herr Meier!" – Pause – ins Zimmer eintreten – Haaaallo Herr Meier, ich bin´s, die Klara." Erneut rufen Sie das, wenn Sie an Herrn Meiers Bett stehen. Zu guter Letzt findet eine Kontaktaufnahme statt, bei der sie Herrn Meier berühren.

Schön wäre es, für jeden Bewohnenden ein eigenes, gut wahrnehmbares Begrüßungsritual zu entwickeln. Manche Kolleginnen hängen ein Schild ans Bett, das ausdrückt, wie die Person begrüßt und verabschiedet wird. Der Betroffene weiß dann, immer wenn ich auf diese Weise angesprochen werde, passiert etwas mit mir.

Ankündigen über das Sehen

Manche Bewohnende hören schlecht oder legen ihr Hörgerät irgendwo ab. Daher bietet sich an, die Kontaktaufnahme über das Hören mit der Kontaktaufnahme über das Sehen zu verbinden. Auch hier ist zu berücksichtigen, dass Brillenträger ihre Brille aufhaben, selbst wenn sie tagsüber im Bett liegen. Dann sind sie bereit, das Geschehen um sie herum zu verfolgen. Wenn ein Mund-Nasen-Schutz getragen wird, sind Augen und Stirn wichtige Erkennungszeichen für den Betroffenen. Daher gilt: Setzen Sie Ihre Augen und Gesichtsmimik ganz bewusst ein. Öffnen Sie die Augen weit. Lassen Sie Ihre Augen „lachen“. Bewegen Sie Ihre Stirnfalten indem Sie Ihre Mimik verstärkt einsetzen. Das erzeugt Aufmerksamkeit beim Gegenüber.

Liegende Menschen halten die Augen oft verschlossen. Das hängt mit dieser passiven Lage zusammen. Diese erinnert an das Schlafen. Womöglich fehlen interessante Dinge im Blickfeld. Das Starren auf eine Wand oder Zimmerdecke bietet zu wenig Anregung. Sie sind daher visuell schwer zu erreichen. Sie brauchen andere Sinneserfahrungen, um mit Ihnen in Kontakt zu kommen.

Blickkontakt herstellen

Manche Bewohner scheinen durch Sie hindurchzuschauen. Manche haben einen leeren Blick. Andere sind so positioniert, dass sie nicht sehen, wer das Zimmer betritt. Menschen, die in ihrer eigenen Welt leben, brauchen eine behutsame Kontaktaufnahme. Das bedeutet, gut zu überlegen, wie man zuerst Blickkontakt mit dieser Person herstellen kann. Für Betreuende bedeutet das, sie suchen aktiv den Blickkontakt mit dem Betroffenen. Um Blickkontakt herzustellen, ist Bewegung nötig. Bewegen Sie ihren ganzen Körper (auf gleiche Ebene kommen) oder einzelne Körperteile (Finger bewegen oder mit dem ganzen Arm auf etwas zeigen) erzeugt das Aufmerksamkeit. Bewegung in Ihrem Gesicht (Augen weit öffnen) oder Bewegung von einem Hilfsmittel (mit der Zeitung wedeln) wirken ebenso. Oder Sie setzen zum Beispiel eine Puppe, einen Ball, ein Stofftier oder einen Gegenstand ein, welcher der Person bekannt ist. Nutzen Sie den Gegenstand, um durch Erzählen über den Gegenstand mit der Person in Kontakt zu kommen. Dieser wird langsam in das Blickfeld der Betroffenen geführt. Oft wird über den Gegenstand die Person bemerkt, welche diesen Gegenstand bewegt. Meist richtet sich dann aktiv der Blick auf die Betreuungsperson. All dieses begleiten Sie mit einfachen Worten.

Ins Blickfeld kommen

Manche Bewohnende haben ein eingeschränktes Gesichtsfeld. Das ist so, als ob man durch eine Tunnelröhre schaut. Nur der Ausschnitt am Ende ist zu sehen. Rechts und links sieht man praktisch nichts. Bei solchen Einschränkungen versuchen Sie sich, sozusagen am Ende der Tunnelröhre, sichtbar, also bemerkbar zu machen. Ihre Kontaktversuche begleiten Sie mit Sprache und Bewegung.

Nähern Sie sich aus der Entfernung an, winken Sie im Blickfeld der Person zum Beispiel deutlich mit beiden Armen, der Hand und/oder den Händen.

Liegt die Person in Seitenlage abgewandt von Ihnen, bewegen Sie erst eine Hand ins Blickfeld, bevor Ihr Gesicht zu sehen ist. Dabei bewegen Sie zum Beispiel die Finger vor und zurück, so als ob Sie Klavier spielen.

Achten Sie darauf, dass Sie sich langsam ins Blickfeld begeben. Lassen Sie sich Zeit und gönnen Sie beiden eine kurze Pause. Wenn Sie sehen, dass die Person auf die Bewegung reagiert, erscheinen Sie erst mit dem Gesicht auf Augenhöhe und dann mit dem restlichen Körper im Blickfeld der Bewohnerin. Bewegen Sie Ihre Hand oder Ihr Gesicht nicht näher ins Gesicht der Betroffenen als höchstens Ihre Unterarmlänge. Vielleicht gehen Sie zuvor in die Hocke, bis Sie auf einer Ebene mit der Person sind. Gerade sitzende oder liegende Betroffene erleben unter Umständen eine Kontaktaufnahme von einer stehenden Person zumindest als unangenehm, wenn nicht gar als bedrohlich. Versuchen Sie auf Augenhöhe mit dem Demenzkranken zu kommen.

Beachten Sie beim Herstellen von Blickkontakt den Bewegungsrhythmus der Person. Lassen Sie der Person Zeit und nehmen Sie sich Zeit. Je mehr Zeit die Person bekommt, umso weniger beängstigend wirkt die Kontaktaufnahme. So kann Vertrauen aufgebaut werden.

Noch bevor Sie Berührungskontakt aufnehmen, sollten Sie als Betreuende leicht erkennbar und hörbar sein. Setzen Sie daher immer wenige einfach zu verstehende Worte und Wiederholungen ein, wie zum Beispiel: „Ja, Sie sehen meine Hand.“ Pause! „Ja, das ist meine Hand.“ Pause! „Ja, die Hand von Anna.“ Pause! „Ich bin´s, die Anna. Ich bin heute für Sie da!“ Je weiter fortgeschritten die Person in ihrer Demenz ist, umso wichtiger ist eine solche sorgsame Kontaktaufnahme, die auch über den Blick erfolgt.

Kontaktaufnahme durch Berühren

In vielen Kulturen der Menschheit spiegelt die Kontaktaufnahme die Art der Beziehung zwischen den Kontaktpersonen wider. In der einen Kultur verbeugt man sich. In anderen ersetzt das Aufeinanderlegen der Handflächen vor der Brust, mit den Fingerspitzen, nach oben die Berührung. Kontaktaufnahme zum Beginn der Begegnung drückt gegenseitige Achtung aus. Eine gemeinsame Aktivität, eine Unterhaltung oder eine vertragliche Verhandlung werden auf die gleiche Art und Weise beendet. In manchen Ländern wird geküsst, mal auf den Mund, mal auf die Wange, mal daran vorbei in die Luft. In Deutschland begrüßen sich insbesondere alte Menschen immer noch per Handschlag. Das haben sie so gelernt. Jemandem die Hand zu verweigern gilt als unhöflich. Durch die Pandemie SARS-COV-2 haben sich mancherorts weiter vom Gesicht entfernte Berührungen zur Begrüßung und Verabschiedung entwickelt. Da werden die Ellbogen berührt oder die Füße und so weiter. Für Menschen mit Demenz wirkt das befremdlich. Begrüßen durch Berühren scheint für Menschen nötig zu sein. Dadurch tritt man eindeutig miteinander in Beziehung. Man kommt sich näher. Damit wird Vertrauen zu einem anderen Menschen aufgebaut. Menschen mit Demenz benötigen eine Form der Begrüßung und Verabschiedung, welche für sie verstehbar ist. Im Zugangsweg vom basalen Berühren ist die Kontaktaufnahme ein wichtiger Einstieg in die Gestaltung von Betreuungsangeboten.

Basales Berühren

Jedes basal stimulierende Angebot geschieht in direktem Austausch zwischen der Betreuungskraft und dem beeinträchtigten Menschen. Auch das haben wir bereits angesprochen. In der Einzelbetreuung von Menschen mit fortgeschrittener Demenz arbeiten Sie mit Berührung. Sie als Betreuungskraft vermitteln dem Demenzkranken tief gehende Erfahrungen mit seinem Körper. Dazu sind Sie ganz aufmerksam bei der Sache und bei dem Bewohner. Das braucht Vorbereitung und die Bereitschaft, immer wieder auf den Betroffenen einzugehen. Wie Sie dabei vorgehen, beschreibt das „Basale Berühren“ (Buchholz/Schürenberg, 2013). Das Basale Berühren ist so etwas wie eine Art „Gebrauchsanweisung für ihr Verhalten in Betreuungssituationen“. Weil Sie in direktem Kontakt mit den Bewohnenden sind, ist Ihr Verhalten in dieser Situation entscheidend für den Erfolg Ihrer Betreuung. Wenn Sie sich an dem in sich gegliederten Verlauf dieser Vorgehenshinweise orientieren, tragen Sie zu einem positiven, umfassenden Erleben der Situation bei. Sie sind eingeladen, Ihr Verhalten in der Betreuungssituation mit den Betroffenen abzustimmen. Bewohnende sind von

Basales Berühren

Basales Berühren – Verhalten bei Angeboten der Einzelbetreuung

- Ich stimme mich selbst ein. Vor dem Kontakt stärke ich mich für die Begegnung!
- Ich kündige mich hörbar beim Betroffenen an.
- Ich komme in deren Blickfeld auf die Person zu.
- Ich nähere mich an die akzeptierte Kontaktstelle ihres Körpers an.
- Ich bin aufmerksam und ganz bei der Person.
- Ich begrüße mit ganz wenigen Worten, gebe mich deutlich zu erkennen.
- Mit einer großflächigen, eindeutig spürbaren Berührung zur Kontaktaufnahme, begrüße ich die Person an einer Körperstelle die sie annehmen kann (vgl.: Begrüßungsgeste; Buchholz/Schürenberg 2013; Initialberührung; Bienstein/Fröhlich 2021).
- Ich sage, was ich anbiete, und warte ab, bis die Person – wie auch immer – reagiert, bevor ich mit dem Angebot beginne.
- Ich verfolge mit meinem Tun eine Absicht, bin aber frei von Erwartungen, ob diese erfüllt wird.
- Ich setze während der Handlung eindeutige Berührungen ein (spürbarer Druck, ganze, großflächig aufgelegte, geschlossene Hand oder beide Hände – je nach Sinnzusammenhang der Handlung).
- Alle Bewegungen sind einfach nachvollziehbar. Sie wiederholen sich und beachten den seitengleichen Aufbau vom Körper (gleichbleibende Richtung, an die Wahrnehmungsfähigkeit angepasste Geschwindigkeit und Rhythmus, individuell akzeptierter Druck, Dauer – je nach Zeiterleben).
- Beständig bin ich im Kontakt während dem Angebot (durch Berührung, Blick, Stimme oder alles zusammen).
- Ich nehme meine eigenen Gefühle wahr und folge meiner Intuition.
- Ich bin beteiligt und gedanklich anwesend in jedem Moment.
- Ich achte auf gesprochene und nichtsprachliche Reaktionen.
- Ich beschreibe die Reaktion der Betroffenen, indem ich diese hörbar mitteile.
- Ich antworte darauf mit einer veränderten Art der Handlung.
- Ich beende die Begegnung so, wie ich sie begonnen habe, mit einem deutlichen Abschluss der Handlung und mit einer Geste zur Verabschiedung.
- Ich entferne mich, entlasse mich aus der „Rolle" und verarbeite die Situation durch eine für mich ritualisierte Handlung.

Ihnen abhängig. Deren Möglichkeiten, sich einer unangenehmen Situation zu entziehen, sind sehr eingeschränkt. Daran zu denken ist von großer Bedeutung für die Beziehung! Überlegen Sie, was Sie mit den Betroffenen tun und wie Sie dieses tun! Wichtiger ist mit einem Menschen zu sein, als ein „tolles Ergebnis" zu erzielen. Der Text im Kasten (Basales Berühren) schildert Ihnen eine Vorgehensweise, um immer wieder im Austausch mit sich selbst und dem Bewohnenden zu bleiben.

Das basale Berühren unterstützt Sie vor und bei jeder Einzelbetreuung, indem Sie auf sich selbst und den Bewohner achten. Im Verlauf von einem Tag haben Sie viele Kontakte zu unterschiedlichen Bewohnenden. Wenn sich Zeiten von Kontakt und kurze Zeiten der Erholung abwechseln, sind Sie nicht so leicht erschöpft. Genau dabei hilft Ihnen das Einstimmen und Entfernen aus dem Kontakt. Dieses Vorgehen, die Erlebnisse zu verarbeiten, entlastet Sie und braucht nicht mehr als ein paar Sekunden. Nehmen Sie sich diese freie Zeit. Das macht Sie gedanklich und körperlich frei für die nächste Begegnung.

Berühren

Berührung ist ein Thema, das uns von der Befruchtung bis zum Tod begleitet. Ohne zu berühren und berührt werden, ist das Leben gar nicht möglich. Berühren geht auf das Wort „rühren" zurück. Das bedeutet so viel wie „in Bewegung setzen, einen Anstoß geben" (Duden). Man ist von etwas „berührt", wenn die inneren Gefühle erreicht werden. So kann man sagen, dass berühren und berührt werden nicht nur den Körper erreicht. Seelisches Empfinden und Erleben finden zugleich statt. Die Berührung der Haut bewegt einen Menschen tief. Wenn etwas „unter die Haut geht", wie der Volksmund sagt, sind wir stark ergriffen. Der Psychologe Spence sagt: „Die meisten verstehen die Stimulation der Haut wohl als Luxus, als Hätschelei, aber nicht als notwendiges und wichtiges Element im täglichen Leben … Wir kennen das. Ein fester Händedruck, ein aufmunterndes Klopfen auf die Schulter, selbst ein nur leichtes Über-den-Arm-Streichen vermittelt oft eine Lebendigkeit und Direktheit, die machtvoller sind als Worte" (Spencer in Schäfer, 2016).

Ob eine Berührung als angenehm erlebt wird, hängt von der Körperstelle ab, die berührt wird. Das haben Forscher herausgefunden. Die Abbildung zeigt, je fremder die Person ist, umso weniger angenehm wird Berührung am gesamten Körper erlebt. Je nach Person ist das Berühren nur an den Händen gut erträglich. Bei der Betreuungsarbeit ist daher der Aufbau von Kontakt und Beziehung zu der Person besonders zu beachten. Nichts darf überraschend und unangekündigt geschehen. In der Regel werden Sie nicht direkt auf der Haut arbeiten, wie Pflegende das tun. Dennoch erreichen Sie durch Berührung über der Kleidung fast die gleiche Nähe und Wirkung wie bei einer direkten Berührung auf der Haut.

Im Weiteren lernen Sie jetzt verschiedene Möglichkeiten von Berührung kennen. Hier ist es immer wieder wichtig, darauf zu achten, ob die Person es mag, berührt zu werden. Wie reagiert sie? Welche Mitteilungen macht sie bei Berührung? Achten Sie darauf und passen Sie Ihr Berührungsverhalten an die Reaktionen der Betroffenen an (vergleiche: Basales Berühren). Ansonsten wird Berührung gar als Gewalt oder Übergriff empfunden.

Bedenken Sie die Zeit, wann am Tag Sie basal stimulierende Einzelbetreuung machen. Nach dem Essen braucht die Person erst Zeit zum Verdauen. Wählen Sie eine günstige Zeit, die der Person hinterher ermöglicht, die Eindrücke zu verarbeiten. Sofort nach Ihrem Angebot eine weitere Aktivität einzuplanen, ist meist zu viel an Eindrücken. Zeitlich gestalten Sie die Angebote ausgerichtet an der Fähigkeit der Person, dem gemeinsamen Kontakt zu folgen. Das sind manchmal 10 Minuten, manchmal bis zu 30 Minuten. Entscheidend ist die Zeit, die Ihnen zur Verfügung steht. Ebenso die Zeit der Bewohnenden, wie lange sie fähig ist, ihre Aufmerksamkeit zu halten.

Informieren Sie sich bei Pflegefachkräften, ob die Person zu Blutungen der Haut neigt. Bestimmte Medikamente lösen blaue Flecken aus. Manch alter Mensch hat eine ganz dünne, trockene Haut. Dazu sagt man dann „Pergamenthaut“. Haben Menschen mit Demenz derartige Veränderungen der Haut, sind Sie besonders achtsam mit der Berührung. Hartes Anfassen, Anfassen mit den Fingern, den Fingerkuppen und/oder hartem Material führen dann schnell zu Verletzungen. Achten Sie bei solchen Personen auf eine großflächige Berührung mit der ganzen Hand. Die Beschaffenheit der Materialien die sie einsetzen, ist ebenso zu beachten. Der Druck auf die Haut darf nie punktuell und zu fest sein! Wenn Sie verschiedene Materialien einsetzen, dürfen diese nicht zu hart sein. Insbesondere ältere Igelbälle werden mit der Zeit sehr hart. Die Noppen geben nicht mehr nach. Da sind andere Materialien besser geeignet für die Berührung.

Berühren mit sexueller Absicht

Immer wieder liest man in der Zeitung, dass Heimbewohner zu Opfern von sexualisierter Gewalt werden. Davon spricht man, wenn Menschen gegen ihren Willen an Geschlechtsteilen berührt, geküsst oder zur eigenen Lustbefriedigung

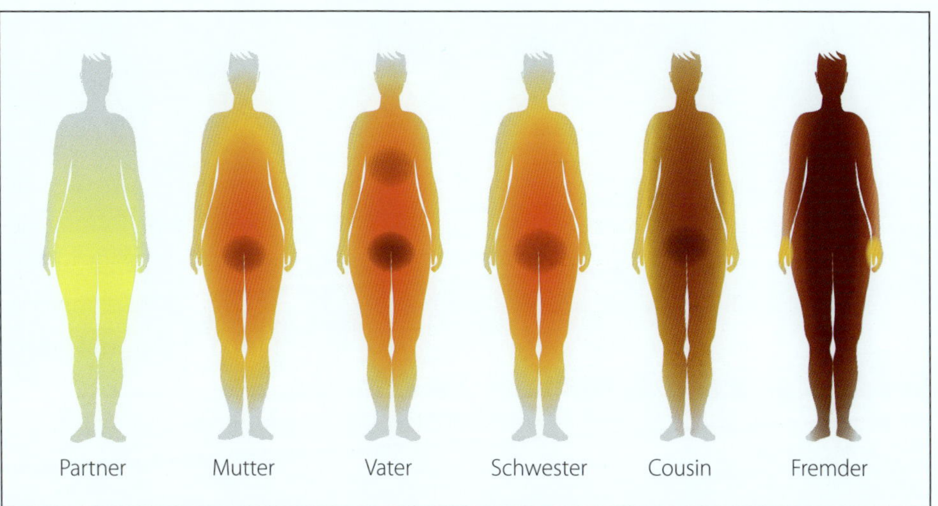

Abbildung 22: Wer darf mich wo berühren?

missbraucht werden. Berühren Betreuende Bewohnende in der Absicht, eigene Sehnsüchte nach Berührung zu befriedigen, ist dieses möglicherweise der Beginn von sexualisierter Gewalt. Berührungen mit sexueller Absicht sind im beruflichen Umfeld von Pflege und Betreuung Straftatbestände. Küssen, auf den Schoß sitzen, drängen oder erzwingen von sexuellen Handlungen überschreiten Grenzen. Das darf nicht sein! Dieses gilt für beide Seiten, Bewohnende und Betreuende. Nur der eigene Partner oder die eigene Partnerin darf die intimen Zonen wie Brust, Penis oder Scheide berühren (vgl.: Abb. 22). Selbst hierbei ist gegenseitiges Einverständnis nötig. Im Rahmen pflegerischer Versorgung ist man gezwungen, diese Zonen zu berühren. Dabei berühren Pflegende eindeutig mit reinigender Absicht, zügig und professionell zum Bespiel den Intimbereich. Betreuende müssen das nicht tun!

Professionelle Berührer

Besteht beim Bewohnenden das Bedürfnis nach sexueller Befriedigung, sind dafür Personen geeignet, die einen solchen Dienst beruflich ausüben. Man nennt diese Berührer oder Berührerinnen, Sexualbegleiter oder Sexualassistenten. Diese besuchen Bewohnende im Heim und verschaffen gegen Bezahlung Berührung und sexuelle Befriedigung. Oft ist dieses Thema aber mit vielen Tabus belegt. Ein Tabu ist so etwas wie ein ungeschriebenes Gesetz. Alten Menschen wird das Bedürfnis nach Sexualität

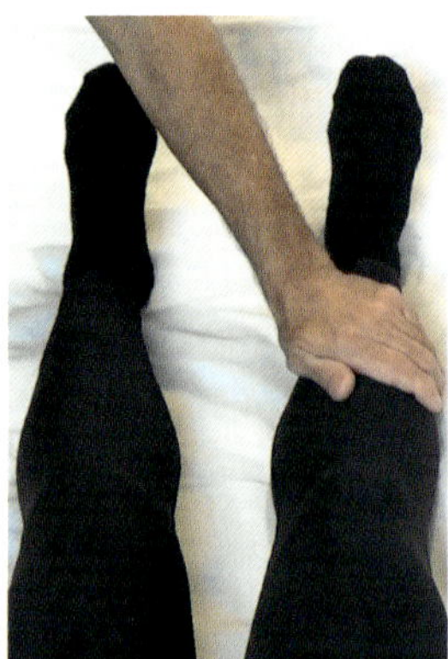
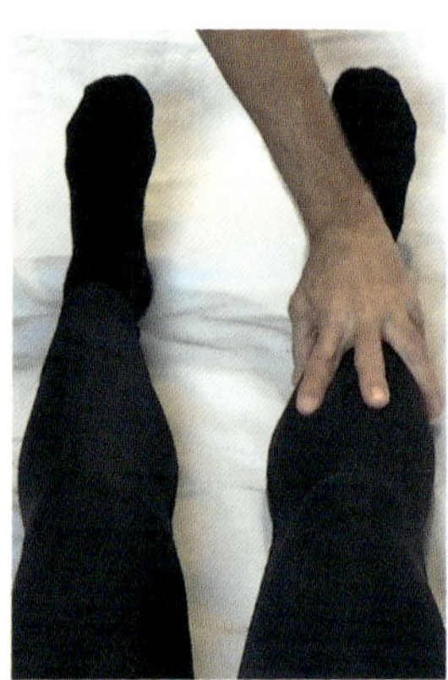
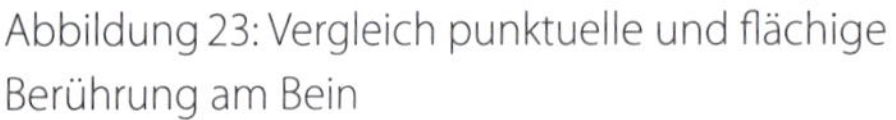

Abbildung 23: Vergleich punktuelle und flächige Berührung am Bein

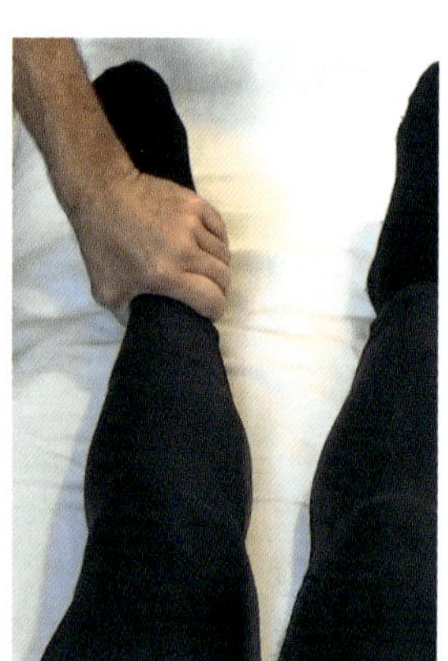
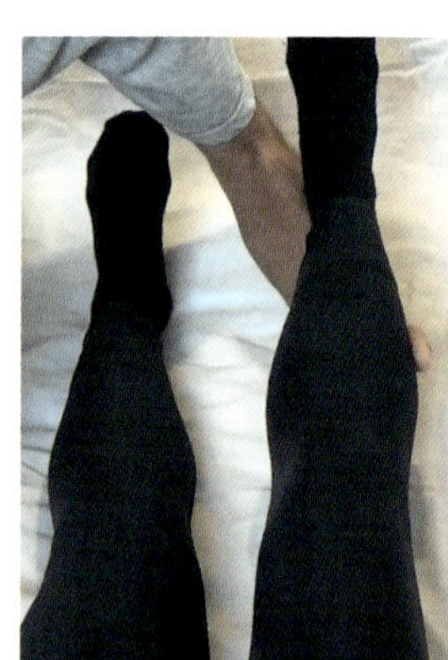

Abbildung 24: Vergleich Berührung mit Kraft und Druck (zupacken) und entlastende Berührung am Bein (stützen)

einfach abgesprochen. Sex im Alter darf nicht sein, ist immer noch die Vorstellung vieler Angehöriger. Doch Gefühle der Lust und Befriedigung sind lebenslange, natürliche und menschliche Bedürfnisse. Sie streben danach, ausgelebt zu werden. Bei manchen Demenzkranken ist das Bedürfnis nach sexueller Befriedigung noch sehr lebendig. Besonders Demenzkranke mit fronto-temporaler Demenz können enthemmt sein und masturbieren in der Öffentlichkeit. Sie befriedigen sich selbst im Speisesaal oder Flur der Einrichtung. Das irritiert alle Anwesenden. Über dieses Thema tauscht man sich am besten mit dem ganzen Team aus. Vielleicht muss gerade für diese Person eine berufliche „Berührerin" oder ein „Berührer" organisiert werden.

Berührung mit Absicht

Berührungsangebote im Rahmen der Basalen Stimulation helfen der Person, den eigenen Körper überhaupt erst wieder wahrzunehmen. Wie dieser dann wahrgenommen wird, ist nicht vorherzusagen. Sich selbst lebendig zu fühlen, ist eine Absicht, die im Mittelpunkt von dem Konzept steht. Aus diesem Fühlen heraus wird dann aktiv die Umwelt entdeckt und am Leben teilgenommen. Welche Gefühle Berührung auslöst, ist nicht vorhersagbar. Daher ist das Thema Berührungsangebote in der Einzelbetreuung gut zu überlegen.

Bei unseren Angeboten gehen wir davon aus, dass Demenzkranke den Bezug zu ihrem eigenen Körper verloren haben. Die zunehmende Bewegungslosigkeit der fortschreitenden Demenz trägt dazu bei. Das Gefühl für den Körper und seine Grenzen werden vergessen. Basal stimulierende Angebote wollen das verhindern.

Berühren und Bewegen sind gut geeignete Mittel, um sich auszutauschen. Eine Hand, die regungslos an ein und derselben Stelle liegt, kann trösten oder beruhigen. Bleibt diese Hand aber regungslos, wird sie bald nicht mehr wahrgenommen. Die Person gewöhnt sich recht schnell daran. Bedenken Sie, als Betreuungskraft berühren Sie in der Regel nicht direkt die Haut. Meist trägt die Person ein dünnes Kleidungsstück, wie ein Hemd, eine Bluse oder eine Hose. Ein Material zwischen Ihnen und dem berührten Menschen vermittelt Grenzen. Benutzen Sie unterschiedliches Material (Seide, Baumwolle, Fell usw.), um die nackte Haut von Armen und Beinen zu schützen, wenn Sie diese unmittelbar berühren. Bedecken Sie das entblößte Körperteil mit einem dünnen Tuch. Alternativ wickeln Sie den Arm oder das Bein in ein Tuch ein. Ebenso eignen sich Handschuhe, die Sie über Ihre Schutzhandschuhe anziehen. Im Handel sind Fellhandschuhe, Baumwollhandschuhe oder solche aus anderen Stoffen zu kaufen. Je nachdem, mit welcher Absicht Sie berühren, sind die unterschiedlichen Materialien unterschiedlich einfach zu handhaben. Ein Tuch zwischen den eigenen Händen verliert man leicht. Handschuhe streifen sich manchmal von den Händen ab. Das alles braucht ein wenig Übung. So findet man heraus, wie man selbst das Angebot am einfachsten ausführen kann.

Beim Berühren verfolgen Sie eine Absicht. Sie möchten etwas Wohltuendes erreichen. Dabei wissen Sie im Vorhinein nicht, ob diese Idee auch so ankommt. Ob Wohlgefühl entsteht, sehen Sie bei Ihrem Tun. Meist erst im Nachhinein ist das erkennbar, wenn die Person ganz munter, entspannt oder eingeschlafen ist. Orientieren Sie sich beim Berühren an den Bedingungen, die der Körper uns bietet. Da sind

Tabelle 6.1: Absichten von Berührung und Bewegungsrichtung

Absichten von Berührung	Bewegungsrichtung der Berührung
Munterer werden	Zum Herzen hin, gegen die Haarwuchsrichtung
Zur Ruhe kommen	Vom Herzen weg, in die Haarwuchsrichtung
Sich entfalten	Von der Körpermittellinie nach außen
Sich zurückziehen	Von außen zum Körperzentrum
Sich rund machen	Am Rücken von unten nach oben, am Bauch umgekehrt
Sich aufrichten	Am Rücken von oben nach unten, am Bauch umgekehrt
Körpergrenze empfinden	Vom Kopf seitlich entlang zu den Füßen
Körperlänge empfinden	An Armen und Beinen weg vom Körperstamm
Körperform spüren	Umfassen von Armen und Beinen mit beiden Händen
Sich getragen fühlen	Anheben und Bewegen der großen Körpergelenke mithilfe von einem Tuch

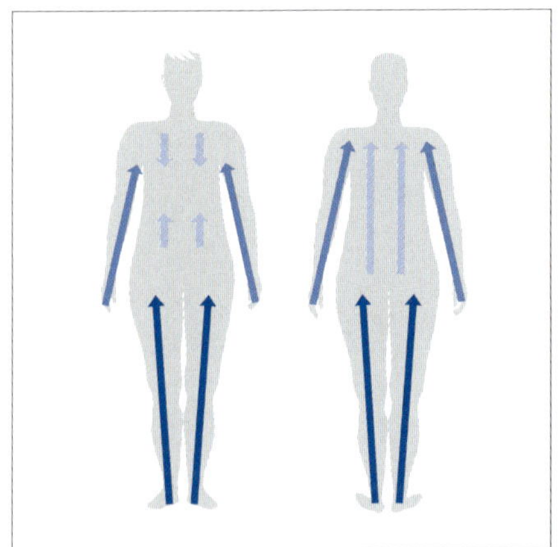

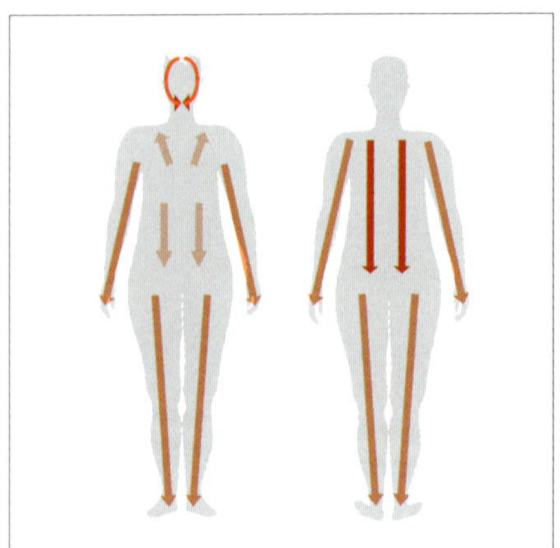

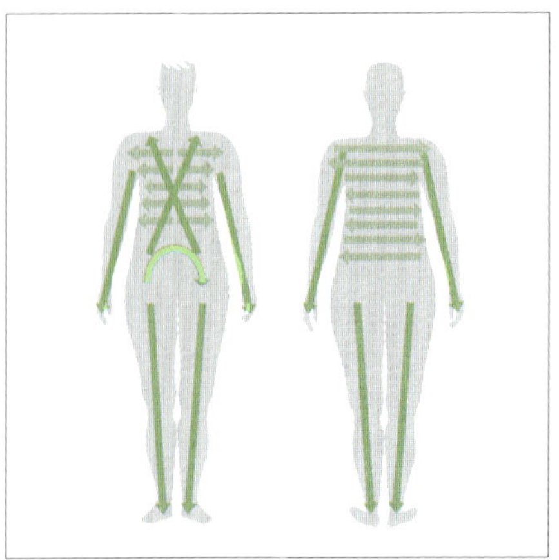

Abbildung 25-27: Bewegungs- und Berührungsrichtungen basal stimulierender Angebote

harte und weiche Anteile, behaarte und weniger behaarte Stellen. Sensible und weniger sensible Körperzonen, mit mehr und weniger Muskulatur überzogene Knochen und so weiter. Beachten Sie die Bewegungsrichtung und die Art und Weise, wie Sie berühren. Insbesondere bei Menschen mit Venenleiden berühren Sie in Richtung zum Herzen hin. Bei Menschen mit schlaffer Halbseitenlähmung ziehen Sie niemals mit Kraft an dem gelähmten Körperteil. Es besteht die Gefahr, den Oberarm, Unterarm oder ein anders Körperteil aus dem Gelenk herauszuziehen. Die Folge ist eine schwere, schmerzhafte Schädigung der Person. Nachfolgend finden Sie verschiedene Absichten, die mit der Bewegungsrichtung einhergehen können.

Gehen Sie ohne Erwartungen in die Einzelbetreuung hinein und schauen Sie, wie die Betreute auf das Angebot reagiert. Machen Sie sich immer bewusst, was alles noch auf die Person einwirkt. Das gesamte Netzwerk vom umfassenden Erleben, kann Ihre Aktivität beeinflussen und damit das Erleben von Ihrem Angebot.

Berühren mit System

Das Wort System drückt aus, dass etwas geordnet abläuft. Hinter jeder Ordnung verbirgt sich eine gewisse Absicht, was man damit erreichen möchte. Die Absichten basal stimulierender Angebote ermöglichen der Person ein unterschiedliches Erleben vom eigenen Körper. Je nachdem, was die Person nach Meinung der Betreuenden braucht, wählt sie ein Angebot aus. Fachkräfte beraten unter Umständen dabei. Sie geben Hinweise darauf, welche Art der Berührung aus medizinischen Gründen nicht sein darf. Der Betroffene selbst drückt durch sein Verhalten aus, was ihm oder ihr gerade angenehm ist. Betreuende sind also immer gefordert, sich einen Eindruck vom Bedürfnis oder der Not zu machen, in welcher sich der Betroffene gerade befindet. Beachten Sie Ihre Antworten zu den Modellen. Sowohl die eigene oder Erfahrungen von anderen als auch das eigene Gefühl (Intuition) werden einem dann schon helfen, ein Angebot zu finden. Bei der Ausführung beobachtet man, was dem Betroffenen hoffentlich wohltut. Dann folgt das Vorgehen bei der Berührung einer bestimmten Ordnung. Diese will dem Betroffenen helfen, den eigenen Körper wieder zu entdecken. Ebenso soll die Person wahrnehmen, dass da ein anderer Mensch ist, der gemeinsam mit ihr etwas unternimmt.

Das bedeutet für die Anwendung:

- Beachten Sie die Elemente vom basalen Berühren.
- Man beginnt an einer Stelle vom Körper, die gespürt wird.
- Man behält eine einmal gewählte Richtung der Bewegung bei.
- Man führt die Bewegungsrichtung mit einer oder beiden Händen aus.
- Die Berührung ist so stark, dass sie gut zu spüren ist (ohne schmerzhaft zu sein).
- Am Ende vom berührten Körperteil angekommen, gehen die Hände nacheinander, zeitlich versetzt, zurück an den Ausgangspunkt.
- Der Körperkontakt wird durch das nacheinander folgende Versetzen der Hände nicht unterbrochen.
- Der Ablauf wird mehrfach wiederholt, Körperteil für Körperteil.
- Der Wechsel von einem bereits berührten Körperteil zum nächsten wird durch Berührung (und Sprache) am Anfang oder Ende dieses „neuen“ Körperteils angekündigt.
- Den Ablauf beibehalten, bis der ganze Körper berührt wurde,
- den Ablauf kurz unterbrechen, wenn die Person Reaktionen zeigt,
- an der gleichen Stelle weitermachen, innehalten, beobachten und sich vergewissern, ob die Reaktion erneut auftritt,
- den gleichen Druck der Berührung beibehalten oder bei Reaktionen verändern (leichter oder stärker),
- den Ablauf abbrechen, wenn eindeutige Zeichen der Abwehr zu beobachten sind,
- den Ablauf in gleicher Berührungsqualität wie zuvor zu Ende bringen.

Bei all den verschiedenen Formen, Menschen bei der Einzelbetreuung zu berühren, achten Sie bitte auf einen Ablauf, der für die Person wiedererkennbar ist. Das betrifft sowohl den Beginn und Abschluss als auch die Reihenfolge und das Gefühl für die Symmetrie, das heißt, beide Seiten vom Körper werden gleich berührt. Nichts geschieht, ohne sich zu vergewissern, ob die jeweilige Person diese Art, berührt zu werden, als wohltuend empfindet.

Berührung und körperliche Strukturen

Alle Berührungen werden über verschiedene Empfänger in den Körperzellen aufgenommen. Die nennt man Rezeptoren für unterschiedliche Informationen (Druck, Temperatur, Schmerz …). Davon gibt es viele verschiedene (Golgi-, Pacini-, Ruffini-Rezeptoren und freie Nervenendigungen …). Die verschiedenen Empfängerzellen reagieren auf unterschiedliche Arten der Berührung. Die einen sprechen auf kräftige Berührungen an. Andere auf langsame, sanfte, wiederum andere auf schaukelnde, ruckartige, dehnende oder vibrierende Berührungen. Kräftige Berührungen durchbluten Haut und Gewebe stärker.. Das Gehirn verarbeitet die Berührungsqualitäten, die der Körper aufnimmt. Je langsamer Bewegungen und je leichter Berührungen sind, umso deutlicher kommen diese im Stammhirn an und verhindern den Angst- oder Fluchtreflex! Bei frontotemporaler Demenz mit sexueller Enthemmung macht diese Qualität zu berühren wenig Sinn. Da ist stärkerer Druck nötig. Mit den hier beschriebenen Angeboten von Berührung versuchen wir dem Demenzkranken etwas mehr Entspannung zu ermöglichen. Sie sorgen für Wohlbefinden. Mit der Therapie von Krankengymnasten hat das nichts zu tun. Krankengymnasten setzen ganz eigene Techniken der Behandlung durch Berührung ein. Sie verfolgen bestimmte Therapieziele. Die unterschiedlichen Berührungsangebote in der Einzelbetreuung sind kein Ersatz dafür. Ihre Angebote helfen den Betreuten eher sich selbst gut zu spüren. Sie therapieren nicht im eigentlichen Sinn einer Behandlung.

Berühren und Bewegen

Den Körper bewegen ist ohne Berühren nicht möglich. Selbst wenn wir uns ohne Unterstützung durch andere Menschen bewegen, berühren sich bei jeder Bewegung die einzelnen Anteile vom Körper. Man nimmt sich damit selbst in Besitz. Dazu sagt man in der Medizin „Propriozeption“. Die propriozeptive Wahrnehmung haben wir als einen der basalen Wahrnehmungsbereich bezeichnet. Das Wahrnehmen von Bewegen und Bewegt werden geschieht über das Bindegewebe, das den ganzen Körper durchzieht. Sowohl die Muskeln als auch die inneren Organe sind von diesem Bin-

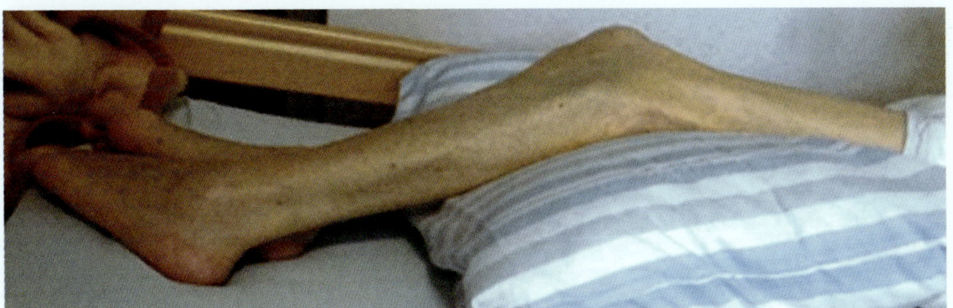

Abbildung 28: Beine mit Kissen

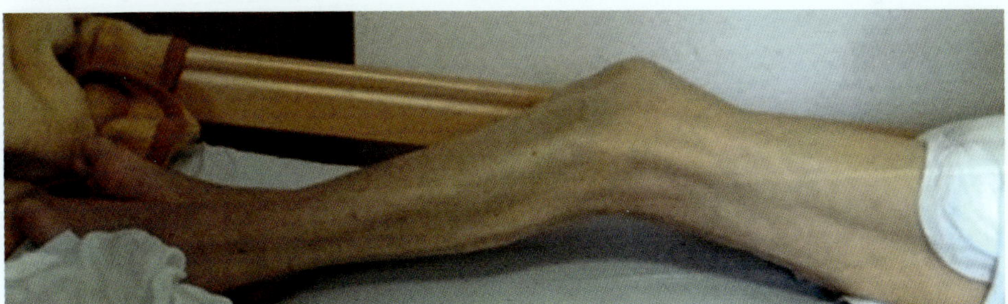

Abbildung 29: Beine ohne Kissen

degebe durchzogen. In der Medizin spricht man von den Faszien. Sehnen, Bänder, Gelenkkapseln und Übergänge von Muskeln in Sehnen und die harte Hirnhaut sind zum Beispiel solche Faszien. Faszien durchziehen den gesamten Körper. Die Struktur der Faszien ist wie ein Netzwerk beschaffen. Stabilität und Beweglichkeit im Körper entstehen durch die Einheit von Muskel und Faszie. Myers, ein amerikanischer Bewegungsforscher, spricht von myofaszialen Leitbahnen. Die Unterhaut vom Körper wird durch eine besondere Faszie abgegrenzt. Diese Faszie (fascia superficialis) umgibt den gesamten Körper wie ein Taucheranzug. Nicht nur in diesem Bindegewebe finden Eigenwahrnehmung der Bewegung und das Empfinden von Schmerzen statt. Faszien sind normalerweise glatt, geschmeidig und gleitfähig. In den Faszien enden Nerven. Diese heißen freie Nervenendigungen. Sie sind weit verzweigt. Wir finden sie ebenso in der Haut und den Eingeweiden. Mangelnde Bewegung ist ein großes Problem alter Menschen. Ebenso die Vorliebe für süße Speisen und Getränke. All das führt zum Verkleben der Faszien. Folge ist, die Person wird immer unbeweglicher. Das Bindegewebe verhärtet, die Muskeln verkürzen sich, Schmerzen entstehen. Das geschieht insbesondere, wenn Arme und Beine kaum mehr bewegt werden. Sind die Beine angewinkelt und mit Kissen unterstützt, entsteht eine Art Zwangshaltung (Abb. 28 und Abb. 29). Dann sind viel Bewegung und Berührung durch Physiotherapeuten nötig, um diese Situation wieder zu verändern. Die Person ist dann nicht mehr in der Lage, aufrecht zu stehen.

Somatische Angebote

Arten basal stimulierender Berührung

Mit basal stimulierenden Körpererfahrungen erreichen wir alle Strukturen vom Körper. Dabei spielt die Art und Weise, wie wir berühren und bewegen, eine sehr große Rolle. Jede Berührung spricht die Person unmittelbar in ihrem Körpererleben an. Die verschiedenen Arten zu berühren erlebt die Person in ihrem gesamten Empfinden und Erleben. Als Betreuungskraft berühren Sie hauptsächlich über der Kleidung. Beachten Sie stets, dass manche dieser Berührungen die Kleidung beschädigen könnten. Wenn jemand ein Hemd oder eine Bluse trägt, dürfen die Knöpfe nicht geschlossen sein. Ansonsten reißen sie möglicherweise ab. Bei Menschen, die im Bett liegend Einzelbetreuung erfahren, ist die direkte Berührung der Haut möglich. Dabei achten Sie darauf, stets ein Material zur Hilfe zu nehmen. Frotteehandschuhe, Handschuhe aus verschiedenen Kunstfasern, Fellhandschuhe oder andere Materialien sind geeignet. Sie passen sich an die Körperform an. Aus hygienischen Gründen setzen Sie keine Handschuhe aus Naturfasern wie Sisal oder Luffa ein. Unter Umständen sind diese Materialien zu rau. Werden sie nass und trocknen nicht richtig, bilden sich Keime und Pilze. Sinnvoll ist es, wenn gesetzliche Betreuer oder Familienangehörige Handschuhe besorgen. Diese verbleiben dann im persönlichen Besitz der Bewohnenden.

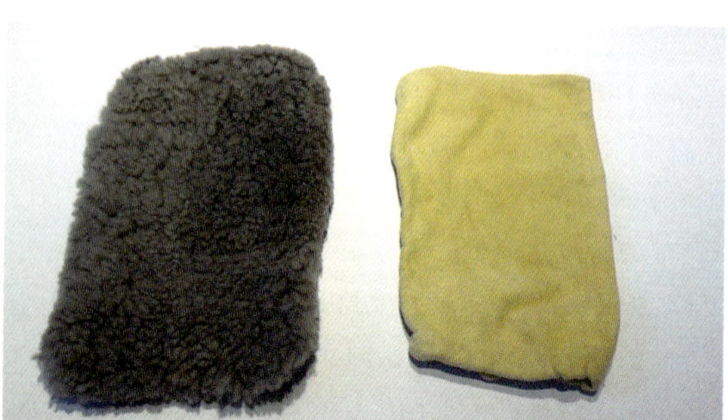

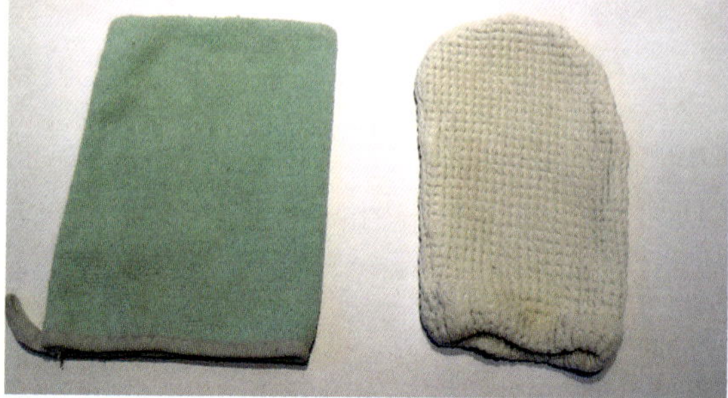

Abbildung 30-31: Materialien zum Berühren

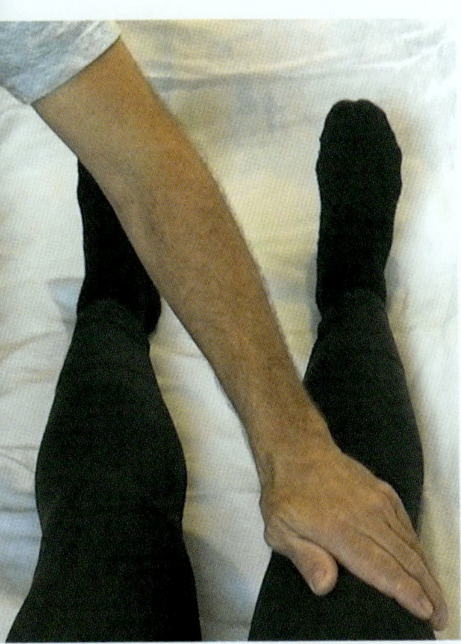

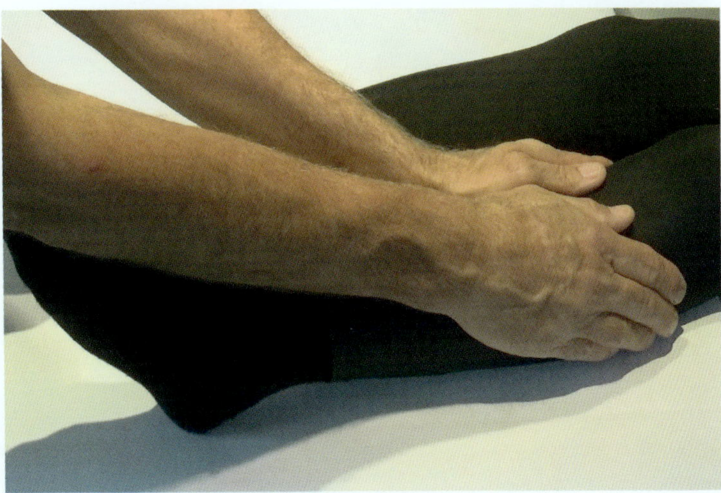

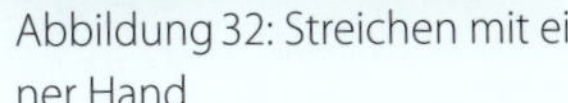

Abbildung 32: Streichen mit einer Hand

Abbildung 33: Streichen mit beiden Händen

Streichend berühren

Streichende Berührungen sind langgezogene, fließende Bewegungen in eine Richtung. Diese machen Sie mit deutlich spürbarem Druck. Nicht zu leicht und nicht zu fest. Als Hinweis für die Stärke vom Druck dient ein Vergleich. Stellen Sie sich vor, Sie wollen Ihre Zimmerwände neu anmalen. Um die Farbe gleichmäßig zu verteilen, benötigen Sie einen gewissen Druck. Drücken Sie zu wenig, deckt die Farbe nicht. Ist Ihr Druck zu hoch, tropft die Farbe von der Rolle. Zudem sind Sie bereits nach der ersten Wand erschöpft. Übertragen auf den Körper bedeutet das: Ist die Berührung zu sanft, spürt die berührte Person fast nichts. Ist der Druck Ihrer Hände zu fest, entstehen vielleicht Schmerzen. Der Druck ist stets auf die Person und ihre Reaktionen abgestimmt! Ihre Hand/Hände schließen Sie dabei ganz und legen den Daumen an. So vergrößert sich die berührte Fläche vom Körper der Betreuten. Die Hand legt sich an die Körperform vom berührten Körperteil an. Setzen Sie, wo immer das möglich ist und angenommen wird, beide Hände gleichzeitig ein. Auf diese Weise entsteht bei der Person ein umfassenderes Gefühl vom berührten Körperteil. Zudem wird die Symmetrie von rechter und linker Seite vom Körper betont. Die Vorder- und Rückseiten vom Körper sind zugleich die Beuge- und Streckseiten der Muskeln. Die myofaszialen Leitbahnen werden angeregt. Diese Art zu berühren hinterlässt nicht nur den Eindruck der Form vom Körper, sondern auch den Eindruck der Länge vom berührten Körperteil. Das Gefühl für Schwere der Beine

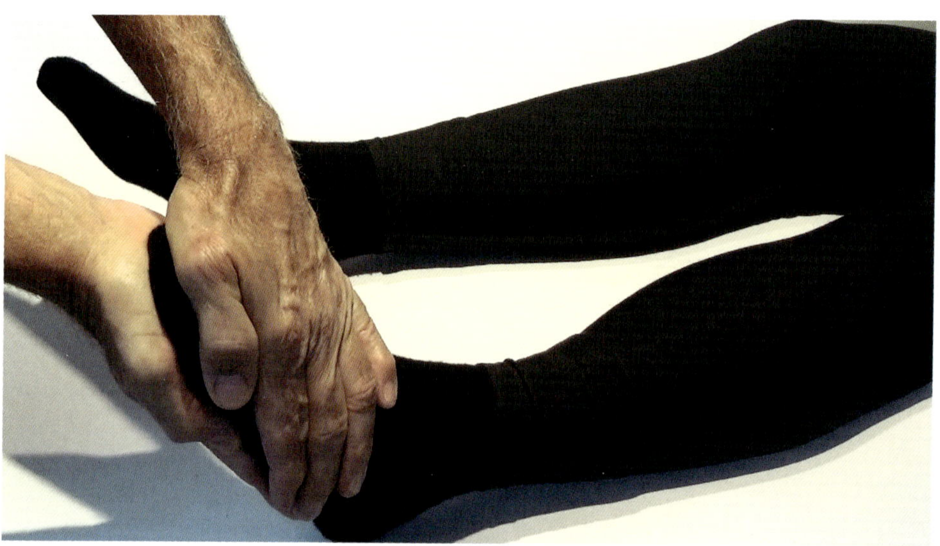

Abbildung 34: Formendes Berühren

beeinflussen Sie damit ebenfalls. Achten Sie auf Krampfadern an den Beinen. Dann sollten Sie wenig Druck einsetzen und hauptsächlich von den Füßen zum Körperstamm streichen. Die Venenklappen nehmen ansonsten Schaden.

Formend berühren

Bei dieser Art zu berühren vermitteln wir mehr die Form vom jeweiligen Körperteil. Am einfachsten ist das mit den Armen und Beinen möglich. Beide Hände der Berührenden passen sich an das Körperteil der Person an. Berührung und Bewegung der Hände spüren die Anteile vom Körper: Haut, Unterhaut, Muskeln, Sehnen, Gefäße, Knochen … Ein aufmerksames Spüren Ihrerseits ist gefragt. Stellen Sie sich vor, Sie wollen nach der Begegnung ein genaues Abbild der berührten Körperstelle mit Teig oder Ton nachformen. Vielleicht hilft Ihnen diese Vorstellung dabei, Ihre Aufmerksamkeit auf die Person und ihren Arm zu richten. Nie verlassen die Hände gleichzeitig den Körper. Sie berühren entlang der Körpergrenzen, von unten nach oben oder von oben nach unten. Beginnen Sie zum Beispiel an der Schulter, enden Sie mit den einzelnen Fingern der Hand. Formgebendes Berühren geht in die Tiefe. Es geschieht mit wohldosiertem Druck. Alle Bestandteile vom Körper spüren wir dabei und aktivieren diese. So bleibt beim Berührten ein Bild zurück, dass der Körper ein Raum ist und seine Teile eine bestimmte Form haben.

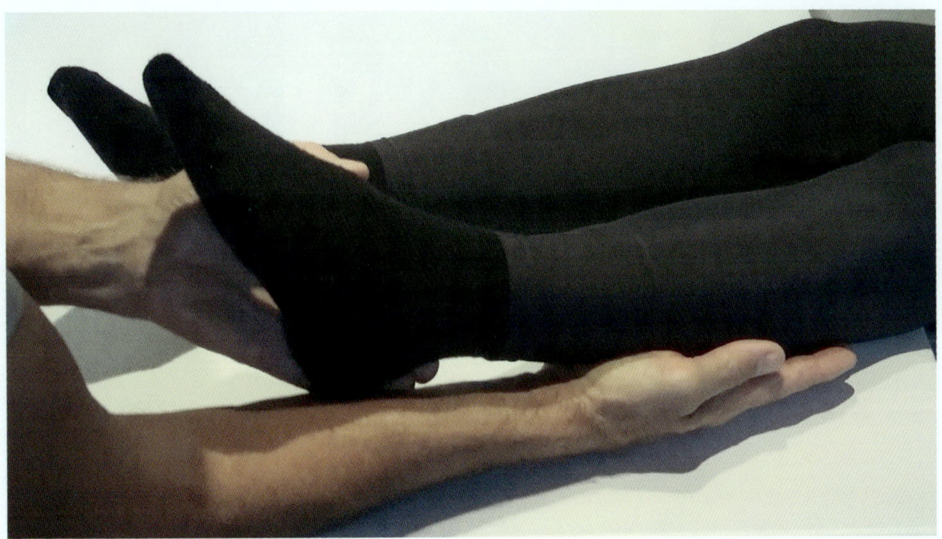

Abbildung 35: Schaukelndes Berühren

Schaukelnd berühren

Bei dieser Art zu berühren findet mehr Bewegung statt. Die eigenen Hände oder Arme werden zum Stützen eingesetzt. Dabei unterlegt man zum Beispiel den eigenen Arm unter den Arm der berührten Person. Jetzt berühren sich die Flächen der beiden Arme und mit sanften, leichten und langsamen Bewegungen wird der Arm getragen und bewegt. Das ist so, als ob man den Arm wie auf einer Schaukel hin und her bewegt. Mit den Beinen der Berührten ist diese Art zu berühren möglich, aber sehr anstrengend. Das Bein hat viel Gewicht. Wenn möglich, wird das berührte Bein angewinkelt in der Hüfte und dem Knie. Während der eine Arm das Bein großflächig unterstützt, berührt die andere Hand das Knie. Die schaukelnden Bewegungen erfolgen dann in unterschiedliche Richtungen. Das Hüftgelenk bietet viele Möglichkeiten zur freien Bewegung. Wie bei allen Arten von Berührung wird nie gegen einen Widerstand gearbeitet. Es könnten Schmerzen entstehen. Weder wird mit viel Kraft noch mit kräftigem Zupacken berührt. Nichts wird weggedrückt oder in seiner Bewegungsfreiheit behindert. Bei schaukelndem Berühren steht weniger die Berührung im Mittelpunkt. Die berührte Person soll mehr ihre Bewegung spüren als die Hände der Betreuenden. Nimmt man bei dieser Form zu berühren ein Tuch zur Hilfe, fällt das Tragen vom Körperteil leichter. Liegt die Person auf dem Bett, kann eine Krankenunterlage benutzt werden, um Becken und Brustkorb eben-

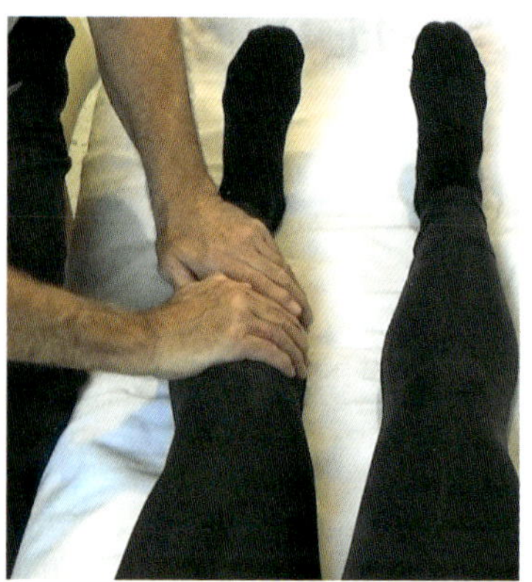
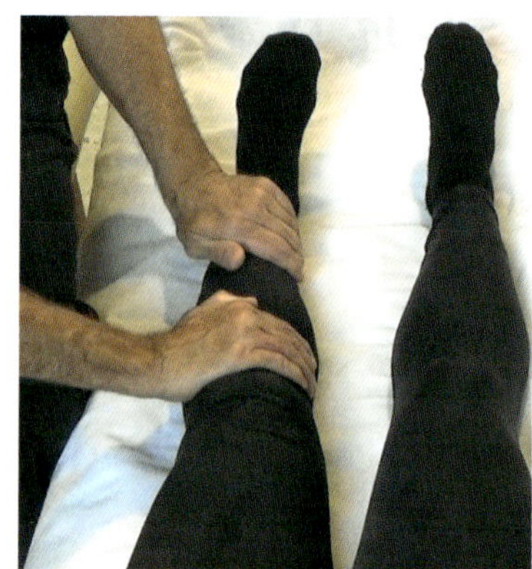
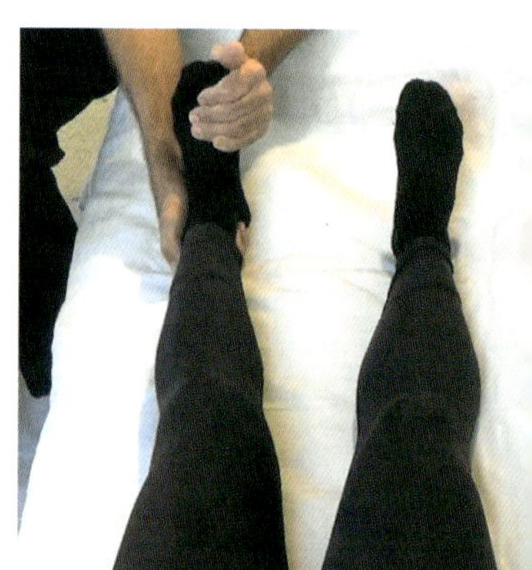

Abbildung 36: Dehnendes Berühren

falls seitlich zu schaukeln. Mit dem Kopf ist man sehr vorsichtig, schaukelt nicht, sondern dreht den Kopf vorsichtig mit den eigenen Händen oder in einem Tuch von einer zur anderen Seite.

Eine andere Spielart schaukelnd zu berühren und zu bewegen findet an den Fersen der Person statt. Dazu liegt die Person in Rückenlage. Sie darf keine Druckstellen an den Fersen aufweisen. Selbst wenn die Person Schuhe trägt, ist diese Bewegung möglich. Sie legen dabei Ihre beiden Hände unter die beiden Fersen der demenzkranken unbeweglichen Person. Nun bringen Sie die Person in eine Bewegung in Richtung Kopf und wieder in zurück in Richtung der Füße. Dieses geschieht, indem Sie Druck auf die Fersen ausüben, in rhythmisch wechselnder Folge. Dadurch entsteht eine Schaukelbewegung von oben nach unten, was sehr wach machen kann.

Wie bei allen Arten der Berührung achten Sie bitte auf die Reaktionen im Gesicht der betreuten Person. Sie teilt Ihnen über ihre Mimik mit, ob sie die Bewegungen als angenehm oder störend empfindet.

Dehnend berühren

Bei dieser Art zu berühren erfolgt ein sanftes Ziehen der Haut oder vom ganzen Körperteil. Ist die Haut mehr im Blickpunkt, legen Sie die Hände so auf dem Körper der Person auf, dass diese sich voneinander wegbewegen. Die Berührung ist in etwa so, als ob Sie ein verknittertes Kleidungsstück mit Ihren Händen glätten. Diese Berührung wird, wie alle anderen Arten der Berührung auch, über den Kleidern der Person ausgeführt. Wird die Berührung auf der Haut zugelassen, nutzen Sie dazu

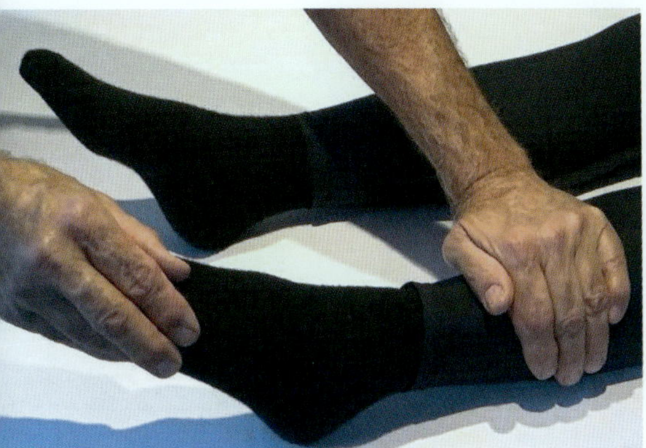
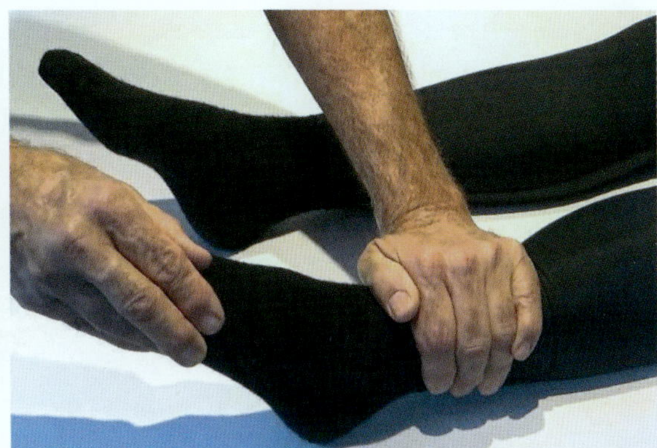

Abbildung 37: Stufenartig berühren

zum Beispiel Woll- oder Baumhandschuhe. Im Drogeriefachhandel finden Sie auch andere interessante Materialien, welche das Spüren verstärken.

Eine andere Art, dehnend zu berühren, findet am Kopf, den Armen und/oder Beinen statt. Dabei ziehen Sie das jeweilige Körperteil behutsam vom Körperstamm der Person weg. Sie halten den Kontakt mit Ihren Händen, lehnen sich mit Ihrem eigenen Körpergewicht langsam und entspannt zurück. So ziehen Sie die Person ein wenig in die Länge. Es soll sich nur so anfühlen, als ob die Person in die Länge wächst. Hier darf der Zug nicht zu kräftig sein, aber dennoch gut spürbar. Unter leichtem Zug legen Sie nach mehrmaligem, gefühlvollem Ziehen und Nachgeben, das Körperteil unter Zug ab. Damit vermitteln sie ein Gefühl von Längenwachstum. Der innere Raum zwischen den Gelenken wird geöffnet. Die Gelenke der Person weiten sich auf diese Weise ein ganz klein wenig. Das myofasziale Gewebe wird gedehnt.

Stufenartig berühren

Wie bei den meisten anderen Arten zu berühren setzen Sie bei dieser besonderen Art von Berührung eine oder beide geschlossenen Hände ein. Am Brustkorb beginnen Sie beidseitig am oberen Ende an den Schüsselbeinen. Sie lassen die Brust der Frau bei dieser Berührungsart aus, genauso wie auch die anderen Geschlechtsteile. Von der Schulter berühren Sie in Richtung der Hand oder vom Oberschenkel zum Fuß. Bei dieser Art zu berühren ist die entgegengesetzte Richtung ebenfalls möglich, also vom Fuß zum Oberschenkel und von der Hand bis zur Schulter. Wählen Sie diese Richtung sollte die Person keine Krampfadern aufweisen. Sie streichen ihre Hand (Hände, wenn mit beiden gearbeitet wird) mit Druck nach unten, doppelt so breit, wie sie ist. Dort angekommen, bleiben Sie kurz mit der Hand an dieser Stelle. Nun ziehen Sie die Hand wieder etwa eine Handbreit zurück. Dabei streicht die Hand nicht sanft, sondern bleibt im Kontakt und zieht die Hautoberfläche eine halbe Handbreit zurück zum Ausgangspunkt. Der Druck wird beibehalten und das Gewebe wird zurückgezogen. Auf diese Weise entsteht eine Bewegung, die wie Dachziegel überlappend aussieht. Die Bewegung ist ähnlich, wie wenn Sie auf einer Treppe zwei Stufen hinuntergehen und wieder eine Treppenstufe hinaufgehen. Zurück bleibt ein deutliches Gefühl von Körpertiefe. Zudem werden die Venenklappen angeregt sich zu schließen.

Klopfend berühren
Bei dieser Art zu berühren ist besonderes Einfühlungsvermögen gefragt. Auf keinen Fall darf das Gefühl ausgelöst werden, geschlagen zu werden. Besonders bei Frauen mit bestehender Osteoporose verzichten Sie bitte auf diese Art zu berühren. Zwei Arten zu klopfen sind interessant zu spüren. Mit den Rückseiten der Fingermittel- und Fingerendglieder Ihrer geschlossenen Faust klopfen Sie an den Knochenvorsprüngen von körperfern nach körpernah. Ebenso ist es möglich, die fünf Fingerkuppen der Hand ganz eng zueinander zu legen. So entsteht eine größere Fläche, mit der geklopft wird. Sie beginnen entweder an der geschlossenen Faust der Bewohnerin oder an ihrer Handwurzel. Diese liegt seitlich neben dem Daumenballen. Ähnlich wie beim Anklopfen an einer Tür wählen Sie einen angepassten Rhythmus. Suchen Sie eine Geschwindigkeit und einen passenden Druck. Ist der Unterarm im Ellenbogen angewinkelt, klopfen Sie an den Ellbogen. Danach an die Schulterspitze. Diese finden Sie seitlich oben auf der Schulter. Die in etwa gleiche Vorgehensweise ist an den Füßen möglich. Sie arbeiten zeitversetzt, erst an einem Bein, dann am anderen. Hier beginnen Sie an den Fußballen und gehen weiter zu den Fersenballen. Nun lassen Sie das Bein aufstellen, klopfen mit den Rückseiten der Finger Ihrer geschlossenen Faust am Schienbeinkopf. Schließlich gehen Sie weiter bis seitlich zum Beckenkamm. Am oberen Ende vom Beckenkamm befindet sich ein Knochen, der meist gut spürbar und sichtbar ist. Nun klopfen Sie auf den Beckenkamm. Den gleichen Ablauf führen sie auch am anderen Arm und Bein durch. Diese Art zu berühren ist sehr tief gehend. Das Körperteil kommt dabei in Schwingung, was nicht von jeder Person gemocht wird. Das Brustbein kann ebenfalls, etwa zwei Finger breit entfernt, unterhalb vom Hals, geklopft werden. Möglich ist auch die eigene Hand auf das zu klopfende Körperteil aufzulegen. Sie klopfen dann mit ihrer

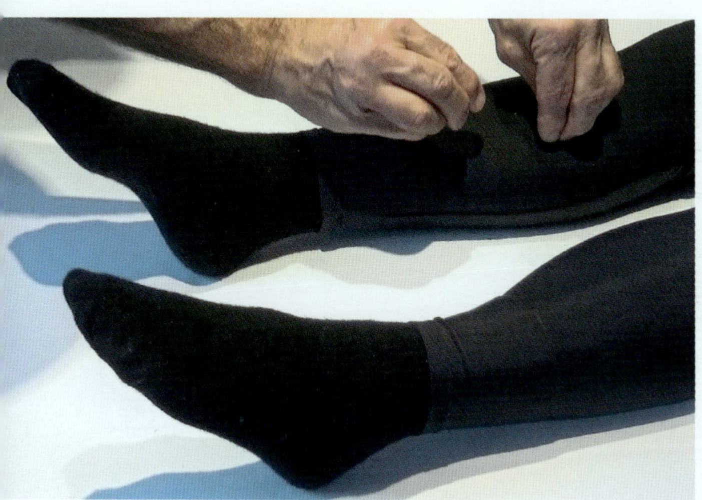

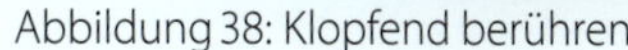

Abbildung 38: Klopfend berühren

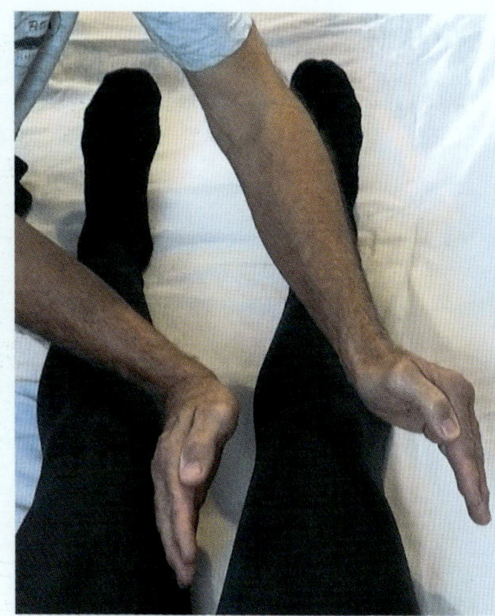

Abbildung 39: Rhythmisierend berühren

anderen Hand auf die eigene, aufgelegte Hand. Das dämpft ein wenig den Druck. Bei Menschen mit Herzrhythmusstörung ist Vorsicht geboten. Nicht jede Person mag oder verträgt diese Art geklopft zu werden. Daher ist, wie bei allen Berührungsarten, eine gute Kontrolle von sich selbst wichtig. Klopfe ich zu fest oder zu leicht? Zu schnell oder zu langsam? Beobachten Sie stets die Person und gehen Sie auf deren Reaktionen ein.

Rhythmisierend berühren

Diese Art zu berühren erinnert an das Klatschen in die Hände. Auch beim Klatschen in die Hände bilden die Handflächen eine große Fläche mit geschlossenen Fingern. Beim „Abklatschen" vom Körper einer anderen Person passen sich die Hände an die Körperform der berührten Person an. Sie formen Ihre beiden Hände wie einen Halbmond. Die Finger sind leicht gebeugt, die Innenhand hohl. Nach dem Begrüßungsritual und dem Wegnehmen der Zudecke klatschen die eigenen Hände, an den Füßen beginnend, die Beine in Richtung Körperstamm ab. Auf die gleiche Weise machen Sie das an den Armen. Am Körperstamm beginnen Sie am Bauch und klatschen danach den Brustkorb ab. Vorsicht bei der Brust der Frau! Diese lassen Sie wie die anderen Geschlechtsteile am besten aus. Sie enden unterhalb mit dem Klopfen und setzen oberhalb der Brust, am Brustkorb, wieder an. So kommen Sie bis zu den Schultern.

Die beiden letzten Arten der Berührung erinnern leicht an „verhauen", also geschlagen werden. Die Generation alter Menschen, die jetzt in den Heimen lebt, ist unter Umständen als Kinder körperlich bestraft worden. In der Schule gab es „Tatzen" mit dem Rohrstock, wenn man nicht gehorcht hat. Selbst zu Hause durch die Eltern war die körperliche Züchtigung durch Schlagen gang und gäbe. Daher sind beide Arten, den Körper spürbar zu machen, mit sehr vielen Vorüberlegungen verbunden. Schauen Sie in die Sensobiografie, ob Sie Informationen finden, die auf derartige Erfahrungen hinweisen. Fragen Sie nach den Lebensthemen und insbesondere nach den hemmenden Lebenskräften, bevor Sie die Person abklopfen oder abklatschen. Liegt eine Osteoporose vor, unterlassen Sie diese Art der Berührung. Die Muskeln mit der zarten Form der Berührung mit den fünf Fingerkuppen zu beklatschen, ist jedoch möglich.

Berühren mit Körpergewicht

Manche Demenzkranke nehmen die eigenen Körpergrenzen nicht mehr wahr. Daher benötigen sie deutlich die Körpergrenzen aufzeigende Berührungen. Um Menschen eine Tiefenerfahrung von ihrem Körper zu geben, bietet sich das Berühren mit Eigengewicht der Betreuenden an. Dabei drücken Sie die Person nicht mit Ihrer Muskelkraft, sondern geben das eigene Körpergewicht in die Unterlage ab. Ihre Hände übertragen das Gewicht von Ihrem Oberkörper auf den Körper der betreuten Person. Nicht Ihre Hände drücken, sondern der gleichmäßige, fein abgegebene Druck von Ihrem Oberkörper überträgt die Berührung. Voraussetzung dafür ist, dass die Person frei von Osteoporose ist oder sonstigen Erkrankungen, die leicht zum Brechen der Knochen führen. Liegt die Betreute auf einer Therapieeinheit zur Dekubitus-Behandlung, fragen Sie ebenfalls die Fachkräfte, ob diese Form der Berührung geeignet ist. Unter Umständen ist die Umstellung der Therapieeinheit auf „fest" oder „Pflegestellung" nötig. Ansonsten versinkt die Person zu sehr in der weichen, anpassungsfähigen Matratze. Dann ist diese Berührungsart weniger gut spürbar. Das Bett der Betreuten darf nicht zu weit im Raum nach oben gefahren werden. Sie selbst wollen ja Ihr Gewicht abgeben. Daher bringen Sie das Bett auf eine Höhe, die Ihnen das entspannte Abgeben von Ihrem Körpergewicht ermöglicht. Vielleicht schützen Sie das Bett mit einem Handtuch oder etwas Ähnlichem. Dann ist Ihnen auch das Abstützen mit einem Knie auf der Matratze möglich. Dabei beachten Sie die Hygienevorschriften von Ihrem Heim.

Vorgehen beim Gewicht-Abgeben

Wie bei allen Angeboten denken Sie an das Basale Berühren und kündigen Ihr Handeln auch mit einfachen Worten an. Nach diesen Vorbereitungen legen Sie nun Ihre Hände nacheinander auf die Schultern der liegenden Person. Passen Sie die Form Ihrer geschlossenen Hände ganz an die Form der Schultern an. Ihre Handballen umformen den vorderen Teil vom Schultergelenk, die Finger den oberen und hinteren Bereich. Nun geben Sie langsam und vorsichtig das Gewicht von Ihrem Oberkörper in die Schultern ab. Wichtig dabei ist, sich nicht auf dem Körper der Betreuten abzulegen oder auszuruhen. Sie geben entspannt Ihr Gewicht in die Kontaktstellen ab. Sie halten diesen sanften, aber in die Tiefe gehenden Druck für kurze Zeit. Dann lassen Sie langsam mit dem Druck nach und berühren nur noch mit dem Eigengewicht Ihrer Hände. Danach versetzen Sie Ihre Hände. Erst die eine, dann die andere Hand. Sie legen die Hände nach und nach verzögert ab an die neue Kontaktstelle, seitlich rechts und links neben dem Brustbein. Die Hände sind entspannt, die Finger bilden eine geschlossene, große Kontaktfläche. Erneut geben Sie das eigene Körpergewicht in die neuen Kontaktstellen. Nun erfolgt der Druck behutsam auf die Brust. Bei manchen Männern wird der Druck auf die Brust durchaus genossen. Bei Frauen lassen Sie den Busen aus. Sie legen Ihre Hände dann unterhalb vom BH (Büstenhalter) auf. Die Hände liegen auf den Rippen und Ihre Fingerspitzen zeigen nun in Richtung der Matratze. An dieser Stelle drücken Sie mit nur ganz wenig Eigengewicht. Vorsicht, die Rippen alter Menschen brechen sehr leicht! Wieder versetzen Sie die Hände ein wenig tiefer, auf den oberen Bauch. Dann auf den unteren Bauch und Beckenkamm. Die beiden Knochen vom Beckenkamm stehen nach vorne und meist etwas hervor (ja nach Körperfülle). Nun geben Sie wieder Gewicht ab. Zeitversetzt legen Sie die Hände danach erneut auf die Schultern. Optimal ist es, wenn die Arme der Betreuten neben dem Körper liegen. Dann wandern die Hände vom Oberarm in Richtung Unterarm und Hände der betreuten Person. Sie arbeiten dabei wenn möglich gleichzeitig auf beiden Seiten vom Körper. Ist das unmöglich, berühren Sie erst den einen und dann den anderen Arm. Nachdem sie das Gewicht auf die Arme abgegeben haben, legen Sie Ihre Hände erneut auf den Beckenkamm. Jetzt bewegen sich die Hände seitlich am Oberschenkel jeweils eine Handbreit nach unten. Sie geben bei jedem Kontakt Ihrer Hände das Gewicht in die Oberschenkel der Betreuten. Deren Beine drehen sich dann ein wenig nach außen. Das wäre prima! Auf die Knie geben Sie keinen Druck. Das ist unangenehm. Sie streichen besser mit Ihren Händen einmal rund um die Kniescheiben herum. Dann setzen Sie

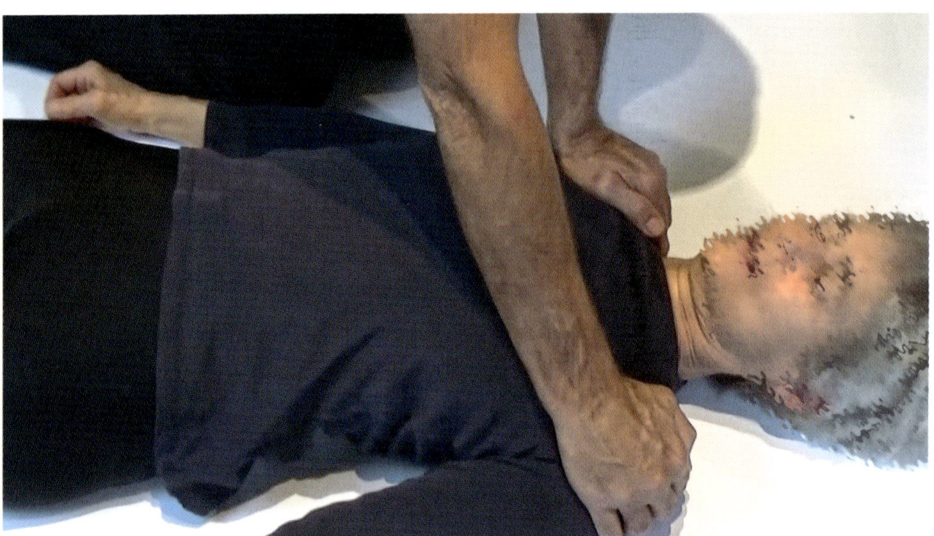

Abbildung 40: Körpergewicht abgeben

die Hände unterhalb vom Knie auf der Innenseite vom Schienbein auf, geben erneut Druck mit Ihrem Körper und wandern auf diese Weise bis zu den Fußknöcheln. Sie beenden die Aktivität, indem Sie auf die Fußsohlen drücken – mit Ihren ganzen flächig aufgelegten Händen. Mit einer letzten Berührung verabschieden Sie sich an der Stelle, an der Sie mit der Berührung begonnen haben (Berührungsgeste zur Verabschiedung). Diese Art der Körpererfahrung ist bei alten Menschen gut in der Rückenlage möglich. Die Unterlage darf wie erwähnt nicht zu weich sein. Nach der Erfahrung braucht die Betreute Zeit zum Verarbeiten dieser Eindrücke. Unter Umständen schläft sie während dem Angebot ein, wenn Sie langsam und in die Tiefe gehend gearbeitet haben. Sammeln Sie vor Anwendung dieser Körpererfahrung erst Erfahrungen, indem Sie dieses Vorgehen mit einer Person ausprobieren, die Ihnen sagen kann, wie sich der Druck anfühlt.

Umarmen zum Trösten

„Komm, lass dich mal drücken", so begrüßen sich manche Leute, die sich nicht so gut kennen, sich aber sehr schätzen. Sie bitten um Erlaubnis nach körperlicher Nähe. In manchen Städten verteilen Menschen „kostenlose Umarmungen" („free hugs"). Sie wollen damit Freude schenken und anderen etwas Gutes tun. Die Kultur, sich zu umarmen, ist in vielen Ländern verbreitet. Erst so allmählich setzt sich diese Form der Begrüßung in Deutschland durch. Sie ist jedoch nur auf bestimmte Personengruppen bezogen, vor allem auf Menschen, die sich näher kennen. Die Hygienevorschriften durch die Covid-19-Pandemie haben diese Form, in Kontakt zu treten, deutlich verändert. Der Kontakt mit dem Ellbogen, der Faust oder den Füßen mag spaßig sein. Die Nähe durch eine kräftige Umarmung ist dadurch nicht zu ersetzen. Ist jemand traurig, nehmen wir die Person fest in den Arm und geben Halt. So wird Verbundenheit und Trost gespendet. Diese Form der Berührung vermittelt deutlich die Tiefe und die Grenzen vom Körper. Alle anderen Sinne spricht man damit ebenfalls an. Dabei steht man nicht steif da, sondern bewegt sich meist oder wiegt die Person im Arm. Das Spüren der Körperlage kommt hinzu, genauso wie Vibration. Beim Trösten sprechen wir beruhigende Worte, senken die Stimme und erzeugen unbewusst Schwingungen vom Brustkorb. Diese übertragen sich auf den Körper der anderen Person. So vermitteln wir Ruhe und geben Sicherheit. Nutzen Sie die Möglichkeit der Umarmung. Selbst orientierte Bewohner freuen sich, in den Arm genommen zu werden. Fragen Sie nach, ob die Person mit einer Umarmung einverstanden ist. Diese Form der Berührung ist nah, aber unverbindlich. Sie tut beiden gut.

Sich selbst entdecken – Möglichkeiten der Eigenberührung

Fallen Bewegungsmöglichkeiten weg, gehen Informationen über den eigenen Körper verloren. Wenn Sie jemanden ansprechen, der immer die Augen geschlossen hat, kann es sein, dass die Person gar nicht weiß, was die Aufforderung bedeutet: „Machen Sie mal die Augen auf!" Sie nimmt ihre Augen nicht mehr wahr. Sie weiß nichts mit dem Begriff „Augen" anzufangen. Zudem sagt man besser: „Ich würde gerne in Ihre Augen schauen!" Das klingt weniger bestimmend. Das zugrunde liegende Problem ist die Gewöhnung an die fehlende Bewegung und die Unmöglichkeit, sich zu berühren. Fallen Anregungen über die Sinne weg, geht die Information über den eigenen Körper verloren. In der Fachsprache der Pflege sagt man, die Person ist „habituiert". Sie hat sich an die gleichförmige Situation gewöhnt. Habituation ist dazu das Hauptwort. Sie entsteht durch fehlende Bewegung und ein gleichförmiges Umfeld. (Erinnern Sie sich noch an die Erfahrung, auf den weißen, leeren Tisch zu schauen? S. 92). Wie bereits erwähnt nehmen wir unseren Körper selbst in Besitz, indem wir uns immer wieder an unterschiedlichen Stellen vom Körper berühren. Während Ihrer Anwesenheit in der Betreuung ermöglichen Sie dem Bewohnenden Kontakt zu seinem eigenen Körper. Zum Beispiel beim Vorlesen. Wenn Sie die Person verlassen, achten Sie darauf, dass sie die ursprüngliche Position wieder einnimmt. Insbesondere die Beine dürfen nicht über längere Zeit überkreuzt liegen. Ansonsten entstehen Druckstellen auf den Schienbeinen oder Fersen. Lässt die Beweglichkeit vom Bewohner das zu, begleiten Sie die Hand ins Gesicht. Sie lassen die Nase greifen, legen die Finger auf den Mund. Erklären Sie mit Worten, wo die Hand gerade den eigenen Körper berührt, zum Beispiel: „Ja, das ist Ihre Nase. Sie spüren ihre eigene Nase! Führen Sie der Betreuten ihren eigenen Zeigefinger an die Lippen oder stecken Sie diesen in deren Mund. Das erinnert ans Nachdenken. Überkreuzen Sie deren Arme hinter dem Kopf, ist das ein wenig so, als ob man den Gedanken freien Lauf lässt. Sind die Beine dabei aufgestellt und überkreuzt, kann das ein Gefühl sein, als liege man in der Sonne auf einer Wiese. Durch Kontakt der eigenen Körperteile miteinander schaffen Sie Wahrnehmungsmöglichkeiten vom eigenen Körper. Legen Sie die Hand auf den Unterbauch, spürt die Person die eigene Atembewegung. Liegt Ihre Hand auf der Hand der Betreuten, begleitet diese Art der Berührung die Atmung. Die Person erfährt sich dadurch selbst als lebendig. Ist die Beweglichkeit gut, lösen Eigenberührung und Körperposition Erinnerungen aus. Suchen Sie aus Ihrer eigenen Erfahrung Situationen, die mit bestimmten Körperpositionen verbunden sind. Situationen in einer bestimmten Körperlage mit Eigenkontakt bezeichnen wir als „Erinnerungspositionen". Die Berührung und die Haltung vom Körper lösen möglicherweise Erinnerungen aus. Das früher erlebte eigene Körpergefühl kommt ins Bewusstsein. Läuft die entsprechende Musik dazu, sind ähnlicher Geruch und ähnliches Licht im Raum, wird die Chance erhöht, sich zu erinnern.

Begleitend berühren

Bei dieser Art zu berühren ist die Eigenbewegung der Person noch möglich. Jemand, der schwach und zittrig ist, schafft es unter Umständen nicht mehr, den Trinkbecher zum Mund zu führen. Hier unterstützen Sie durch begleitendes Berühren. Gut dabei ist, wenn Sie seitlich neben der Person ein wenig erhöht sitzen. Sie legen Ihre Hand und Ihren Arm deckungsgleich an die Hand und den Arm vom Bewohner. Eventuell unterstützen Sie mit Ihrem kleinen Finger den Trinkbecher. Nun machen Sie die Trinkbewegung gemeinsam. Ist das zu viel an Kontakt, stützen Sie den Arm der Betreuten am Ellenbogen. Die Hand hält den Becher mit nur leichter Unterstützung. Eine weitere Form ist diese: Sie nehmen den Gegenstand in Ihre eigene Hand. Nun lassen Sie die Betreute Ihren Arm halten. Sie unterstützen, wenn nötig, den Ellenbogen und führen Ihren Arm zum Mund der Betreuten. So entsteht das Gefühl, als ob sie selbst den eigenen Arm auf sich zu bewegt. Oft wird dann schon in der Bewegung der Mund geöffnet. Die Form der begleitenden Berührung ist bei anderen Aktivitäten ebenfalls möglich. Sie nutzen die Fähigkeit der Betreuten, zu greifen, und ihre Bewegungsmöglichkeit. Dadurch vermitteln Sie das Gefühl für Eigenbewegung. Der Eindruck entsteht: „Ich habe es selbst gemacht!"

Sich als Betreuende berühren lassen

Manchen Bewohnern kommt Berührung eher einseitig vor. Sie werden ganz selbstverständlich von anderen Menschen berührt, Ärzten, Pflegenden, Physiotherapeuten, Ergotherapeuten und so weiter. Meist ist die Art zu berühren an der Aufgabe ausgerichtet. Demenzkranke sind dabei in einer eher passiven Rolle. Die Berufsgruppen vom Gesundheitswesen lassen Berührung von Patienten, Bewohnern oder Gästen in der Regel nicht zu. Zu groß ist die Angst, zum Beispiel vor Infektionen, aber auch vor Nähe. Die Person fühlt sich womöglich wie ein Gegenstand behandelt, manchmal sogar abgewertet. Betroffene dürfen nichts zurückgeben! So scheint das. Oft werden ihre Berührungsversuche nicht zugelassen. Gemeinsame Verständigung und Gleichberechtigung fehlen. Man begegnet sich nicht auf Augenhöhe! Dem berührten Menschen wird damit die Möglichkeit genommen, Dankbarkeit und Anerkennung zu zeigen. Damit geht ein zutiefst menschliches Bedürfnis verloren, das Bedürfnis vom Menschen, Anerkennung und Zuneigung zu zeigen und zu geben. Mit Worten fällt diese Mitteilung Demenzkranken schwer. Oft fehlt die Sprache. Gesten der Dankbarkeit durch Berührung und Bewegung sind einfacher auszudrücken. Geben Sie Menschen mit Demenz die Chance, ihre Dankbarkeit zu leben. Bieten Sie Körperteile an, an denen Sie bereit sind sich berühren zu lassen. Wenn die Person mit ihrer Hand suchend in die Luft greift, bewegen Sie sich auf sie zu. Dort, wo Berührungen an Ihrem Körper für Sie in Ordnung sind, eröffnen Sie Möglichkeiten zum Kontakt. Bieten Sie Ihre Schulter, Ihren Arm oder Ihre Hand an. Werden Sie selbst berührt, legen Sie schützend Ihre eigene Hand auf die Hand der betreuten Person. So drücken Sie ebenfalls ihre Verbundenheit aus. Manchmal ist ein derartiger Kontakt ausreichend. Insbesondere wenn Menschen traurig sind und Nähe suchen.

Wenn Infektionskrankheiten vorherrschen, desinfizieren Sie Ihre Hände und die der betreuten Person vor jeder Begegnung. Berühren und berührt zu werden mit sauberen Händen, nimmt die Sorge vor Ansteckung. Aus dieser Notwendigkeit machen Sie ein gemeinsames Spiel von wohlwollender gegenseitiger Berührung. Sie desinfizieren gemeinsam und miteinander Ihre Hände, so als ob Sie einander die Hände waschen. Vielleicht fällt Ihnen dann, das Berührt-Werden leichter. Achten

Sie dennoch auf Ihre eigenen Grenzen. Was bin ich bereit, vom Demenzkranken an körperlicher Nähe zuzulassen? Wo liegen meine Grenzen von Nähe? Wo die vom Gegenüber? Wie drückt er/sie dieses aus? Wie viel an Nähe tut mir und dem Gegenüber gut? Die Antwort auf diese Fragen fällt von Person zu Person unterschiedlich aus. Wichtig ist es, sich diese Fragen immer wieder zu stellen.

Berühren mit Material

Erfahrungen mit dem Körper sind zugleich Erfahrungen mit der belebten und unbelebten Umwelt. Das Berühren von Tieren oder Menschen kann beruhigen. Umwelt zu erfahren, bedeutet, die unterschiedliche Beschaffenheit von Dingen zu entdecken. Bekannte Gegenstände zu berühren weckt Erinnerungen. Fremde Dinge mit der Hand zu berühren erzeugt Neugier oder Abwehr. Beides ist möglich. Alle Gegenstände, Dinge und Materialien, die Sie in der Einzelbetreuung einsetzen, muss die Person zuerst kennenlernen. Bieten Sie die Möglichkeit, diese durch Spüren, Tasten oder Greifen zu entdecken. Bevor Sie aktiv mit der Person etwas tun, prüfen Sie, ob das Material für den Demenzkranken in Ordnung ist. Dinge sind unterschiedlich beschaffen. Sie sind hart oder weich, dick oder dünn, warm oder kalt, rau oder zart, genoppt oder glatt, rollend oder rutschend und so weiter. Alles, was Sie einsetzen, überprüfen Sie bitte zuerst an sich selbst. Selbst wenn das Material für Sie unangenehm ist, muss das nicht für den Betroffenen der Fall sein. Bieten Sie es an und schauen Sie, was passiert. Beobachten Sie die Reaktionen und entscheiden Sie, mit welchem Material Sie die Körpererfahrung ermöglichen. Bleiben Sie dabei unserer Grundidee treu. Materialien werden eher akzeptiert, wenn diese eine möglichst große Fläche vom Körper berühren. Da Einzelbetreuung in der Regel am angezogenen Bewohner erfolgt, befindet sich Stoff zwischen dem Körper und dem eingesetzten Material. Damit wirken Gegenstände weniger hart und direkt, wie zum Beispiel ein Tennisball. Stoffhandschuhe schützen Ihre Hände, wenn Sie streichende Berührungen einsetzen. Entsteht dabei zufällig Hautkontakt, fühlt sich das an wie Kleidung.

Materialien für streichendes Berühren

Hier ist Fantasie gefragt. Viele Stoffe sind für Streichungen geeignet. Kunstfasern laden sich unter Umständen auf, wenn Sie damit streichend über die Kleidung gehen. Da ist Vorsicht geboten, weil kleine elektrische Entladungen entstehen. Drogeriemärkte, Sanitätshäuser und selbst Spielwarenhäuser bieten die unterschiedlichsten Dinge an, die zum streichenden Berühren geeignet sind. Um die Qualität vom basalen Berühren zu erreichen, sollten Sie eher Handschuhe benutzen als

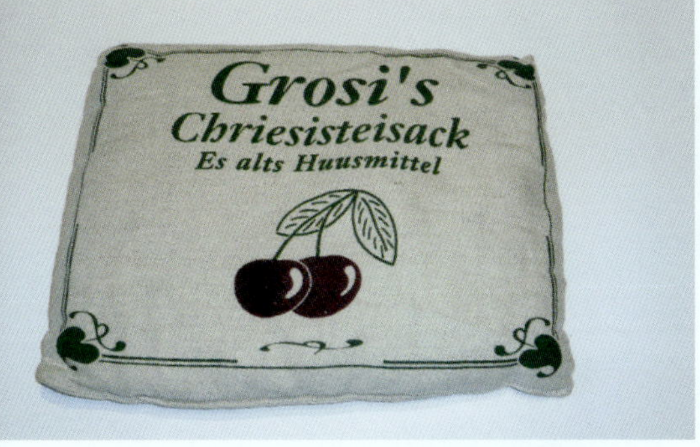

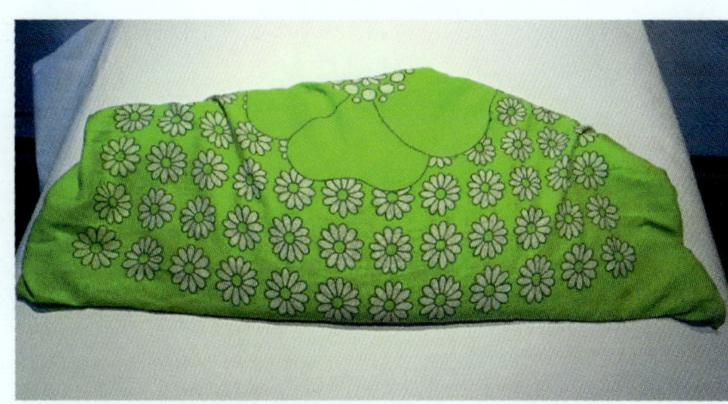

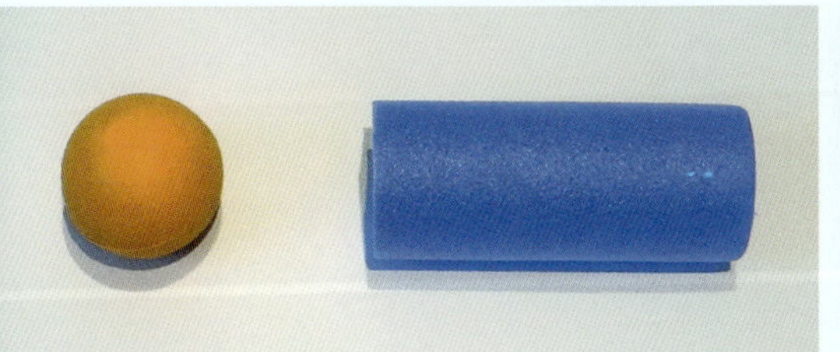

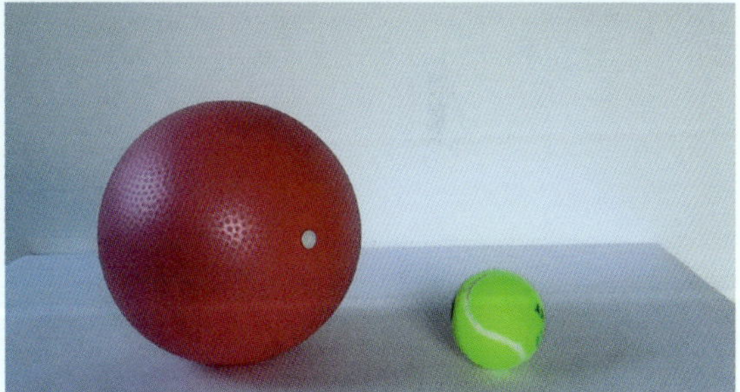

Abbildung 41: Materialien für rollendes Berühren

Tücher. Bei diesen sind die eigenen Hände mehr damit beschäftigt, das Tuch nicht zu verlieren. Das Berühren wird dann undeutlich, die Qualität eher punktuell. Zum Tragen von Körperteilen sind Stofftücher (Seide, Mullwindel, Dreieckstuch ...) jedoch gut geeignet.

Material für rollendes Berühren

Ganzkörpererfahrung mit einem Ball vermittelt das Gefühl, etwas rollt über den Körper. Es gibt Bälle mit glatter Oberfläche. Bälle mit Noppen, harte, weiche, große, kleine Bälle aus unterschiedlichem Material. Vieles kann man im Handel kaufen. Will man diese bei verschiedenen Bewohnern nutzen, müssen die Materialien desinfizierbar sein. Sind Bälle zu hart, ist die Berührung sehr punktuell. Das widerspricht dem Anspruch einer umfassenden, großflächigen Berührung. Vor allem an hervorstehenden Knochen ist das schmerzhaft. Dennoch kann auch ein Massageroller aus Holz oder ein Noppenball für die eine oder andere Person sehr interessant sein. Die in der Abbildung dargestellten Bälle sind geeignet für rollendes Berühren. Achten Sie auf den Druck und fließende Bewegung. Ist die betreute Person leicht abzulenken, beachten Sie eine möglichst einfache Vorgehensweise. Kreisende Bewegungen sind einfach auszuführen. Diese erfordern jedoch die meiste Auf-

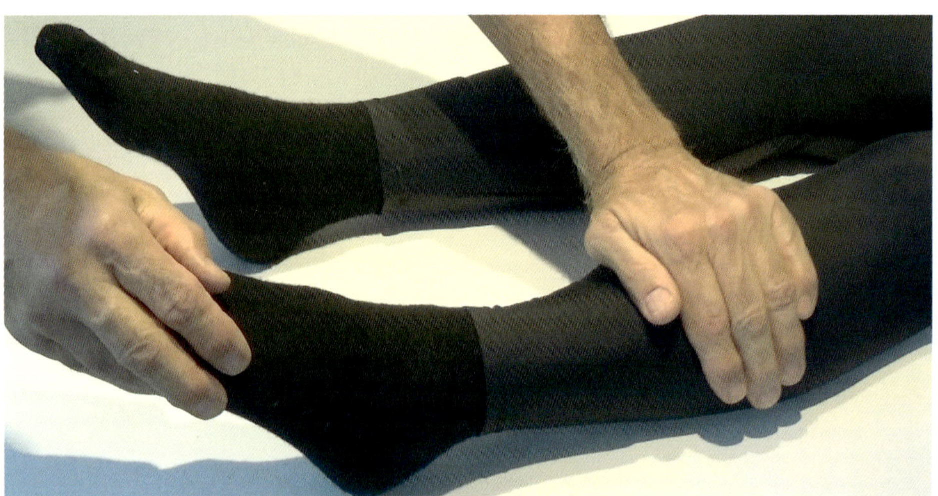

Abbildung 42: Länge spürbar machen

merksamkeit vom Demenzkranken, da ein stetiger Richtungswechsel bei der Berührung geschieht. Meist ist die Geschwindigkeit der kreisenden Berührung eher schnell. Dieser Geschwindigkeit zu folgen fällt Demenzkranken schwer. Einfacher ist die rollende Berührung, wenn Sie einzelne Bahnen aneinandersetzen. Diese Bahnen folgen entweder der runden Körperform oder der Länge vom Körperteil.

Länge spürbar machen

Dabei setzen Sie einen Ball zum Beispiel an der Schulter an. Sie legen Ihren Handballen auf den Ball. Jetzt rollen Sie den Ball sehr langsam, bis dieser die Fingerspitzen berührt. Dann nehmen Sie die zweite Hand zur Hilfe. Diese übernimmt mit dem Handballen, rollt in Richtung der Fingerspitzen, bis die andere Hand wieder ansetzen kann. Auf diese Weise rollen Sie fließend von der Schulter bis zur Hand vom Bewohner. Dort angekommen, geht eine Hand zurück an die Schulter und die zweite Hand folgt mit dem Ball nach. Die zweite Hand mit dem Ball in der Hand wird direkt neben der ersten Bahn aufgesetzt. Der Wechsel von der Hand zur Schulter geschieht zeitversetzt. Zuerst die eine, dann die andere Hand mit dem Ball. Damit bleibt der Körperkontakt aufrechterhalten. Auf diese Weise rollen Sie die ganze Länge vom Arm entlang, bis alle Bahnen den Arm vollständig berührt haben. Mit den anderen Körperteilen gehen Sie genauso vor. Überlegen Sie, ob der Beginn bei dieser Person am Körperstamm möglich ist. Berührung am Körperstamm sorgt für mehr Wachheit der Person, weil in diesem Bereich die Atmung stattfindet.

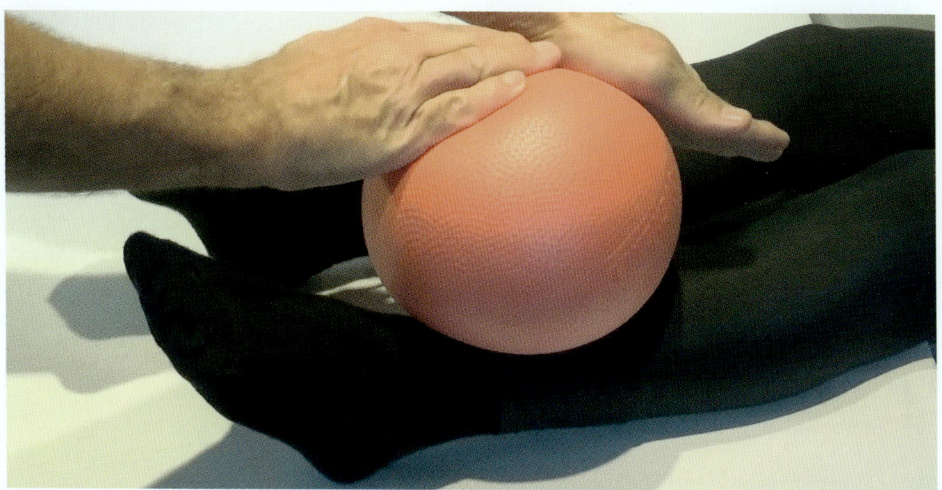

Abbildung 43: Der Overball beim Abrollen

Form spürbar machen

Die verschiedenen Bälle verwenden Sie ebenso, um die Körperform zu betonen. Dabei rollen Sie in einzelnen Bahnen das Körperteil ringsherum ab, zum Beispiel das Bein. Finden Sie heraus, wo am Körper der betreuten Bewohnerin Sie beginnen dürfen. Wenn das Berühren am Körperstamm in Ordnung ist, beginnen Sie von dort aus mit den Rollbewegungen. Gehen Sie weiter zu den Armen oder Beinen. Das Gesicht und den Kopf lassen Sie aus. Wenn Sie am Fuß beginnen, sollte die Person nicht kitzelig sein. Ist das der Fall, stellen Sie den Fuß auf den Ball und bewegen Sie den Fuß über den Ball vor und zurück. Dazu führen Sie die Bewegung mit beiden Händen. Eine Hand liegt auf dem Fußrücken, die andere Hand an Ferse oder Knie der Person. Wollen Sie den Fuß abrollen, gehen Sie so vor, als ob Sie diesen mit einer Binde einwickeln. Auf diese Weise rollen Sie vom Fuß im Kreis weiter in Richtung Knie und Oberschenkel. Beachten Sie, dass manche Menschen an den Innenseiten der Oberschenkel sehr empfindlich sind. Ist das der Fall, lassen Sie diesen Bereich aus. Das gilt auch für den Intimbereich. Wenn Sie auf diese Weise vorgehen, ist die runde Form vom Körper deutlich betont.

Mit dem Overball abrollen

Der sogenannte Overball wird mit Luft gefüllt. Dieser Ball ist geeignet, um darauf zu sitzen oder mit dem eigenen Körpergewicht über den Ball zu rollen. Je mehr Luft in dem Ball ist, umso härter fühlt sich dieser an. Das Sitzen und Rollen über den Ball ist jedoch für Menschen mit Demenz unmöglich. Sie kontrollieren ihre Bewegungen vielleicht nicht mehr so gut. Da droht die Gefahr, vom Ball herunter zu rollen und auf den Boden zu stürzen. Mit weniger Luft gefüllt passt sich der Ball großflächig an die Körperform an. Den Overball benutzen Sie ebenfalls zum Abrollen. Der Ball lässt sich so über den Körper bewegen, dass die Hände in der rollenden Bewegung leicht einander abwechseln. Wie bei vielen basal stimulierenden Berührungen arbeiten Sie bitte sehr langsam, aber mit spürbarem Druck. Damit beeinflussen Sie die Struktur der Faszien. Achten Sie dennoch darauf, ob die gewählte Geschwindigkeit dem Bewohner angenehm ist. Bei allem, was Sie tun, sind Sie eingeladen das herauszufinden.

Körperteile wahrnehmen

Menschen, die sich nicht oder kaum bewegen, benötigen Informationen über die Lebendigkeit vom ganzen Körper. Daher achten Sie bei Ihren Angeboten bitte auf Erfahrungen für den ganzen Körper. Wenn zum Beispiel wegen Krankheit zu wenig Personal arbeitet, dann fehlt möglicherweise die Zeit für Ganzkörpererfahrungen. Besser als gar nichts ist dann die Erfahrung einzelner Körperteile, zum Beispiel vom Rücken, den Armen und Händen, den Beinen und Füßen oder vom Gesicht. Auch bei diesen Angeboten gelten die Grundsätze vom Basalen Berühren.

Den Rücken spüren

Der Rücken ist der am meisten vernachlässigte Körperteil. Der Rücken ist für die eigenen Hände schwer erreichbar. Andererseits ist der Rücken oft schmerzhaft. Viele Menschen klagen über Rückenschmerzen. Meist sind diese Schmerzen seelisch bedingt. Menschen scheinen ihre Last auf dem Rücken zu tragen. Selbst berühren wir den Rücken eher selten, weil die Beweglichkeit dieses nicht so leicht zulässt. Um sich dort selbst zu berühren, braucht man ein Hilfsmittel (Rückenkratzer, Türrahmen …) oder eine andere Person. Liegt die Person im Bett, ist die Rückseite fast völlig aus der Wahrnehmung ausgeblendet. Sitzen Bewohner lange Zeit im Transportrollstuhl, stellen sich Rückenbeschwerden ein. Auch in dieser Position schmerzt der Rücken oder wird aus der Wahrnehmung ausgeblendet. Daher braucht der Rücken besondere Aufmerksamkeit durch Berührungsangebote. Wie bei allen basal stimulierenden Angeboten beachten Sie die Elemente vom basalen Berühren. Einige der Absichten von Berührung (siehe Tabelle 1) wenden Sie am Rücken an.

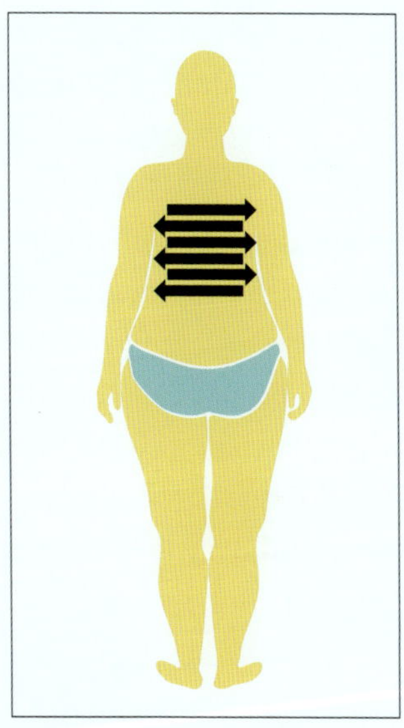

Abbildung 44:
Den Rücken entfaltend erfahren

Manchmal reicht auch das kräftige Rückenkratzen als kurzes Angebot aus. Danach fühlt sich die Person schon viel wohler.

Die nachfolgende Erfahrung ist ein Ablauf der entfaltenden Anregung. Die Person stützt sich dazu am gepolsterten Tisch ab. Ebenso ist es möglich, der Person ein bis zwei Kissen auf den Schoß zu legen. Dort kann sie dann den Oberkörper entspannt ablegen. Die Berührung der Person, die Kleidung trägt, ist für die eigenen Hände unter Umständen unangenehm. Schützen Sie Ihre eigenen Hände durch Wollhandschuhe oder andere rutschfähige Materialien. Die Hände gleiten dann besser. Systematisch regen Sie den Rücken durch gegenläufige Berührung und Bewegung mit beiden Händen an. Wenn Sie auf der linken Seite der Person stehen, liegt Ihre linke Hand an der rechten Schulter der berührten Person. Ihre rechte Hand liegt an deren linken Schulter. Die Hände bewegen sich nun rhythmisch, mit spürbarem, in die Tiefe gehendem Druck vom oberen Brustkorb in Richtung zum Beckenkamm. Diesen Ablauf wiederholen Sie mehrfach. Sie beginnen stets oben und bewegen die Hände wie zwei Züge, die aufeinander zu und dann aneinander vorbeifahren. Auf diese Weise wandern die Hände von oben nach unten.

Streichungen von oben nach unten zum Becken richten die Person ein wenig mehr auf. Die umgekehrte Richtung hingegen, vom Becken in Richtung Kopf, bringt die Person eher in eine Beugung nach vorne. Die gleichzeitig entgegengesetzte Bewegung mit einer Hand auf der Vorderseite vom Brustkorb, mit der anderen auf dem Rücken, verstärkt das jeweilige Gefühl für Aufrichten oder Beugen. Mag die Person einen der vorgestellten Bälle, rollen Sie den Rücken damit ab. Lassen Sie die schmerzhaften Stellen aus. Über einzelne Wirbel rollen Sie ohne Druck. Hinter der sitzenden Person stehend sind gleichmäßige, kreisförmige Bewegungen am Rücken von oben nach unten möglich. Versuchen Sie die Bewegung im Rhythmus der Atmung der Bewohnenden auszuführen. Beim Ausatmen streichen Sie rechts und links entlang der Wirbelsäule mit Ihren Händen nach unten. Beim Einatmen bewegen sich Ihre Hände seitlich am Brustkorb nach oben. So entstehen die kreisförmigen Bewegungen. Achten Sie darauf, dass die Bewegung zum Ausatmen länger dauert als die Bewegung beim Einatmen. Mit diesem Ablauf nehmen Sie ein Angebot auf, welches Pflegende in Form der atemstimulierenden Einreibung anwenden (vgl.: Buchhholz/Schürenberg, 2013, S. 240f).

Erfahrung der Arme und Hände

In der Regel beginnen Sie ein Angebot für die Hände an der Schulter. Bei Angeboten an den unbeweglichen Händen beginnen Sie mit der Berührung am Arm. Entweder formen Sie nach oder streichen von der Schulter in Richtung der Hand. Die Person braucht Zeit, sich auf die Berührung dieser vielleicht schmerzenden oder nicht spürbaren Körperstelle einzustellen. Wenn eine Hand beweglicher ist, beginnen Sie auf dieser beweglicheren Seite. Bei halbseitiger Lähmung beginnen Sie mit der Hand, welche die Person spürt oder mehr nutzt. Ist jemand auf seiner linken Seite gelähmt, beginnen Sie mit der rechten Hand und umgekehrt. Die Person spürt mehr die rechte Hand. Dadurch besteht die Chance zu vergleichen. Das Gefühl in der linken Hand ist dann übertragbar auf die andere Hand. Vorbereitend hilft das Einwickeln der Hände in ein warmes Handtuch. Insbesondere wenn die Hände sehr kalt sind, löst die Wärme ein wenig die Anspannung und weckt die Aufmerksamkeit für die Hände.

Die Faust zum Öffnen einladen

Oftmals sind die Hände von Menschen mit Demenz zu einer Faust geschlossen. Öffnen Sie niemals mit der Kraft Ihrer Hände die Faust der Bewohnenden. Durch Ihre Art zu berühren laden Sie die Person vielmehr ein, sich zu öffnen. Nehmen Sie möglichst ein Material, das Abstand schafft, deutliche Spürinformationen gibt und die Wahrnehmung der Hand verstärkt. Zum Beispiel warme Handcreme, trockene Waschhandschuhe, ein Tuch oder andere Dinge, welche Ihnen in der Situation als geeignet erscheinen.

Beginnen Sie an der beweglichen Hand. Schließen Sie diese mehrmals so, wie die andere geschlossen ist. Sie führen den unten beschriebenen Ablauf zuerst mit der beweglichen Hand aus.

Legen Sie Ihre Hände um die Hand der Bewohnenden herum, als ob Sie eine Kugel mit Ihren beiden Händen umfassen. Wenn es Ihnen gelingt; die Finger Ihrer Hand ganz an die geschlossenen Finger der Person anzupassen, ist das sinnvoll. Nun bauen Sie ein klein wenig Druck mit Ihrer ganzen Hand auf. Sie machen das so, als ob Sie die Faust etwas mehr schließen. Halten Sie diesen behutsamen Druck für einen Moment. Nun halten Sie die Hand mit Ihrer Hand. Mit der anderen Hand streichen Sie ein paarmal über die ganze Hand. Danach streichen Sie jeden einzel-

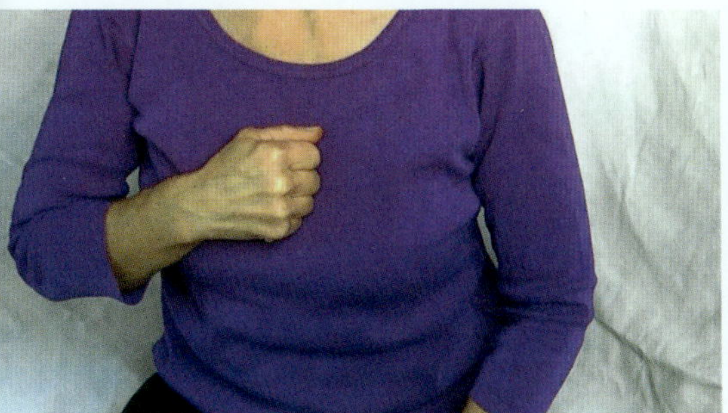
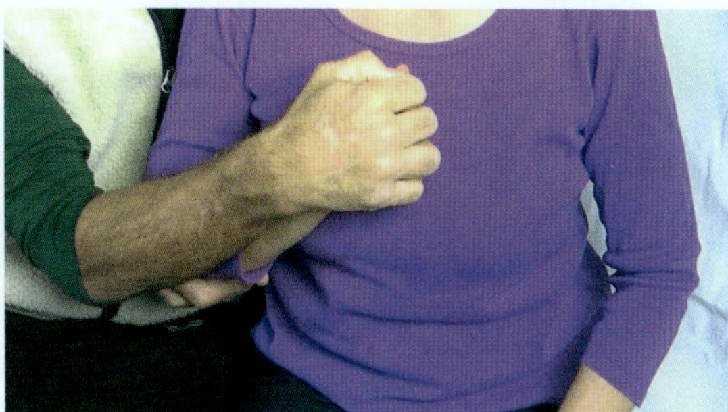

Abbildung 45: Handhaltung bei der geschlossenen Faust

nen Finger nach. Sie beginnen am Handrücken, nahe am Handgelenk. Mit zwei Fingern ertasten Sie danach die Form der einzelnen Knochen der Hand, bis Sie an der Fingerkuppe ankommen. Auf diese Weise gehen Sie mit jedem Finger vor, bis Sie am Daumen angekommen sind. Nach diesem Vorgang streichen Sie erneut die ganze Hand. Nun stellen Sie sich vor, Sie fragen die Hand, ob sie sich öffnen möchte. Mit Ihren Fingern versuchen Sie von der Kleinfingerkante sanft die Finger der Bewohnenden zu halten. Vielleicht kann die Person jetzt ihre Spannung nachlassen. Unter Umständen hält sie Ihren Finger fest. Ist das nicht der Fall, haken Sie sich mit Ihren vier Fingern in den vier Fingern der Person ein. Nun tun Sie so, als ob Sie beide sich die Hände schütteln. Gelingt der Person die Öffnung der Hand, beginnen Sie jetzt die Innenseite der nun geöffneten Hand nachzuformen, abzutasten oder zu streichen. Gehen Sie so vor, wie Sie das auf dem Handrücken getan haben. Im besten Fall hat die Person ihre Hand nach dieser Erfahrung geöffnet. Das ist schön, aber nicht Ihr erstes Ziel. Ihre Absicht es ist vielmehr, der Person zu vermitteln: „Spüren Sie mal, das ist Ihre Hand. Die fühlt sich so an. Die hat viele kleine Teile (die vielen Knochen). Sie kann geschlossen sein und geschlossen bleiben. Die Finger öffnen sich und schließen wieder, strecken sich und beugen sich.“ Wichtig in diesem Zusammenhang ist, dass Sie nicht „therapieren“ wollen, sondern Wohlgefühl verschaffen. Da muss die Person nichts leisten! Ihre Aufgabe ist es, durch Ihre Art zu berühren ein angenehmes Gefühl zu verschaffen!

Füße spüren lassen

Den Ablauf an den Händen kennen Sie nun. Jetzt brauchen die Füße vielleicht Vorbereitung zum Aufstehen oder das Gefühl, dass sie überhaupt noch da sind. Hier benutzen Sie ebenfalls ein Material, das sich interessant anfühlt. Dieses geben sie

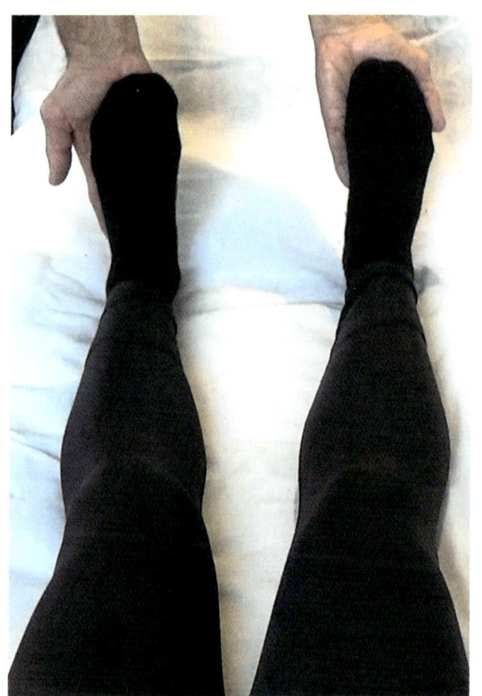

Abbildung 46: Füße berühren

zuvor in die Hand zum Spüren. Die Person erlebt die Handlung jetzt als angekündigt. Zudem lernt sie das Material kennen. Zuerst beginnen Sie mit dem Fuß der nicht gelähmten Seite. Dann folgt der Fuß der gelähmten Seite. Bedenken Sie, die Fußzehen und Fußsohlen sind sehr sensible Stellen. Manche sind da sehr kitzelig. Umso wichtiger ist der Beginn an der Außenseite vom Oberschenkel. Sie streichen entlang dem ganzen Bein bis zum Fuß. Ist die Person sehr berührungsempfindlich, lassen Sie die Innenseite vom Oberschenkel aus. Erst jetzt entfernen Sie die Strümpfe, wenn Sie mit Körpermilch arbeiten wollen. Gestaltet sich das Aus- und Anziehen der Strümpfe als schwierig, arbeiten Sie über diesem Kleidungsstück ohne gleitende Lotion. Um die eigenen Hände zu schützen benutzen sie Waschhandschuhe oder Socken aus Baumwolle oder Wolle. Umgreifen Sie zuerst die Füße mit deutlich spürbarem Druck und formen diese mit ihren beiden Händen nach. Dann folgt das Nachformen der einzelnen Knochenvorsprünge. Vom Außenknöchel arbeiten sie in Richtung großen Zeh. Beginnen Sie jeweils wieder am Knöchel und folgen jedem einzelnen der 5 langen Fußknochen in Richtung der jeweiligen Zehe. Ihre andere Handfläche stützt, während sie nachformen die Fußsohle mit deutlich fühlbaren Druck . Überprüfen Sie dabei am Gesichtsausdruck der Bewohnerin, wie viel Druck auf die Fußsohle sie mag. Häufig ist die Sohle stark verhärtet. Diese schmerzt dann unter Umständen. Versuchen Sie danach mit flächigem Druck aus Ihrem Handballen oder der Faust, die ganze Fußsohle mit mehr Kraft anzuregen. Fällt das schwer, nehmen Sie einen festen Ball (zum Beispiel Tennisball) und rollen die Fußsohle damit ab. Ist Beweglichkeit im Knie vorhanden, legen Sie den Ball auf die Matratze und rollen den Fuß über den Ball, von den Zehen zur Ferse hin.

Fußreflexzonen

An den Fußsohlen ist besondere Aufmerksamkeit gefragt. An der Fußsohle laufen alle Nervenbahnen vom Körper zusammen. Dort ist die sogenannte Plantarfaszie. Sie bildet den unteren Abschluss vom Netzwerk der Faszien. Die Fußsohlen sind also ein sensibler Bereich, der in Fußreflexzonenmassage von dafür speziell ausgebildeten Personen massiert wird. Die Berührung der Fußsohle hat, ähnlich wie punktuelle Berührungen der Handflächen, eine hoch wirksame therapeutische Funktion! Arbeiten Sie daher möglichst mit großflächigem Druck. Übertreiben Sie die Berührung in diesem Bereich bitte nicht! Die Fußreflexzonenmassage ist eine in den ganzen Körper eingreifende Form der Massage! Dazu braucht man eine besondere Ausbildung.

Das Gesicht spüren

Das Gesicht ist ein sehr sensibler Bereich beim Menschen. Dort befinden sich die Sinnesorgane, die uns Informationen aus der Umwelt vermitteln. Insbesondere Frauen kennen Berührung im Gesicht, wenn sie regelmäßig eine Kosmetikerin aufsuchen. Bei Männern der älteren Generation ist das weniger der Fall. Vielleicht sind Berührungen im Gesicht von der Rasur beim Friseur oder dem Bart schneiden bekannt. Aber die größere Zahl der Männer wird die Berührung vom Gesicht durch Fremde weniger kennen. Daher ist eine gute Vorbereitung der Bewohnenden notwendig. Lassen Sie sich Zeit und nähern Sie sich behutsam an das Gesicht an. Damit die Person die Berührung verfolgen kann, setzen Sie sie vor einen Spiegel. Sie selbst stellen sich so hin, dass Sie hinter der Person stehend gut im Spiegel zu sehen sind. Vielleicht benötigen Sie selbst eine erhöhte Stufe, wenn Ihre Körpergröße dafür nicht ausreicht. Eine Möglichkeit, sich an das Gesicht anzunähern, ist das Kämmen oder Bürsten der Haare. Das ist auch von fremden Menschen vertraut. Mit dem richtigen Hilfsmittel (weiche Bürste, Kamm mit weichen Zähnen …) durchgeführt kommt dieses Vorgehen einer Kopfmassage gleich. Dieses Kämmen ersetzt nicht die Arbeit einer Pflegekraft. Nach dem Ankündigen durch Ansprache und Berührung bürsten Sie die Haare von der Seite nach oben. Selbst wenn die Person eine Glatze hat, fühlt sich diese Bewegungsrichtung durchaus belebend an. In diesem Fall benutzen sie besser eine feinere Haarbürste mit weichen Borsten. Bei vollem Haar gehen Sie ebenfalls so vor. Bei sehr langen Haaren nehmen Sie am besten die zweite Hand zur Hilfe. So verhindern Sie das Gefühl, an den Haaren gezogen zu werden. Dieses Gefühl darf nicht beim Bewohnenden entstehen. So eine Erfahrung ist in der Sensobiografie begründet. Man-

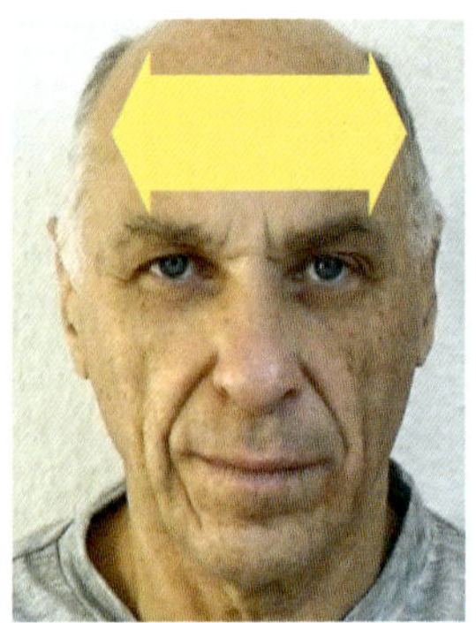
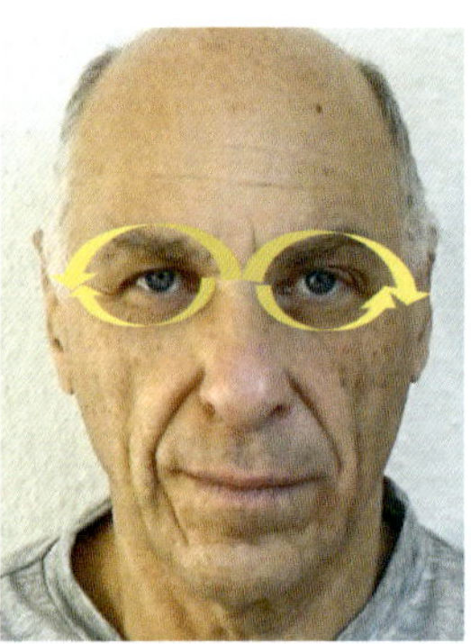
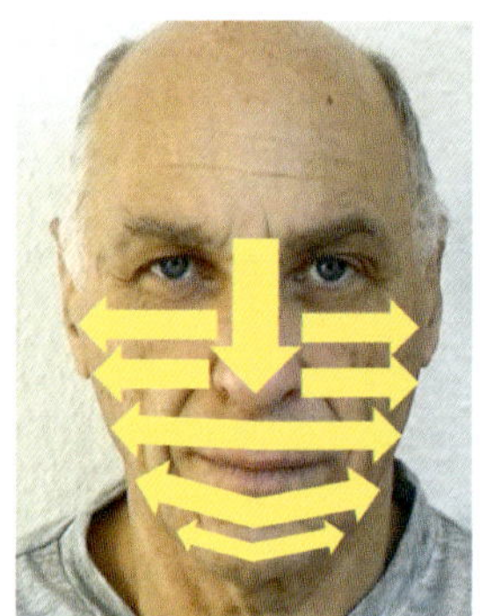
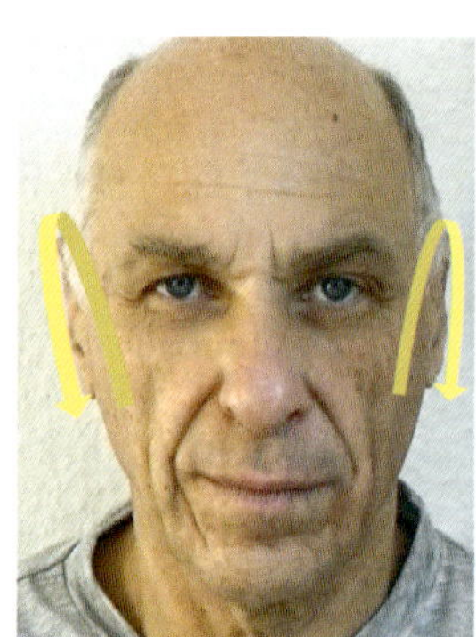

Abbildung 47: Anregung von Gesicht und Kopf

che kennen dieses Gefühl nämlich noch aus ihrer frühen Schulzeit, wo Kinder durch Ziehen an den Haaren bestraft wurden. Daher ist auch hier, wie bei allen basalen Angeboten, die gute Beobachtung sehr wichtig. Haben Sie die Haare durcheinander gekämmt, kämmen Sie als Letztes die gewohnte Frisur. Danach beginnen Sie mit der Berührung an der Stirn. Stellen Sie sich eine Linie vor, die das Gesicht in zwei Hälften teilt. Diese Linie reicht von der Mitte der Stirn, der Mitte der Nase bis zum Kinn. Sie teilt rechte und linke Gesichtshälfte voneinander. Diese Linie ist der Ausgangspunkt Ihrer beidseitigen Berührung. Beide Finger der Hände setzen jeweils dort wieder an und streichen von der Mitte nach außen. Dazu nutzen Sie ein weiches Tuch, wie zum Beispiel Handschuhe aus gepudertem Fensterleder (siehe Abb. 39-40; S. 138: Materialien zum Berühren). Mit Ihrer Berührung geben Sie sanften Druck. Streichen Sie mit beiden Händen gleichzeitig von der Stirn seitlich am Wangenknochen nach unten bis zum Kinn. Je nach Größe Ihrer Hände und Größe vom Gesicht dürfen die Handschuhe das Blickfeld nicht beinträchtigen. Meist reichen für die Berührung die geschlossenen drei Finger von Zeige-, Mittel- und Ringfinger aus. Ebenfalls möglich ist das Ausstreichen mit einer Gesichtscreme. Nach der ersten nachformenden Berührung vom ganzen Gesicht streichen Sie nun gleichzeitig mit beiden Händen stets von der Mitte nach außen. Ihre Hand oder die Finger passen sich an die Gesichtsform an. Die Augen lassen Sie am besten aus. Auf keinen Fall darf Creme in die Augen kommen. Den gesamten Ablauf wiederholen Sie mehrmals. Achten Sie auf die nichtsprachlichen Mitteilungen der Person. An der Stirn oder den leicht geschlossenen Augen sehen Sie, ob die Person sich entspannt. Die Häufigkeit der Wiederholungen richtet sich nach der Aufmerksamkeit der Person und der Reaktion auf Ihre Berührung sowie der Zeit, die Ihnen zur Verfügung steht.

Körpergrenze spüren durch Gewichtssack

Mittlerweile sind verschiedene Materialien auf dem Markt, die zur Körperbegrenzung eingesetzt werden. Man kann Kugeldecken oder Gewichtsdecken kaufen. Manche Einrichtungen verfügen über Gelmatten. Diese benutzte man früher in der Pflege zum Positionieren. Demonstrationspuppen aus der Kinderpflege sind so schwer wie ein Säugling (3–5 kg). Wird so eine Puppe in den Armen gehalten, stillt das unter Umständen ein tiefes Bedürfnis nach körperlicher Nähe. Kleidungsstücke wie Jacken, Umhänge oder Gewichtsgürtel verstärken das Wahrnehmen der Körpergrenze. Insbesondere bei unruhigen Menschen soll durch die Schwere von dem Material Sicherheit und Ruhe vermittelt werden. Das alles ist einsetzbar, aber nicht unbedingt im Sinne der Basalen Stimulation. Wie Sie wissen, sind wir bei allen Angeboten in unmittelbar spürbarem Austausch mit der Person. Wir überlassen die Person nicht sich selbst mit der Gewichtserfahrung. Eine Ausnahme besteht, wenn die Person immer wieder in der Nacht das Bett verlässt. Da kann eine schwere Zudecke beruhigend wirken. Die Körperbegrenzung gibt dann vielleicht Sicherheit und vermittelt der Person die nötige „Bettschwere“. Hierbei spricht man dann von einem basal orientierten Angebot.

Bewegtes Gewicht erfahren
Deutlich mehr im Austausch sind wir beim Vermitteln der Körpergrenzen, wenn sich weiches, anschmiegsames Gewicht über den Körper bewegt. Für dieses Angebot greifen Sie auf die oben angeführten Materialien zurück (vergl.: Abb. 41; S. 153). Eine besondere Art ist das Arbeiten mit einem, mit Material gefüllten viereckigen Kopfkissenbezug (90 x 90 cm). Basteln Sie ihren Gewichtssack selbst. Dazu eignet sind kleine, runde Kieselsteine (Baumarkt), getrocknete Erbsen oder Kichererbsen (Großmarkt, hauseigene Küche). Je nach Körperbreite der Person muss der Bezug etwas größer sein. Vom Füllmaterial benötigen Sie zwischen 4 und 8 Kilogramm. Je nach Füllmaterial erzielen Sie ein anderes Körperempfinden. Wichtig ist es, ein rollendes Material zu verwenden. Dieses wird über den Körper bewegt und erzeugt dabei leichte Vibrationen. Gleichzeitig wird die Begrenzung vom Körper deutlich spürbar. Besprechen Sie den Einsatz des „Erbsensacks“ mit Ihrer Hygienefachkraft und den Pflegfachkräften.

Umgang mit dem Gewichtssack.
Dieser wird beim liegenden Menschen eingesetzt. Nach der Begrüßung und dem Fühlen-Lassen vom Inhalt wird der Gewichtssack auf dem Brustkorb aufgelegt und

in Richtung der Füße über den ganzen Körper abgerollt. Der Oberkörper der Liegenden ist dabei leicht erhöht gelagert, so dass das Füllmaterial nur langsam über den Körper abrollen kann. In der Praxis hat sich als gut erwiesen, den befüllten Kopfkissenbezug vor dem Auflegen zu raffen. Das erleichtert das Greifen und kurzzeitige Tragen von diesem schweren Hilfsmittel. Sie raffen und heben den Gewichtssack so an, dass das Füllmaterial sich in der Mitte vom Kissenbezug sammelt. Nun legen Sie den Kissenbezug punktuell auf die Mitte vom Brustkorb auf und lassen die Spannung schnell nach. Jetzt verteilt sich das Material von der Körpermitte nach außen in Richtung der Arme. Hat das Material die seitlichen Anteile vom Körper erreicht, ziehen Sie behutsam den Bezug glatt, ohne die Erbsen zu bewegen. Jetzt bedeckt der glatt gezogene Kissenbezug den Oberkörper. Als nächstes heben Sie die beiden seitlichen, schulternahen äußeren Enden an den Zipfeln in Richtung Zimmerdecke ab und führen diese zur Mitte zusammen. Durch Nachgeben der Spannung rollen die Erbsen nach unten über Brustkorb und Bauch in Richtung Becken. Erneut legen Sie die beiden Enden auf dem Körper ab, ziehen den Bezug glatt und legen diesen auf dem Körper ab Durch erneutes Anheben und Zusammenführen der oberen seitlichen Enden an den Zipfeln rollt das Material weiter über den Körper der betreuten Person in Richtung der Oberschenkel. Diesen Bewegungsablauf führen Sie erneut möglichst fließend aus. Wie eine Welle rollt das Gewicht der Erbsen über den Körper, bis die Füße der Person erreicht sind. Diesen gesamten Vorgang vom Abrollen bieten Sie mehrfach an. Damit wird der Person die vordere Begrenzung vom Körper bewusst. Mit dem Gewichtssack vermitteln Sie eine deutliche Begrenzung der Körpervorderseite und ein vibrierendes Körpergefühl. Achten sie stets darauf, wie die Person auf die Erfahrung von dem jeweiligen Gewichtssack reagiert. Beschleunigt sich die Atmung? Spannt sich der Körper an? Entstehen Längsfalten im Gesicht? Derartige Beobachtungen geben ihnen Hinweise, dass das Angebot vielleicht unangenehm ist.

In der Seitenlage ist das Abrollen ebenfalls möglich, jedoch nicht so eindrücklich wirksam wie in der Rückenlage. Die seitlichen Anteile bekommen nur im Moment vom Auflegen den Druck zu spüren. Daher bewegen Sie den Sack immer wieder in Richtung Zimmerdecke, ohne diesen ganz vom Körper abzuheben. Damit erreichen Sie beim Abrollen, dass das Gewicht immer über die Vorder- und Rückseite von Bauch und Rücken der Betreuten rollt. Besonders angenehm ist diese Erfahrung auf der Rückseite vom Körper. Das erfordert fast eine Bauchlage (135 Grad Lage). Das Drehen vom Bewohnenden in Richtung der Bauchlage ist für Betreuungskräfte nur mit Unterstützung durch eine in Bewegungstechniken geschulte Pflegefachkraft möglich. Die Vorgehensweise ist dann dieselbe wie auf der Vorderseite vom Körper. Der Gewichtssack wird in Höhe der Schulterblätter aufgelegt und dann schrittweise in Richtung der Füße bewegt. Gleich auf welcher Körperseite sie den Gewichtssack einsetzen, lassen sie Hals und Kopf aus! Die Richtung von den Füßen nach oben in Richtung Kopf ist mit diesem Material nicht möglich, egal in welcher Körperlage. Die Bewegung wäre nicht fließend genug.

Vibratorische Angebote

Schwingung spüren durch Berührung

Vibration, das heißt, das Wahrnehmen von Schwingungen, stellt in dem Konzept einen eigenen Wahrnehmungsbereich dar. Natürlich sind alle Zellen vom Körper in der Lage, Schwingung aufzunehmen. Vibration in dem Konzept nutzen wir jedoch, um über das Gehör und die Knochen Schwingungen zu vermitteln. Bei allen Aktivitäten des Lebens entstehen Schwingungen. Wir nehmen die Bässe der Musik auch körperlich wahr. Am deutlichsten sind Schwingungen beim Gehen zu spüren. Bei jedem Schritt geschehen Erschütterungen. Diese setzen sich durch den Körper fort. Wir spüren den Zusammenhalt unserer Knochen. Fällt die Möglichkeit zu gehen weg, vermindert sich die Chance, auf gewohnte Weise Schwingung zu erleben. Jetzt erfährt der Körper Schwingungen anders als bisher. So vibriert zum Beispiel das Gesäß beim Rollstuhlfahren oder auf einer Anti-Dekubitus-Matratze, auf der man liegt. Das sind fremde Erfahrungen. Die sind schwer einzuordnen. Daher verfolgen vibratorische Angebote die Absicht, die Normalität von Schwingungen zu erleben. Dieses geschieht durch direkte Berührung oder indirekt über Geräte, die an Knochenvorsprüngen vom Körper angesetzt werden.

Vibrierende Berührung mit Geräten

Vielerlei Dinge der Umwelt nehmen wir in Form von Vibration wahr. Wir greifen zum Beispiel eine elektrische Zahnbürste mit der Hand, spüren diese im Mund. Mit dem Handmixer rühren wir Teig oder schlagen Hefeteig mit der Hand. Mit dem ganzen Körper nehmen wir Vibration beim Bus- oder Bahnfahren wahr. Ist man nicht mehr in der Lage, sich selbst Vibration zu verschaffen, weil man nicht mehr stehen, gehen oder greifen kann, gehen diese Erfahrungen verloren. Jetzt sind andere Menschen nötig, welche die Umwelt nahebringen. Vibrierende Berührung ist sowohl mit den Händen als auch mit Geräten möglich. Neurologen überprüfen mit

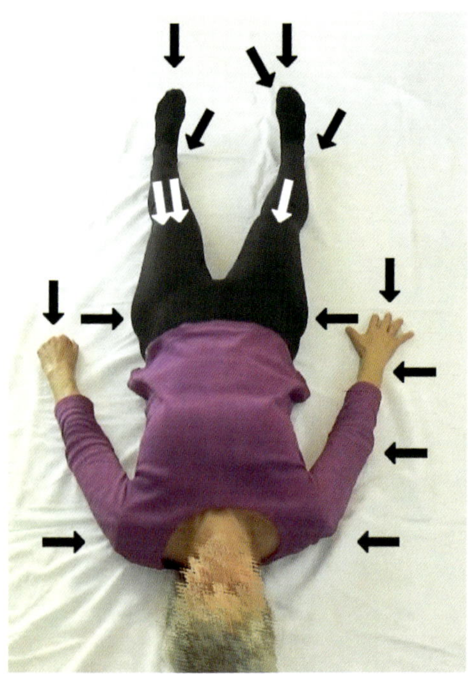

Abbildung 48:
Kontaktstellen für Vibration

einer Stimmgabel das Gefühl für Vibration. Sie interessiert, wie gut die Nerven der Füße oder Hände funktionieren. Insbesondere in Sportstudios werden Vibrationsplatten zum Aufbau und zur Kräftigung der Muskulatur eingesetzt. Die Person steht auf einem vibrierenden Untergrund. Auch Altenheime setzen solche Vibrationsplatten mittlerweile ein. Vibrierende Berührungen in der basalen Stimulation geschehen meist mit elektrischen Vibrationsgeräten, zum Beispiel mit einem Schwingkopfrasierer oder kleinen Massagegeräten. Ebenso kommen Stimmgabeln zum Einsatz. Besonders geeignet für Vibration sind Geräte mit langsamen Schwingungen. Diese erreichen die Tiefenwahrnehmung vom Körper. Das Ansetzen der Geräte an Knochenvorsprüngen erzielt eine Schwingung vom ganzen Knochen. Die Person erfährt so die Stabilität und ihren inneren Zusammenhalt. Mit diesen Geräten beginnen Sie körperfern an Händen oder Füßen und nähern sich dem Körperstamm an. Sie beginnen damit, erst einmal das Gerät indirekt fühlen zu lassen. Sie nehmen das Vibrationsgerät in Ihre Hand und führen Ihre Hand an die vom Bewohner. Jetzt überträgt Ihre vibrierende Hand die Schwingungen. Schauen Sie, wie er oder sie drauf reagiert. Sie setzen nun das Gerät mit der einen Hand am Handballen an. Dann am Außenknöchel weiter zum Ellbogen, bis zur Schulter. Auf der anderen Seite gehen Sie genauso vor. Mit Ihrer anderen Hand überprüfen Sie, bis wohin die Schwingung sich fortsetzt. Spüren Sie die Schwingung am Ende vom Knochen, an dem Sie angesetzt haben, ist die Kontaktstelle richtig gewählt. Um die Person auf das Aufstehen vorzubereiten, beginnen Sie mit der Vibration an den Füßen. Auch für Menschen, die hauptsächlich im Bett liegen, ist das Spüren der Füße durchaus interessant. Sie setzen am Fußballen an, unterhalb der Zehen, gehen über den Außenknöchel bis zur Kniescheibe. Wenn möglich beugen Sie dann das Knie ein wenig, indem Sie eine Decke oder ein Kissen unterlegen. So entspannt sich das Bein. Ihre andere Hand fühlt am Knochen vom Oberschenkelhals (seitlich außen am Oberschenkel, nahe am Hüftgelenk), ob die

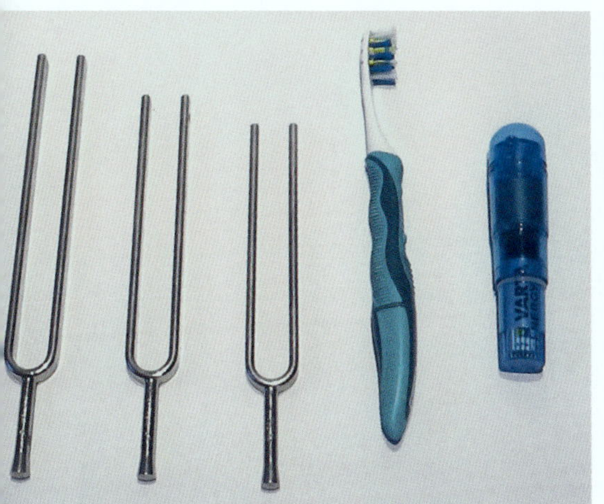
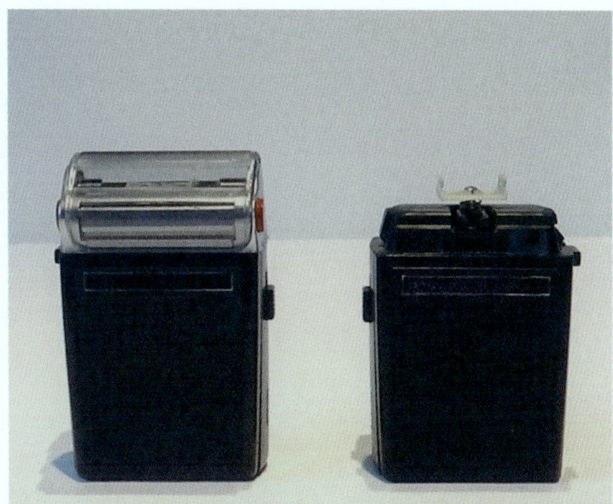

Abbildung 49: Geräte zum Vibrieren

Schwingung dort ankommt. Findet die Person Freude an dieser Art vibrierender Berührung, gehen Sie mit dem Gerät an den vorderen oberen Knochen vom Beckenkamm. Schließlich auf das Brustbein. Auf jeder Stelle vom Körper und jeder Seite verweilen Sie mit dem Gerät für maximal etwa eine Minute. Die Hände und Arme bereiten Sie durch Vibration auf das Einnehmen der Mahlzeit vor. Das Greifen vom Besteck und begleitende Berührungen beim Führen der Gabel zum Mund sind dann vielleicht einfacher für die Pflegenden auszuführen. Elektrische Zahnbürsten sind bei manchem Bewohner bekannt. Diese sind auch einsetzbar. Allerdings vibrieren sie mit ganz schnellen Schwingungen. Angesetzt an den Kontaktstellen für Vibration ist deren Wirkung hauptsächlich an der Hautoberfläche.

Vibrieren mit den Händen

Mit der Hand oder den Händen zu vibrieren braucht Anspannung in der Hand bzw. den Händen und im ganzen Arm. Die Hand liegt auf dem Körper der berührten Person. Sie wird im Handgelenk ganz abgewinkelt und zwar so, als ob Sie sich auf einer Tischplatte abstützen wollen. Nun geben Sie ein klein wenig Körpergewicht in Ihre Hand. Sie spannen den ganzen Arm an und bewegen unter dieser Anspannung die Hand in kurzen, seitlich, schwingenden Bewegungen nach rechts und links. Die Vibration der Hand überträgt so die Schwingung auf die berührte Stelle. Auf diese Weise wird der ganze Körper, Körperteil für Körperteil in der Tiefe berührt. Auch hierbei halten Sie eine Reihenfolge ein, zum Beispiel beginnen sie mit beiden Hän-

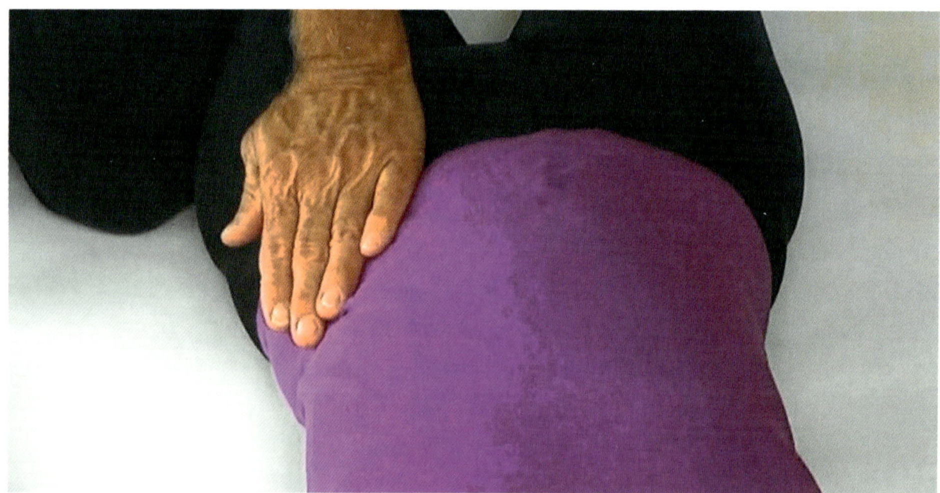

Abbildung 50: Haltung der Hand zum Vibrieren

den außen an den Schultern, dann rechts und links im oberen Bereich vom Brustkorb, weiter zu den seitlichen Anteilen der Rippen. Dann gehen Sie zum Becken. Dort liegen die Hände auf dem Beckenkamm oder seitlich am Becken. Sie setzen eine Hand nach der anderen ab, gehen zurück zu den Schultern. Nun gehen Sie dem Arm entlang in Richtung der Hände, einen Arm nach dem anderen. Erneut beginnen Sie an den Schultern und vibrieren wieder bis zum Becken. Anschließend fahren Sie mit den Beinen fort. Vermeiden Sie an den Gelenken hohen Druck, insbesondere auf die Knie. Das ist unangenehm und schmerzhaft.

Stimme und Vibration

Die menschliche Stimme erzeugt Schwingungen der Luft. Diese treffen auf das Trommelfell. Ist das Hörorgan in Ordnung, wird das Gesprochene oder Gesungene gehört. Durch Berührung spürt man auch die Vibration der Stimme. Das ist besonders für Demenzkranke im weit fortgeschrittenen Stadium interessant. Sie nehmen eher den Klang der Stimme wahr als die gesprochenen Worte. Dazu legen Sie am besten den Handrücken der betreuten Person an Ihren oberen Brustkorb, nahe am Hals. Eine weitere Kontaktstelle ist Ihr Kehlkopf. Berührt die Hand der Betreuten eine dieser Stellen, sprechen, singen oder summen Sie etwas vor. Am besten spürbar wird Ihre Stimme, wenn Sie so tief wie möglich Geräusche, Worte, Lieder erzeugen. Dann vibriert die Stimme mehr wie ein Bassinstrument. So sind Sie nicht nur zu hören, sondern auch zu spüren.

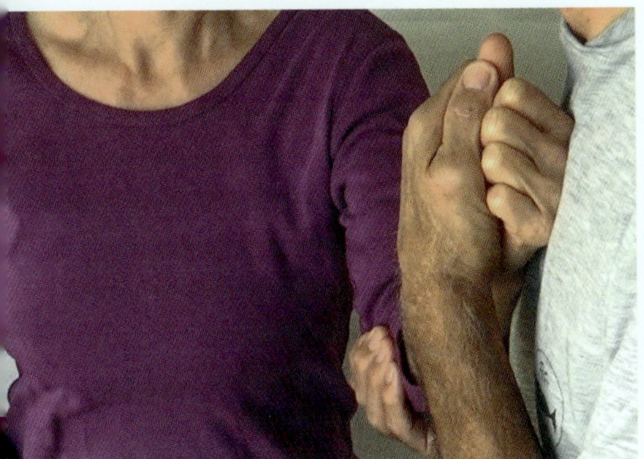
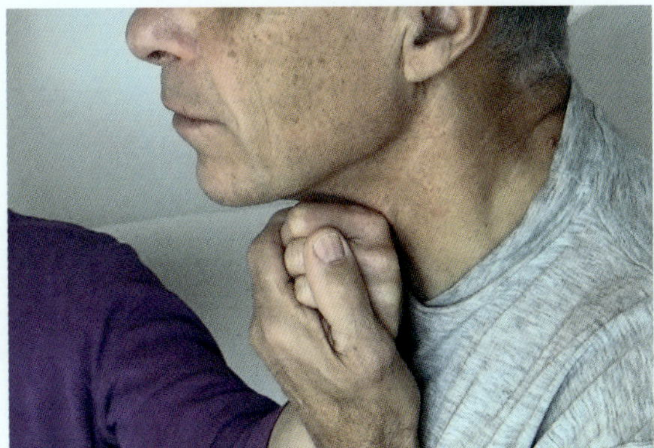

Abbildung 51: Kontaktstellen zum Stimme fühlen

Klangschalen zum Vibrieren

Die Klangschalenmassage nach Hess bietet eine eigene Form vibratorischer Anregung. Bei der Klangschalenmassage nach Hess werden bestimmte therapeutische Vorstellungen verfolgt. Das unterscheidet diese von der Vibration in der Basalen Stimulation. Mit Vibration möchte die Basale Stimulation Erfahrungen ermöglichen, die im Zusammenhang mit dem Lebensalltag stehen. Also ein Gefühl für Gehen, obwohl man das nicht mehr kann. Teig herstellen mit dem Handrührgerät, einen Nagel einschlagen sind solche Beispiele für alltagsnahe Erfahrungen. Dabei werden unbewusst Schwingungen mit dem Körper aufgenommen. Gleichzeitig wird etwas geschaffen. Bei der Basalen Stimulation suchen wir nach Möglichkeiten, die Umwelt erfahrbar zu machen. Das Erleben ist hierbei wichtig und nicht eine therapeutische Absicht. Dennoch kann die Vibration einer Klangschale angenehm sein und entspannend wirken. Legt man eine Klangschale direkt auf dem Körper auf, wird sie kaum schwingen. Nimmt man hingegen einen Ring aus Holz zur Hilfe, überträgt sich die Schwingungsfrequenz der Klangschale auf den ganzen Körper.

Sich selbst anregen durch Vibration

Gerade im mittleren Stadium der Demenz neigen Betroffene dazu, sich selbst zu stimulieren. Sie klopfen auf den Tisch, klatschen in die Hände, klopfen sich selbst aufs Bein oder trommeln mit den Fingern auf die Tischplatte. Sie sagen uns: „Gib mir Anregungen, ansonsten muss ich mich selbst stimulieren.“ Aus Sicht der Basalen Stimulation holt die Person sich damit vibratorische Anregung. In dem Konzept sagt man dazu autostimulatives Verhalten. Sie regt sich selbst an. Vielleicht ist sie überfordert mit der Situation um sie herum. Möglicherweise hat sie das Gefühl für den eigenen Körper verloren. Diese Handlungen sind für Außenstehende oftmals Geduldsproben. Am liebsten würde man das unterbinden. Für den Betroffenen sind solche Verhaltensweisen wie Klopfen, Trommeln, Rufen und andere Formen der Eigenwahrnehmung Informationen über den eignen Körper. Die Person braucht diese körperliche Anregung. Sie kann die Art der eigenen Anregung selbst bestimmen, auch den Sinnesbereich, den sie damit anregt. Mit jedem Verhalten erfährt ein anderer Sinnesbereich besondere Anregung. Zum Beispiel beim Wischen und Festhalten das Greifen bzw. der Tastsinn, beim In-die-Luft-Greifen die Wahrnehmung vom Sehen und so weiter. Welcher Wahrnehmungsbereich auch immer im Vordergrund steht, die Person erzeugt die Anregung selbst. Dabei ist die Person selbstbestimmt. Sie drückt damit aus, dass sie irgendwelche Bedürfnisse befriedigen möchte. Im Sinn einer gelingenden Interaktion suchen Sie nach Möglichkeiten, mit diesem Menschen in Kontakt zu kommen. Versuchen Sie das gezeigte Verhalten aufzunehmen. Geben Sie der Person mehr davon, vielleicht in ähnlicher Qualität, aber mit kleinen Veränderungen. Trommeln Sie gemeinsam auf den Tisch. Bieten Sie Vibrationen im selben Rhythmus an einem anderen Körperteil an, zum Beispiel durch Rückenklopfen. Bringen Sie kleine Veränderungen beim Mitmachen in den Rhythmus ein. Nutzen Sie ein Tambourin oder andere wohlklingende Dinge. All das hilft einen Bezug zum eigenen Körper und einem anderen Erleben aufzubauen. Wenn Ihnen ein gemeinsames Handeln gelingt, fühlt sich die Person begleitet und erfährt ein wenig Abwechslung.

inmuRELAX® und inmuDance® Kissen

Mit diesem elektronischen Gerät haben demenzkranke Menschen ihre selbst stimulierenden Verhaltensweisen eingestellt. Das Kissen ist mit künstlicher Intelligenz ausgestattet. Das ist ein Computer, der lernt – im Austausch mit seinem Nutzer. Das Kissen reagiert auf die Reaktionen vom Bewohner. Entspannende Klänge und fein abgestimmte Vibrationen werden von dem Gerät erzeugt. Die Atmung erkennt es ebenso wie andere eigene Bewegungen. Stellt die Person die Bewegung ein, verstummen auch langsam die Töne. Der Erfahrungsbericht einer Anwenderin zeigte eine ansprechende Wirkung bei einer Bewohnerin. Die Dame hat selbst das Kissen mit ihren Händen vor dem Brustkorb gehalten. Der Austausch zwischen ihr und dem Kissen führte zum Nachlassen der Anspannung ihrer Arme. Während dem Einsatz des Geräts lagen ihre Arme ausgestreckt neben ihrem Körper. Eine Aktivität, die sie von alleine fast nicht mehr ausführen konnte.

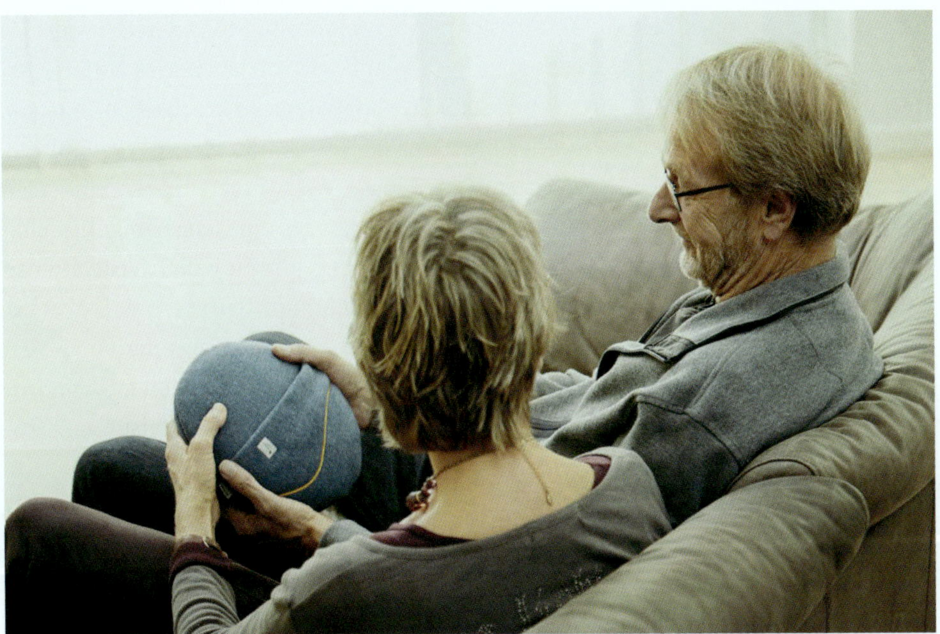

Abbildung 52: Interaktion mit inmuRelax® Kissen

Das „Dance-Kissen" wird interaktiv in Gruppen eingesetzt. Man kann es sich in der Gruppe zuwerfen. Dann entstehen sehr rhythmische Klänge und diese regen die Menschen zur Bewegung an. Wie alle technischen Möglichkeiten brauchen diese Geräte eine behutsame Annäherung an den Bewohnenden. In direktem Austausch mit dem Betreuten wird die Person an das Hilfsmittel herangeführt. Nutzen wir Geräte als hilfreiche Ergänzungen einer basal stimulierenden Betreuung, darf die Person zu Beginn nicht damit alleine gelassen werden. Erst nach guter Vorbereitung gelingt die Beschäftigung mit sich selbst und einem technischen Hilfsmittel. Werden eigene Rhythmen durch solch ein Gerät aufgenommen und antwortet das Gerät auf die eigene Bewegung, trägt das zum Erleben bei, selbst etwas bewirken zu können.

Körperlage

Die Wahrnehmung der Lage vom Körper im Raum geschieht über das Vestibularorgan im Innenohr. Man spricht vom Gleichgewichtsempfinden. Gerade alte Menschen haben Schwierigkeiten, das Gleichgewicht zu halten. Ihnen wird leicht schwindelig. Daher gehen Sie bei Angeboten zum Gleichgewichtsempfinden besonders behutsam vor. Manche Menschen mit fortgeschrittener Demenz sitzen oder liegen die meiste Zeit. Sie setzen sich wenig, mit dem Empfinden der Lage im Raum auseinander. Andere tun das ständig. Sie sind wie getrieben und laufen rastlos umher. Sie kommen fast nicht zur Ruhe. Der angemessene Wechsel von Liegen, Sitzen, Stehen oder Gehen ist von der Beweglichkeit abhängig. In unserem Kulturkreis finden Sitzen oder Knien auf dem Boden kaum noch statt. Während in vielen Ländern in der Hocke gearbeitet und gekocht wird, vernachlässigen wir diese natürlichen Bewegungsabläufe. Immer wieder ist zu beobachten, dass Menschen mit Demenz auf Händen und Knien über den Boden kriechen. Sie setzen sich dort ab, um nach einer Weile auch wieder aufstehen. Lassen Sie diese Art eigener Fortbewegung zu. Setzen Sie sich zum Bewohner und bieten Sie ihm im Sitzen auf dem Boden Körpererfahrungen an. Machen Sie es sich gemeinsam gemütlich auf dem Boden, indem Sie eine Decke oder ein Kissen nutzen. Nach etwas Ruhe bereiten streichende Berührungen die Person vor, sicher zum Stehen zu kommen. Erst danach unterstützen sie das Aufstehen, eventuell mit Hilfe von einem Stuhl. Überlassen sie der Person weitgehend selbst dieses Aufstehen. Wer sich ohne zu stürzen auf den Boden setzt, findet den Weg zurück zum Stehen ganz von alleine. Ist die demenzkranke Person sehr unruhig, steigt immer wieder aus dem Bett und droht dabei zu stürzen, ist das Schlafen mit der Matratze auf dem Boden eine sehr hilfreiche Möglichkeit. Pflegende bezeichnen das als bodennahe Pflege. Diese Verhaltensweisen geben Hinweise darauf, dass die Person sich Anregung über die Lage im Raum vermittelt oder diese braucht.

Vestibuläre Angebote – Gleichgewichtsempfinden erleben

Das Gefühl für die Lage vom Körper im Raum erfahren wir, indem wir uns gegen die Schwerkraft bewegen. Je nach Fähigkeit der Person, eine bestimmte Körperlage einzunehmen und diese zu halten, bieten wir Erfahrungen im Liegen, Sitzen oder Stehen an. Zuvor ist es wichtig, dass Sie selbst die Wirkung der Erfahrungen ausprobieren, die Sie anbieten. Probieren Sie Angebote im Kreis der Kolleginnen aus. Die eigene Erfahrung mit dem Angebot hilft, die mögliche Wirkung auf den Körper einzuschätzen. So verstehen Sie am besten die Reaktionen der Bewohner auf Ihr Angebot. Angebote für das Gleichgewichtsempfinden wirken sehr schnell und intensiv auf alte Menschen. Die Angst zu stürzen, ist bei Lageveränderungen besonders groß. Daher ist einfühlsames Vorgehen gefragt. Mit Angeboten zum Lageempfinden wollen Sie Hilfe geben beim

- Erfahren von Schwerkraft bei fehlender Eigenbewegung
- Wahrnehmen der Körperposition in Beziehung zum Raum
- Vorbereiten einer Lageveränderung
- Halten einer Körperposition (Fröhlich, 1992)

Tanzen

Im Stehen ist das Tanzen eine sehr gute Form der Anregung des Gleichgewichts. Ist der Demenzkranke noch in der Lage zu stehen, bieten Sie regelmäßig ein „Tänzchen" an. Ist keine Pflegende verfügbar, „tanzen" Sie mit den Bewohnern zur Toilette. Jede Form von Tanzangebot bietet gute Möglichkeiten für soziale Kontakte und Kreativität in der Bewegung (vgl.: Theune, 2009). Wohl bei keinem anderen Angebot sind alle basalen Körpersinne und die noch vorhandenen Umweltsinne so angeregt wie beim Tanzen. Suchen Sie unbedingt nach Gelegenheiten, das Tanzen zu ermöglichen. Tanzen Sie zum Mittagstisch, anstatt die Person zum Tisch „zu bringen". Singen Sie dabei ein Lied oder lassen Sie einen Walzer anspielen. Drehen Sie zum Rhythmus „Ihrer Musik" Kurven mit dem Rollstuhl, wenn die Person nicht mehr gehen kann. Seien Sie selbst kreativ, um notwendige Alltagssituationen, die vielleicht schwerfallen, spielerisch tanzend zu gestalten.

Sitzen auf bewegtem Untergrund

Die Person muss in der Lage sein, ihren Rumpf stabil zu halten. Fällt sie im Sitzen um, machen Sie nur Angebote im Liegen. Voraussetzung für Angebote auf bewegtem Untergrund ist, dass die Person auf einem stabilen Stuhl sitzt. Der Transportrollstuhl ist wegen seiner weichen und nachgiebigen Sitzfläche für vestibuläre Erfahrungen nicht geeignet. Die Sitzfläche muss möglichst hart sein. Der Stuhl braucht Armlehnen, die für Sicherheit sorgen. Nun setzen Sie die Person auf eine Halbschale, ein Therapieschaukelbrett oder ein nachgiebiges, luftgefülltes Kissen (siehe Abb. 52; S. 174) Achten Sie auf eine ausreichend große Sitzfläche. Die Füße der Person stehen unbedingt auf dem Boden, einem Podest oder einem Schemel. Der Kontakt der Füße mit dem Boden gibt Sicherheit bei der Bewegung. In gemeinsamem Austausch zu Musik oder durch begleitende Bewegungen über den Körperstamm wird das „Schaukeln im Sitzen" angeregt. Setzen Sie sich vor oder neben den Betreuten. Nun führen Sie kreisende Vor-und-zurück-Bewegungen langsam aus. Diese regen zum Ausgleich der Körperteile in der Bewegung an. Stehen solche Hilfsmittel nicht zur Verfügung, kann auch eine stabile, größere „Bettflasche" aus Gummi eingesetzt werden. Auch darauf ist das Schaukeln im Sitzen möglich. Das eingefüllte Wasser ist dann nur körperwarm. Solche Erfahrung erweitern Sie und stellen höhere Anforderungen, wenn Sie dem Betreuten zusätzlich einen Ball zuwerfen. Er muss dann frei sitzen, die Bewegung vom Körper ausgleichen und den Ball fangen. Das erfordert viel an Orientierung, Aktivität und Gefühl für Gleichgewicht.

Im Sitzen auf einer Hollywoodschaukel oder im Schaukelstuhl regt man das Gleichgewichtsempfinden ebenfalls an. Schaukeln im Sitzen, verbunden mit Singen von einem Schunkellied, stellt Gemeinsamkeit her. Nebeneinander auf dem Sofa sitzend machen Sie die Bewegung mit. Sie legen Ihren Arm, in Höhe von den unteren Rippenbögen seitlich um den Körper vom Bewegungspartner. Nun bewegen Sie sich gemeinsam nach hinten, nach vorne, zur Seite oder im Kreis. Achten Sie darauf, die Bewegung nicht zu bestimmen. Nehmen Sie viel lieber noch so kleine Bewegungen auf und begleiten Sie diese. Auch unabhängig davon, ob Sie alle Richtungen berücksichtigen. Die Betroffene soll sich schließlich dabei wohlfühlen. Mit der passenden Musik erfolgt eine unterhaltsame und anregende Kommunikation durch Berührung und Bewegung.

Schaukeln mit einem Strandtuch

Eine weitere Möglichkeit ist es die Person mit einem Strandtuch zu schaukeln. Ein Transport- oder Pflegerollstuhl ist für dieses Angebot ungeeignet. Besser ist das Sitzen auf einem normalen Stuhl. Der Bodenkontakt mit den Füßen ist ebenfalls nötig. Strandtücher sind länger als Badetücher und daher besser geeignet. Unter Umständen benutzen Sie den Bezug der Bettdecke. Keinesfalls darf das Tuch elastisch sein. Legen Sie das Tuch mittig unter das Gesäß der Person. Sie führen dieses seitlich am Körper entlang nach vorne. Die Betreuende steht nahe vor dem Demenzkranken. Sie greift die Enden vom Strandtuch mit ihren Händen und schaukelt die Person seitlich. Vorsicht, der Zug am Tuch bewegt die Person unter Umständen in Richtung der Stuhlkante. Ist das der Fall, machen Sie der Betreuten verständlich, dass Sie sich hinter sie begeben. Wenn Sie von hinten bewegen, zieht die seitliche Schaukelbewegung die Person in Richtung der Rückenlehne. Die seitlichen Schaukelbewegungen fallen dabei etwas starker aus.

Sitzen auf dem Gymnastikball

Gymnastikbälle sind in vielen Einrichtungen vorhanden. Oft benutzen Physiotherapeuten diese für ihre Übungen. Betreuende benutzen den Ball für vestibuläre Erfahrungen. Je nach Beweglichkeit der betreuten Person ist für dieses Angebot eine zweite Person unbedingt erforderlich. Ziehen Sie am besten eine Pflegefach-

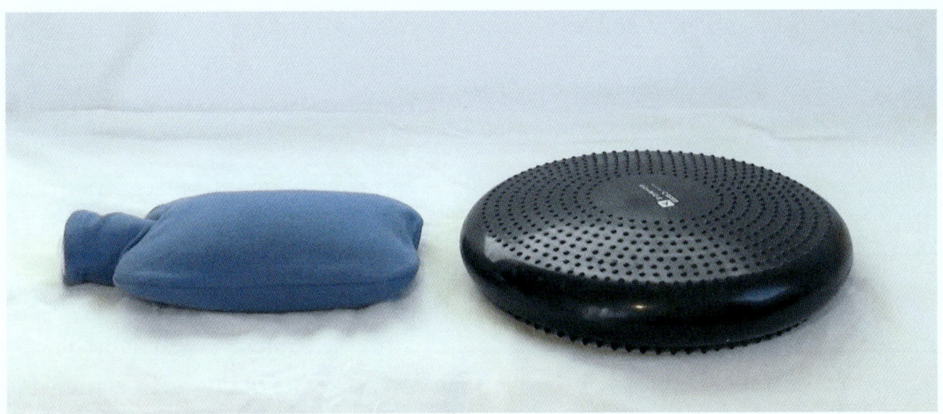

Abbildung 53: Medien für bewegtes Sitzen

kraft zur Umsetzung von diesem Angebot hinzu. Der Ball darf nicht wegrollen im Moment, in dem die betreute Person darauf Platz nimmt. Dazu eignet sich zum Beispiel ein großes gerolltes Handtuch, das sie auf dem Boden um den Ball herum legen. Sitzt die Betreute auf dem Ball, stellt oder setzt sich die sichernde Person hinter die Betreute. Die Aufgabe der zweiten Person ist es, den Ball vor dem Wegrollen zu sichern. Ansonsten stürzt die Person zu Boden. Ebenfalls nimmt diese Person die blockierende Handtuchrolle weg. Der Sitzball darf keinesfalls wegrollen. Dazu legt sie ihre Hände sichernd seitlich auf den Ball, ohne diesen zu fixieren. Die aktivere Person sitzt oder steht vor der Betreuten, je nach Körpergröße, der Größe der Betreuten und der Größe vom Ball. Sie beginnen nun mit kleinen Bewegungen die auf dem Ball sitzende Person vor und zurück zu bewegen. Die Füße der Betreuten erfahren bei jeder Bewegung Druck und Entlastung. Schwieriger, weil deutlich unsicherer, ist das seitliche Verlagern der Betreuten. Hierbei soll der Sitzball ebenso frei beweglich sein, darf aber nicht wegrollen. Jetzt ist die besondere Aufmerksamkeit der zweiten Person gefragt. Die Betreute braucht die Sicherheit Ihrer Hände, die den Brustkorb festhalten. Jede Bewegungsrichtung führen Sie ein paarmal aus. Achten Sie auch hier wieder auf die Reaktion der Betreuten. Vielleicht verzieht sie das Gesicht oder ihre Körperspannung verändert sich. Sind die Bewegungen o. k. für die Betreute, gehen Sie zu kreisenden Bewegungen über. Als weitere oder andere Möglichkeit leiten Sie „hüpfende“ Bewegungen ein. Durch behutsamen Druck auf die Schultern lösen Sie diese Auf-und-Ab-Bewegung aus. Diese Art zu bewegen macht sehr wach. Als Letztes schauen Sie, ob die Person nach dieser Erfahrung frei auf dem Ball sitzen kann. Hat die Betreute guten Kontakt mit den Füßen zum Boden, lassen Sie die Person los. Sie bleiben mit ihren Händen körpernah, jedoch ohne die Person zu berühren. Nun sitzt die Betreute meist frei auf dem Ball. Eine durchaus anspruchsvolle, aber munter machende Erfahrung für die Bewohnende. Eigene Erfahrungen haben gezeigt, dass dieses regelmäßige Sitzen auf dem Ball, täglich für 10 Minuten angewendet, die Wachheit und Sitzstabilität der Person deutlich verbessert.

Arme schaukeln

Bei diesem Angebot beginnen Sie am jeweils beweglicheren Arm der Person. Nehmen Sie ein großes Tuch, einen Seidelschal oder eine Stoffwindel für diese Erfahrung. Nach der Kontaktaufnahme legen Sie den Arm in das Tuch. Jetzt heben Sie vorsichtig und langsam den Arm ein wenig an. Achten Sie auf die Bewegung der betreuten Person. Lässt sie ihren Arm locker oder spannt sie diesen an? Gleich wie ihre Bewegung ist, Sie nehmen diese auf. Die Person muss nichts tun, nichts verändern. So wie sie sich bewegt oder sich bewegen lässt, ist das in Ordnung. Versuchen Sie nun den Arm in alle Richtungen zu schwingen. Hoch und runter, zur Seite und im Kreis. Achten sie auf die Größe der Bewegung. Diese darf nicht zu ausladend sein. Es geht nicht darum, die Person „durchzubewegen". Fühlen Sie die Möglichkeiten, den Arm in verschiedene Richtungen zu bewegen. Finden Sie einen passenden Rhythmus. Nach einer gewissen Zeit wechseln Sie Richtung und Geschwindigkeit. All diese Bewegungen führen zu kleinen Gegenbewegungen mit dem ganzen Körper. So versucht der Körper sich selbst auszugleichen. Die Beweglichkeit vom Arm kommt damit unmittelbar in das Bewusstsein. Wie bei allen Angeboten führen Sie die gleichen Bewegungen mit dem anderen, vielleicht weniger beweglicheren Arm aus.

Beine schaukeln

Diese Erfahrungen sind sowohl im Sitzen als auch im Liegen möglich. Die Person liegt in leichter Hochlage mit dem Oberkörper. Ist die Person ganz in Sitzposition, schränkt das die Bewegungsmöglichkeiten ein. Insbesondere in einem engen Transportrollstuhl. Im Pflegerollstuhl ist das Absenken vom Oberkörper möglich. So entsteht fast eine Liegeposition. Wichtig beim Pflegerollstuhl ist, dass auch die Beinposition annähernd der im Liegen entspricht. Falls der Rollstuhl sehr eng bemessen ist, entfernen Sie die Armlehne der jeweiligen Körperseite, die Sie bewegen wollen. Nun legen Sie das Tuch unter Fuß, Unterschenkel und Knie. Ist die Person Deku-

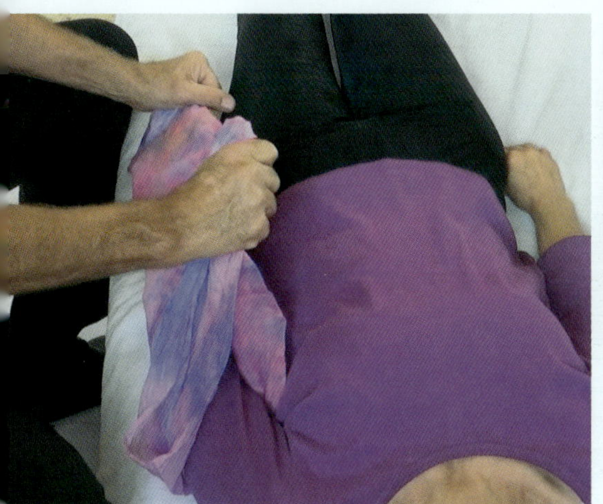
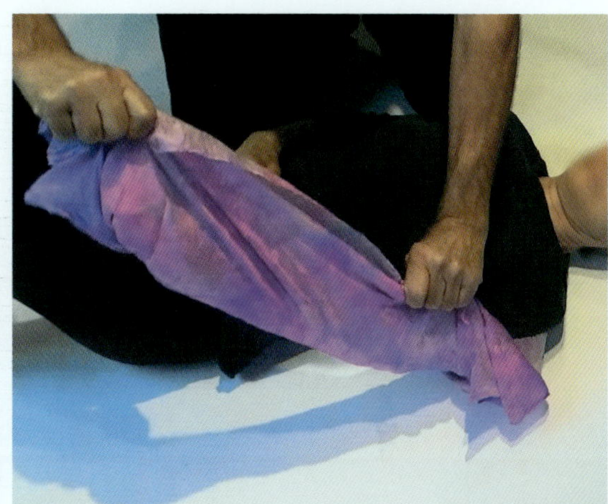

Abbildung 54: Haltung Arme schaukeln

bitus gefährdet, klären Sie mit der verantwortlichen Pflegfachkraft ab, ob die Ferse im Tuch liegen darf. Evtl. legen Sie das Tuch ab dem Sprunggelenk an. Der Fuß hängt dann ausnahmsweise frei in der Luft. Trägt die Person geschlossene Schuhe, sollte der Druck auf die Ferse nicht zu hoch sein. Nun heben Sie das Bein von der Unterlage ab. Das kann recht schwer sein. Achten Sie auf eine Arbeitshöhe, in der Sie aufgerichtet stehen. Sie tragen mit möglichst ausgestreckten Armen das jeweilige Bein. Jetzt machen Sie sehr langsame Bewegungen zu sich hin und von sich weg. Auch das Ablegen vom Bein auf den Fußrasten zwischendurch ist interessant. Kreisende Bewegungen im Hüftgelenk sind möglich und vermitteln ein gewisses Gefühl von Leichtigkeit in den Beinen. Machen Sie unterschiedliche Bewegungsrichtungen erfahrbar. Selbst schaukelnde Bewegungen sind möglich. Das Beugen im Kniegelenk darf ebenso gespürt werden. Entdecken Sie die Bewegungsfähigkeiten der Person. Wie bei allen Angeboten achten Sie auf die Ausführung auf beiden Körperseiten. Am Ende des Angebots geben Sie der Betreuten noch ein wenig Zeit zum Erleben dieser Erfahrung. Erst danach stellen Sie die ursprüngliche Sitzposition wieder her. Dieses Angebot braucht viel Kraft von der Betreuenden. Achten Sie darauf, sich selbst nicht zu überfordern. Mit der Zeit und regelmäßiger Übung kräftigen Sie Ihre eigenen Arme und Ihre Rückenmuskulatur. Dann fällt das Ganze leichter.

Gleichgewichtsempfinden im Liegen

Diese Angebote hat Fröhlich für Kinder entwickelt, die nie in ihrem Leben stehen oder gehen lernen. Das Angebot ist geeignet für die liegende Person, die nicht mehr stehen kann.

Kopf mit den Händen bewegen
Sie stellen sich hinter das Bett der Person. Achten Sie darauf gut zu stehen. Ihre Unterarme liegen auf der Matratze vom Bett. Ihre Hände legen Sie so unter den Kopf vom Bewohnenden, dass die Finger seitlich rechts und links neben der Halswirbelsäule die beiden vorstehenden Knochen vom Kopf berühren. Man nennt diese Knochen Hinterhauptsbeine. Der Hals muss frei beweglich sein und darf nicht berührt und durch Druck mit den Fingern eingeschränkt werden. Mit Ihren beiden Händen bilden Sie so etwas wie eine Schale. Nun bauen Sie langsamen und gleichmäßigen Zug mit Ihren Händen auf. Dabei halten Sie die beiden Hinterhauptsbeine rechts und links neben der Halswirbelsäule mit den Fingerkuppen ihrer Hände fest. Achten Sie darauf, die Finger möglichst entspannt zu halten und nicht zu fest auf die Kontaktstelle zu drücken. Sie behalten den Zug bei und drehen den Kopf zur Seite, dann zur anderen Seite. Dabei achten Sie darauf, dass Ihre Hände immer auf der Matratze liegen. Heben Sie den Kopf nicht von der Matratze ab. Diese Bewegungen sind für den Demenzkranken sehr intensiv. Führen Sie die Bewegungen langsam aus. Die Geschwindigkeit Ihrer Bewegungen erfolgt im Rhythmus der Atmung der Bewohnerin. So vorzugehen wirkt sehr ansprechend. Hauptsache ist, Sie gehen langsam und behutsam vor.Wiederholen Sie die Bewegungen mehrfach, bis Sie ein Nachlassen der Anspannung fühlen. Beobachten Sie wie ihre Bewegungen von der Betroffenen beantwortet werden. Antworten Sie mit ihren Bewegungen darauf, indem diese langsamer oder kleiner werden. Passen Sie sich an die Bewohnerin an. Das vermittelt Sicherheit. Oft ist der Hals-Schulter-Bereich sehr stark verspannt. Grund dafür sind möglicherweise Kopfkissen, die das Bewegen verhindern. Fehlende Bewegung führt dann zum Verkleben und Verfilzen der Faszien Ihre Bewegungen vom Kopf der Bewohnerin sind dann nur sehr klein ausführbar. Wenn Sie das Angebot über mehrere Tage hinweg regelmäßig machen, verschafft das der betroffenen Person vielleicht ein wenig Entspannung und Beweglichkeit.

Kopf mit einem Tuch bewegen
Bei diesem Angebot entfernen Sie ebenfalls das Kopfkissen der betreuten Person. Nehmen Sie ein Tuch zur Hand und falten Sie dieses so, dass der Kopf gut darauf

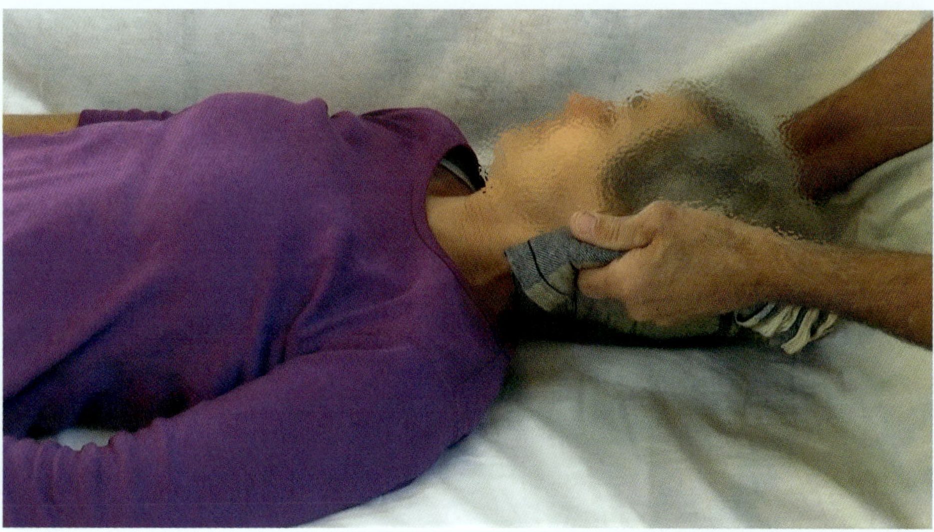

Abbildung 55: Kopf mit einem Tuch bewegen

liegen kann. Nun rollen Sie das Tuch auf beiden Seiten so nach innen in Richtung der Unterlage (z. B. Matratze) ein, dass Ihnen später das Zupacken mit ihren Händen leichtfällt. Das Tuch legen Sie nun unter den Kopf der Betreuten. Es darf den Hals der betreuten Person nicht berühren. Das Tuch liegt hauptsächlich an der Stelle, wo der Kopf auf einer harten Unterlage aufliegt. Jetzt heben Sie den Kopf ein klein wenig an. Höchstens einen Zentimeter! Der Kopf schwebt nun frei in der Luft. Durch Zug an der einen Seite vom Tuch drehen Sie den Kopf in die entgegengesetzte Richtung. Die andere Hand gibt dabei dem Zug nach. Durch wechselnden Zug und Nachgeben der Hände dreht der Kopf von einer zur anderen Seite hin und her. Sie halten das Tuch dabei stets auf Spannung. Nun bewegt sich der Kopf frei im Tuch. Diese Bewegungen wiederholen Sie mehrfach. Sie halten dabei den Kopf stabil, indem Sie zum Beispiel Ihre Hände am abgepolsterten Kopfende vom Bett abstützen. Achten Sie auf die Reaktionen im Gesicht und die Atmung der Person. Welche Hinweise gibt Ihnen die bewegte Person, ob Sie weitermachen oder aufhören sollen? Auch hier ist wieder Ihr übliches, aufmerksames Handeln gefragt.

Kopf im Tuch bewegen

Diese Spielart der zuvor beschriebenen Erfahrung erfordert ein Tuch, welches Sie wie ein Kopftuch um die gesamte Stirn legen. Sie falten es zu einem Dreiecktuch, wie Sie dieses von der Ersten Hilfe kennen. Die Basis vom Tuch liegt an der Stirn an.

Die Spitze liegt unter dem Kopf und zeigt in Richtung der Füße. Die beiden Enden vom Tuch überkreuzen sich unter dem Kopf der Liegenden. Die Überkreuzungsstelle befindet sich genau dort, wo der Kopf auf der Unterlage aufliegt. Sie ziehen das Tuch so straff, dass der Kopf deutlich spürbar begrenzt wird. Die beiden Tuchenden laufen oberhalb der Ohren vorbei. Sie halten die beiden Enden rechts und links seitlich am Kopf. Der Kopf wird nur ein ganz klein wenig (max. 1 cm) von der Unterlage abgehoben. Nun bewegen Sie den Kopf, indem Sie das Tuch durch Ziehen und Nachgeben der Hände von einer zur anderen Seite drehen. Die liegende Person erfährt so die Stabilität vom Kopf in der Bewegung. Gleichzeitig nimmt sie das Drehen wahr.

Bei diesen drei beschriebenen Angeboten ist die Person gut zu beobachten. Nicht jede dieser Bewegungen wird als gleich wohltuend empfunden. Ihre Aufgabe ist es, die für den Betreuten beliebteste Form von diesem Angebot herauszufinden. Hilfreich ist es, einen Bewegungsrhythmus zu wählen, welcher der Person vertraut ist. Dieser Rhythmus kann die Atembewegung sein. Beachten sie die Atempausen. Atempausen sind Startzeichen oder Ruhepole der Atmung. Entscheiden sie je nach Länge der Pausen, ob sie beim Einatmen oder beim Ausatmen mit der Bewegung beginnen. Beim Einatmen drehen Sie zur Seite, beim Ausatmen halten Sie inne. Mit dem nächsten Atemzug drehen Sie beim Einatmen zur anderen Seite. Suchen Sie nach einem Rhythmus, der die Person erreicht und ihr guttut.

Gruppenangebote im Sitzen

Die meisten Bewegungsangebote im Sitzen finden als Gruppenangebote statt. Dabei regen Sie bei allen Bewegungsspielen die basale Wahrnehmung Ihrer Betreuten an. Sicher erinnern Sie sich, dass die Aufteilung der Wahrnehmungsbereiche in somatisch, vestibulär, vibratorisch und propriozeptiv eine „theoretische" Unterteilung ist. Bei allen Alltagsaktivtäten werden diese Sinnesbereiche gleichzeitig angesprochen. Alles, was Sie mit Bewegung tun, fördert die Wahrnehmung. Alles, was Sie für die Wahrnehmung tun, fördert die Bewegung. Sind beide zusammen in Gruppenangebote eingebunden, fördern Sie die kommunikativen Fähigkeiten und das soziale Erleben Ihrer Betreuten.

Atmen und atembegleitende Angebote

Das Atmen begleitet den Menschen vom ersten bis zum letzten Atemzug. „Jemand ist außer Atem" oder einem „geht die Puste aus", sagt der Volksmund. Fast jeder

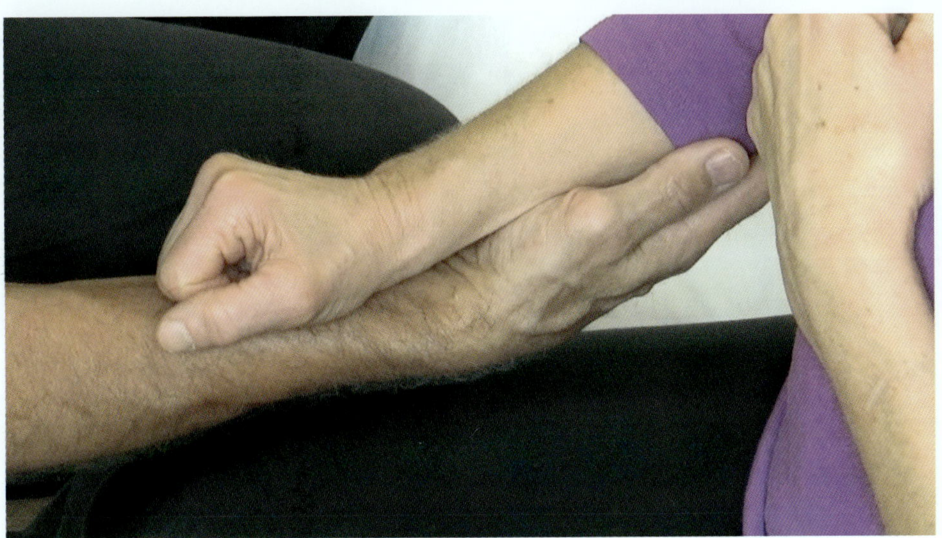

Abbildung 56: Armkontakt zur Atembegleitung

kennt den Schlager von Helene Fischer „Atemlos durch die Nacht", der auch auf die seelische Bedeutung der Atmung hinweist. Der Rhythmus der Atmung ist einzigartig für die Person. Jeder Mensch hat seinen eigenen Rhythmus von Einatmen, Atempause und Ausatmen. Veränderungen der Atmung durch Erkrankungen wirken sich unmittelbar auf die Lebensenergie aus. Zu wenig Sauerstoff einzuatmen und Kohlendioxid auszuatmen, bringt den gesamten Körper des Menschen durcheinander. Das bemerken derzeit viele Menschen, die beim Arbeiten oder Einkaufen einen Mund-Nasen-Schutz tragen müssen. Daher ist jede Form von Veränderung der Atemluft, wie zum Beispiel auch das Rauchen, irritierend für den Körper. Gerade in Jahr 2020 hat das neuartige Coronavirus die verheerende Wirkung von krankmachenden Keimen auf die Atmung von Menschen aufgezeigt. Oft sind Lungenentzündungen die Ursache für das Versterben von alten Menschen. Unbehandelt enden Lungenentzündungen tödlich. Aufmerksamer achten wir daher auf den Atemrhythmus der betreuten Person. Bei allen basal stimulierenden Angeboten gibt die Atmung vom Betreuten einen guten Hinweis, ob das Angebot angenommen oder abgelehnt wird. Beschleunigte Atmung weist auf Aufregung hin, verlangsamte Atmung auf Entspannt-Sein. Gerät die Person aus ihrem eigenen Atemrhythmus oder stockt der Atem, sind das Hinweise auf Überraschung oder ein ablehnendes Verhalten. Stoppen Sie das Angebot, wenn der Betreuten der Atem stockt.

Beginnen Sie erneut nach einer Pause und beobachten Sie, ob diese Reaktion wieder auftritt. Ist das der Fall, war das Angebot ungeeignet. Suchen Sie am nächsten Tag nach anderen Möglichkeiten, die Person über ihren Körper zu erreichen. Achten Sie bei allen basal stimulierenden Angeboten auf die Atmung. Sie ist ein kommunikativer Hinweis der betreuten Person. Sie drückt möglicherweise ihr Erleben damit aus. Vertrauen Sie Ihren eigenen Beobachtungen und verändern Sie das Angebot bei deutlichen Veränderungen der Atmung. Vertrauen Sie auf Ihr Bauchgefühl und handeln Sie danach.

Atembegleitung

Hier ist es das Ziel, den Rhythmus der Atmung zu begleiten. Sie wollen die Atmung weder beeinflussen noch verändern. Ihre Absicht ist es, der Person zu vermitteln: „Ich bin mit dir, alles ist o.k.!" Das ist besonders für Menschen mit Demenz in der fortgeschrittenen Phase der Erkrankung nötig. Dazu wählen Sie nach dem Begrüßungsritual eine Sitzposition, die Ihnen die Beobachtung der Atmung ermöglicht. Diese sehen Sie durch Heben und Senken von Bauch und/oder Brustkorb. Selbst über der Kleidung ist die Atembewegung sichtbar. Beachten Sie bei der nachfolgenden Atembegleitung das basale Berühren. Dabei nehmen sie Kontakt am Unterarm der Person auf. Nun legt die Betreuungskraft Ihren Unterarm so unter den der Betreuten, dass deren Ellbogen in Ihrem Handteller liegt (falls Ihre Unterarmlänge ausreicht). Der Arm der Betreuten liegt also nun auf Ihrem gesamten Unterarm. Jetzt tun Sie so, als ob Sie den Arm von der Unterlage abheben. Sie tun das aber nur so weit, dass Sie den Arm nicht wirklich anheben. Für außenstehende Beobachter ist diese Bewegung fast nicht sichtbar. Beim Einatmen der betreuten Person heben Sie andeutungsweise deren Arm an, indem Sie Ihren Unterarm anspannen, als ob Sie diesen anheben wollen. Beim Ausatmen lassen Sie die Spannung in Ihrem Arm los. Auf diese Weise begleiten Sie den Rhythmus der fremden Atmung für ein paar Minuten. Mehr lässt vermutlich Ihre eigene Aufmerksamkeit kaum zu. Es ist wirklich schwierig, den Atemrhythmus der betreuten Person zu treffen. Finden Sie genau den Moment vom Beginn der Einatmung und enden Sie mit dem Ende der Ausatmung. Bei Atempausen machen Sie selbst eine Pause mit ihrer feinen, kleinsten Bewegung. Treffen Sie den Atemrhythmus der Betreuten in Übereinstimmung mit Ihrer Aktivität, kann ein intensives Gefühl von Begleitet-Sein entstehen.

Erscheint Ihnen der Kontakt der beiden Unterarme als zu nahe, legen Sie einfach nur Ihre Hand unter den Handrücken oder das Handgelenk der Betreuten. Auf diese Weise schaffen Sie ein wenig Distanz für beide. Die andeutungsweise Bewegung bleibt jedoch gleich.

Den eigenen Atemrhythmus vermitteln

Eine andere Variante ist es, der Person den Atemrhythmus der Betreuungsperson zu vermitteln. Ihre eigene Atmung vermittelt dabei Ihre Anwesenheit. Bei diesem Angebot sollten Sie selbst ruhig und nicht außer Atem sein. Sie setzen sich so hin, dass der Handrücken der Betreuten Ihren unteren Rippenbogen berührt. Eventuell führen Sie den Arm und legen die Hand an Ihr Brustbein. Probieren Sie aus, welche Bewegung für den Betroffenen am einfachsten möglich ist. Nun atmen Sie in Ihrem eigenen Atemrhythmus. Durch kleinstes Mitbewegen der Hand der betreuten Person betonen Sie Ihren eigenen Rhythmus. Beim Einatmen wird der Kontakt weniger, beim Ausatmen verstärkt sich der Kontakt, indem Sie die Hand mit etwas Druck zu Ihrem Brustkorb führen. Finden Sie nun heraus, wie die Person darauf reagiert. Hat Ihre Atmung einen Einfluss auf den Rhythmus der Atmung der betreuten Person? Gegebenenfalls ändern Sie Ihre Vorgehensweise. Beim Ihrem Ausatmen führen Sie die Hand von Ihrem Brustkorb weg, ohne den Kontakt ganz zu verlieren. Beim Einatmen drücken Sie die Hand gegen Ihren Brustkorb. Auch diese Form von Berührung und Bewegung vermittelt der Person, dass da noch jemand ist, der sie begleitet.

Atmung als Taktgeber

Viele basal stimulierende Angebote finden in direktem körperlichem Kontakt statt. Immer wieder gilt es zu fragen, wie schnell der Rhythmus der Berührung und Bewegung sein darf. Unser Anspruch mit dem Konzept ist es, diesen Menschen zu begleiten. Wir vermitteln Wohlgefühl und versuchen dem Menschen mit Demenz menschliche Nähe und Anteilnahme zu vermitteln. Wie oben schon erwähnt, ist die unmittelbarste Form von Kontakt der Rhythmus der Bewegung der Atmung. Finden basal stimulierende Angebote von Berührung und Bewegung im Atemrhythmus der beeinträchtigten Menschen statt, erreichen Sie diese auf direkte Weise in ihrem Empfinden und Erleben. Versuchen Sie daher Angebote im Takt der Atmung zu gestalten. Ausnahmen davon sind natürlich Situationen, in denen die Person unter dem eigenen Atemrhythmus leidet. Das ist bei einigen Erkrankungen der Fall. Informieren Sie sich daher vor jedem Angebot bei einer Fachkraft. Leidet dieser Bewohnende unter Einschränkungen der Atmung, ist ein besonders behutsames Vorgehen nötig, unabhängig davon, welchen Wahrnehmungsbereich Sie ansprechen wollen. In solchen Fällen dienen gleichmäßige Berührungs- und Bewegungsrhythmen, welche der eigenen Atmung der betroffenen Person entsprechen, als Taktgeber. Natürlich dürfen Angebote auch im Rhythmus der Lieblingsmusik vom Bewohnenden ausgeführt werden.

Tasten und greifen lassen

Der Tastsinn vom Körper ist der Sinn, der unmittelbar zwischen Körper- und Umwelt vermittelt. Durch Tasten mit den Fingern der Hände und Greifen erfassen wir die Welt. Dinge zu ertasten und zu erspüren gibt Informationen, weckt Gefühle und löst Erinnerungen aus. Grundsätzlich sind Tasterfahrungen mit dem ganzen Körper möglich. Unsere Hände sind mit besonders vielen empfindlichen Nervenzellen ausgestattet. Wir spüren die Beschaffenheit von Dingen, deren Temperatur, die Form, die Abmessung, die Veränderbarkeit und so weiter. Als Betreuungskraft haben Sie sicher viele Erfahrungen mit Betreuungsangeboten, die mit Tasterfahrung einhergehen (Basteln, Spielen, Hausarbeiten, Backen, Stricken, Häkeln ...). Diese Angebote nutzen Sie, um an frühere Fähigkeiten anzuknüpfen. Ist die Demenz jedoch sehr weit fortgeschritten, überfordern solche Angebote gegebenenfalls die Betreuten. Jetzt heißt es die Umwelt mit den Händen begreifen zu lassen. Dort, wo kaum mehr verschiedene Materialien zum Greifen die Person umgeben, zum Beispiel im Bett, bieten Sie Greifbares an. Arbeiten Sie mit Gegenständen, welche die Person von früher kennt. Wichtig im Zusammenhang der Basalen Stimulation ist, wie Sie die Person mit dem Gegenstand in Kontakt bringen. Denken Sie auch hierbei an die Elemente vom basalen Berühren. Sie kündigen den Gegenstand über verschiedene Sinne an, bevor die Person diesen berührt. Sie zeigen ihn und nennen den Namen vom Gegenstand. Wenn dieser nach etwas riecht, lassen Sie ihn „beschnuppern". Wenn er Geräusche macht, lassen Sie diese hörbar werden. Sie bereiten auf die Berührung an der Hand vor. Dazu streichen Sie einmal den ganzen Arm bis zur Hand aus. So weiß die Person, dass etwas an der Hand passieren wird. Erst danach bringen Sie den Gegenstand in Kontakt mit der Hand der Betreuten. Begreifen, im Sinn von etwas verstehen, beinhaltet das Wort greifen. Das heißt, die Person braucht etwas zum Spüren, das ihr eindeutige Rückmeldung gibt. Je weicher, umso unklarer fühlt sich das Material an. Sogar Abwehr entsteht, wenn das Material zu weich und unbekannt ist. Oft sind Angehörige bereit, Gegenstände aus dem Haushalt der betreuten Person mitzubringen oder zur Verfügung zu stellen. Nutzen Sie derartige Möglichkeiten, um der Betreuten über persönliche Dinge vertraute Tasterfahrungen zu ermöglichen.

Umweltsinne, umfassendes Erleben und basale Erfahrungen

Unsere Abbildung vom Netzwerk umfassendes Erleben (Abb. S. 115) zeigt viele weitere Aspekte und mögliche Erfahrungen auf. Diese wirken in jeder Lebenssituation zusammen und spielen eine bedeutende Rolle, wie zufrieden man ist mit den Aktivitäten vom täglichen Leben. Bei der basalen stimulierenden Einzelbetreuung bestimmt das persönliche Erleben, ob ein Angebot angenommen oder abgelehnt wird. Dieses Buch beschränkt sich auf die Darstellung der Körpersinne oder basalen Wahrnehmungsbereiche und mögliche Anwendungen in der Einzelbetreuung. Aus gutem Grund.

Viele Bücher beschreiben schon Angebote für die aufbauenden Umweltsinne, wie Tasten und Greifen, Sehen, Hören, Riechen und Schmecken. Betreuungskräfte nutzen die Umweltsinne bei den meisten Gruppen- oder Einzelbetreuungen. Im Grunde genommen erfüllen viele Aufgaben vom § 53 c SGB XI der Betreuungsrichtline die Ideen vom Konzept der Basalen Stimulation. Da wird eine Beziehung mit den Bewohnenden hergestellt durch gemeinsames Singen und Musizieren. Da gibt es Angebote wie Vorlesen, Basteln, Kuchenbacken in der Gemeinschaft. Spaziergänge und Einkaufen kommen hinzu. Als Betreuungskraft arbeiten Sie, bisher vielleicht weniger bewusst, mit Erfahrungen zu den Körper- und Umweltsinnen. Sie helfen so mit, den Alltag der Bewohnenden lebenswert und voller unterschiedlicher Erlebnisse zu gestalten. Betreuungsangebote verfolgen den Anspruch, Wohlgefühl zu vermitteln. Das Konzept der Basalen Stimulation nach Andreas Fröhlich trägt dazu bei, diesen Anspruch spürbar zu erfüllen. Alltägliche Aktivitäten mit Aufenthalt in der frischen Luft bereichern ebenso das Leben. Auch Menschen mit fortgeschrittener Demenz brauchen solche Angebote. Ein Spaziergang im Regen mit gutem Regenschutz gehört zur Normalität von unserem Dasein dazu. Ebenso wie der kurzzeitige Aufenthalt in der Sonne. Betreuungskräfte begleiten solche Aktivitäten. Diese entsprechen den Aufgaben der zusätzlichen Betreuungskräfte. Damit folgen derartige Betreuungsangebote ebenfalls den Absichten der basalen Stimulation: Lebensbegleitung, im Sinn von einem erfüllten Leben. Erfülltes Leben durch Erfahrungen mit den Sinnen. Diese finden statt in unterschiedlichen Räumen, mit jeweils verschiedenen Personen, Menschen mit Eigenarten, unverwechselbarer Ausstrahlung und Persönlichkeit. Dazu brauchen Einrichtungen eine bunte Vielfalt an Mitarbeitenden aus allen Kulturen.

Viele Dinge vom täglichen Leben fallen in den Aufgabenbereich von Betreuungskräften. Dabei regen sie alle Sinne des betreuten Menschen an. In der Einzelbetreuung ist es Ihnen als Betreuungskraft möglich, alle diese Aktivitäten im Sinn der Basalen Stimulation zu gestalten und zu begleiten. Erfahrungen über die Sinne, menschliche Begegnung und Begleitung brauchen kein Expertenwissen. Das Wissen über das Verhalten und die Eigenarten fremder Kulturen hingegen schon. Die Anzahl der Heimbewohner aus fremden Kulturen nimmt in den Heimen zu. Da helfen Betreuungskräfte aus unterschiedlichen Kulturen weiter. Ihr anderes Verständnis vom Leben und alten Menschen verschönert den Alltag. Sie sind in der Lage, zurückzugreifen auf vertraute Rituale und Gewohnheiten aus ihrem Geburts- oder Heimatland. Sind diese doch oft noch bei alten oder demenzkranken Menschen in Erinnerung, weil sie mit bestimmten Körpererfahrungen in Verbindung stehen. Was unabhängig von der Herkunft nötig ist, sind Menschen, die den anderen Menschen in seiner Situation so annehmen, wie er oder sie ist. Menschen mit kreativen Ideen, die sich behutsam und rücksichtsvoll dem Menschen mit Demenz annähern. Menschen, die sich nicht durch die Krankheit Demenz verunsichern und erschrecken lassen. Die dargestellten Angebote zur körpernahen, basal stimulierenden Betreuung wollen Sie hierzu ermutigen. Beschreiten Sie diesen Weg mit Achtung, Wärme und Rücksichtnahme! Es liegt in Ihrer Hand sich zum zugewandten Wegbegleiter vom Menschen mit Demenz zu entwickeln!

Literaturliste

Bartels, W. (2010): Körperglück. Wie gute Gefühle gesund machen. München. Droemer

Bauer, J. (2019): Wie wir werden, wer wir sind. Die Entstehung des Selbst durch Resonanz. München. Blessing

Bauer, J. (2007): Prinzip Menschlichkeit. Warum wir von Natur aus kooperieren. Hamburg. Hoffmann und Campe

Bauer, J. (2006): Warum ich fühle, was du fühlst. Intuitive Kommunikation und das Geheimnis der Spiegelneurone. München. Heyne

Bauer, J. (2004): Das Gedächtnis des Körpers. Wie Beziehungen und Lebensstile unsere Gene steuern. München. Piper

Bengel, J.; Strittmatter, R., Willmann, R. (2001): Was erhält Menschen gesund? Antonovskys Modell der Salutgenese- Diskussionsstand und Stellenwert. BzgA

Bergemann, W. (2020): Emotional durchlässig. In Psychologie Heute, Beltz, Weinheim, 8/47, S16-25.

Bienstein, C., Fröhlich, A. (1991): Basale Stimulation in der Pflege. Düsseldorf. Verlag selbstbestimmtes Leben.

Bienstein, C., Fröhlich, A. (2021): Basale Stimulation in der Pflege. Die Grundlagen. 9. Auflage. Bern. Hogrefe Verlag

Buchholz, T., Schürenberg, A. (2013): Basale Stimulation in der Pflege alter Menschen. Anregungen zur Lebensbegleitung. Bern. Huber Verlag

Buchholz, T. (2019): Basales Berühren während der Körperpflege bei Menschen mit Demenz. Zeitschrift NOVAcura 50/1, S. 27-30. Bern. Hogrefe

Buchholz, T. (2019): Basales Berühren -ein Weg zu sich und anderen. Zeitschrift NOVAcura. 50/2, S. 35-38. Bern. Hogrefe

Buchholz, T. (2019): Basale Stimulation. Leben ist jetzt. Sonnweid das Heft 12.Wetzikon. Sonnweid AG

Buchholz, T. (2017): Basale Stimulation als Stimulation? Eine Provokation zu mehr Praxisnähe. Zeitschrift: „Praxis Pflegen"; 28-2017; Laatzen. Brinkmann-Meyerhöfer Verlag

Dammert, D. & Keller, C. & Beer, T. & Bleses, H., (2016): Person-Sein zwischen Anspruch und Wirklichkeit. Eine Untersuchung zur Anwendung der integrativen Validation und der Basale Stimulation in der Begleitung von Personen mit Demenz. Weinheim: Beltz Juventa

Deutscher Bundestag (2008): Beschlussempfehlung und Bericht des Ausschusses für Gesundheit (14. Ausschuss) zu dem Gesetzentwurf der Bundesregierung –Drucksachen 16/7439, 16/7486 – Entwurf eines Gesetzes zur strukturellen Weiterentwicklung der Pflegeversicherung (Pflege-Weiterentwicklungsgesetz). Bundestagsdrucksache 16/8525, S. 100

DNQP (2018): Expertenstandard Beziehungsgestaltung in der Pflege von Menschen mit Demenz" Schriftenreihe des Deutschen Netzwerk für Qualitätsentwicklung in der Pflege, Osnabrück.

Faulstich, J. (2010): Das Geheimnis der Heilung. Wie altes Wissen die Medizin verändert. München. Knaur Verlag

Fröhlich, A. (1992): Basale Stimulation. Düsseldorf. Verlag selbstbestimmtes Leben.

Fröhlich, A. (2015): Basale Stimulation- ein Konzept für die Arbeit mit schwer beeinträchtigten Menschen. Düsseldorf. Verlag selbstbestimmtes Leben.

Fröhlich, A. (2004): Die Entstehung eines Konzeptes: Basale Stimulation. In: Fröhlich, A., Heinen, N., Lamers, W.: Schwere Behinderung in Praxis und Theorie- ein Blick zurück nach vorn. Texte zur Körper- und Mehrfachbehindertenpädagogik. Düsseldorf. Verlag selbstbestimmtes Leben.

Gigerenzer, G. (2007): Bauchentscheidungen. Die Intelligenz des Unbewussten und die Macht der Intuition. München. Bertelsmann

GKV-Spitzenverband (2011): Betreuungskräfte in Pflegeeinrichtungen. Schriftenreihe Modellprogramm zur Weiterentwicklung der Pflegeversicherung. Band 9. Berlin. Selbstverlag.

Grunwald, M. (2017): Homo Hapticus. Warum wir ohne Tastsinn nicht leben können. München. Droemer Verlag

Hatt, H., Dee, R. (2008): Das Maiglöckchen-Phänomen. München. Piper

Hüther, G. (2019). Raus aus der Demenzfalle. München. Goldmann.

Kohler, Mullis, Burgstaller, Schwarz, Saxer (2018): Auswirkungen von Basaler Berührung auf das herausfordernde Verhalten während der Körperpflege bei Menschen mit Demenz. Eine Mixed Methods Studie Klinische Pflegeforschung,4, 13-26. Retrieved December2018 fom doi: 10.6094 /KlinPfleg.4.13

Lampert, B. (2011): Detached Concern- eine emotionsregulierende Bewältigungsstrategie in der Altenpflege. Lengerich: Pabst

medlexi.de/Interozeption

Myers, T.W. (2015): Anatomy Trains. Myofasziale Leitbahnen für Manual- und Bewegungstherapeuten. Urban & Fischer, München

Mohr, L., Zündel, M., Fröhlich, A. (Hrsg.) (2019): Basale Stimulation. Das Handbuch. Bern. Hogrefe Verlagsgruppe.

Noll, S. (2017): Aufrecht und geschmeidig. Mit gesunden Faszien beweglich und schmerzfrei bleiben. München. Scorpio Verlag

Pfeifer-Schaupp, U. (2010): Achtsamkeit in der Kunst des Nicht Helfens. Freiburg im Breisgau. Arbor Verlag

Pörtner, M. (2010): Ernstnehmen, Zutrauen, Verstehen. Personzentrierte Haltung im Umgang mit geistig behinderten und pflegebedürftigen Menschen. Weinheim. Klett-Cotta

Russo, S. (2014): Im ersten Jahr nach dem Heimeintritt ist die Sterberate merklich höher. Curaviva 12, S. 40-43, Bern

Schürenberg, A. (2020): Beziehungsgestaltung in der Pflege mit den zentralen Lebensthemen. NOVAcura. S. 64-68. Bern.Hogrefe

Theune, T. (2009): Bewegung im Alter. Körper und Geist gemeinsam fördern. München. Urban & Fischer.

SILQUA-Projekt: EMMOTI-KOMM-„Wirkanalyse emotionsorientierter Kommunikationsabsätze in der Betreuung von Menschen mit Demenz in institutionellen Pflegesituationen". Leitung: Prof. Dr. Helma Bleses. Prof. Dr. Daphne Hahn 8bd Hochschule Fulda). Gefördert durch das Bundesministerium für Bildung und Forschung (BMBF) in der Förderrichtlinie SILQUA-FH 2010. Förderkennzeichen: 17S04X09.

spektrum.de/lexikon/psychologie/interozeption/7372

Welt. https://www.welt.de/gesundheit/article13813748/Die-unberechenbare-Wirkung-des-Kaffees.html

Autor

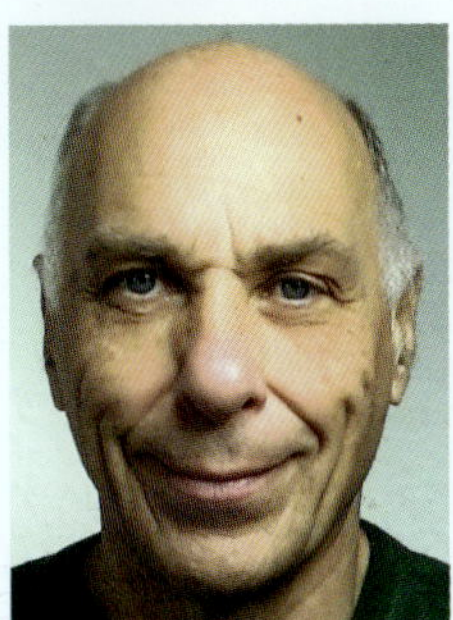

Thomas Buchholz, Krankenpfleger, Diplom-Pädagoge, Lehrer für Pflegeberufe, Kurs- und Weiterbildungsleiter Basale Stimulation®, Kinästhetiktrainer, Lehrbeauftragter des WBS der Hochschule OST St. Gallen, freiberuflicher Dozent, Fachbuchautor.